国家出版基金项目
NATIONAL PUBLICATION FOUNDATION

临床手绘手术图谱丛书

名誉总主编　陈孝平　赵继宗　韩德民　宋尔卫　范先群
执行总主编　徐国成

泌尿外科手绘手术图谱

精准手绘＋操作视频＋要点注释

顾　　问　刘继红

主　　编　徐国成　李振华　韩秋生

副 主 编　刘志宇　张树栋　张　诚
　　　　　姜元军　齐亚力　殷　波

人民卫生出版社
·北　京·

编 者

（按姓氏笔画排序）

于秀月　中国医科大学附属第一医院

于泓远　中国医科大学附属第一医院

王　梁　大连医科大学附属第二医院

王　喆　辽宁省肿瘤医院

王一丁　辽宁省肿瘤医院

王建伟　北京积水潭医院

王桎仙　华中科技大学同济医学院附属同济医院

王晓庆　吉林大学白求恩第一医院

王海波　中国医科大学附属第一医院

王雪松　辽宁省人民医院

卞　戈　吉林大学白求恩第一医院

甘秀国　哈尔滨医科大学附属第一医院

平　浩　首都医科大学附属北京同仁医院

叶剑飞　北京大学第三医院

代晓飞　民航总医院

毕　海　北京大学第三医院

刘　丹　首都医科大学附属北京同仁医院

刘志宇　大连医科大学附属第二医院

齐亚力　中国医科大学医学人文学院

李振华　中国医科大学附属盛京医院

李锦楠　民航总医院

杨　斌　民航总医院

吴文起　广州医科大学附属第一医院

张　昊　中国医科大学附属第一医院

张　诚　浙江大学医学院附属第一医院

张宇曦　中国医科大学附属第一医院

张树栋　北京大学第三医院

陈启光　中国医科大学附属第一医院

罗俊航　中山大学附属第一医院

封玉宏　天津医科大学第二医院

姜元军　中国医科大学附属第一医院

姜振明　中国医科大学附属第一医院

徐国成　中国医科大学医学人文学院

殷　波　中国医科大学附属盛京医院

高小林　中国人民解放军北部战区空军医院

郭　巍　西宁市第一人民医院

曹志强　中国医科大学附属盛京医院

崔　亮　民航总医院

董　潇　中国医科大学附属第一医院

韩秋生　中国医科大学医学人文学院

惠鹏宇　西安医学院第二附属医院

曾　宇　辽宁省肿瘤医院

曾　浩　四川大学华西医院

曾晓勇　华中科技大学同济医学院附属同济医院

廖邦华　四川大学华西医院

潘　喜　民航总医院

戴志红　大连医科大学附属第二医院

出版说明

每一位手术医师的成长都需要资深专家的言传身教，但大型三甲医院资深专家直接带教的资源非常有限。高质量的出版工作无疑是解决这一矛盾的重要抓手。

高质量大型丛书的编写，需要一大批来自不同领域的高水平专家充分发挥各自的优势，并最终实现彼此优势的互补和融合。对于临床手术操作类的出版物，以手绘图为基础，文、图和手术视频的有机结合无疑是最佳的呈现方式。要实现这种呈现方式，需要不同领域专家的优势互补。

为了做好丛书的顶层设计，并保障内容的科学性和权威性，12位院士担任了丛书的名誉总主编和名誉顾问，来自全国30多家单位的40多位国家重点学科带头人担任了各分册的学术顾问。为了实现丛书文、图、视频的有机融合，丛书的作者队伍由来自全国50多家院校的268位医学专家、医学绘图专家和医学教育技术专家共同组成。考虑到绘图和录像制作过程中需要反复的沟通，具有医学绘图优势的中国医科大学和中国人民解放军北部战区总医院的一线骨干专家承担了较多的具体工作。各分册的主编由医学绘图专家和临床专家共同担任，考虑到插图绘制工作需要投入更多的时间，各分册的第一主编大多是绘图专家。

丛书涵盖普通外科、神经外科、胸外科、心脏外科、骨科、整形外科、泌尿外科、妇产科、眼科、耳鼻咽喉科以及肛肠外科共11个手术学科，内容涉及临床常见手术1 000余种，每个手术的内容包括适应证、禁忌证、术前准备、麻醉、体位、手术步骤/要点以及术后处理等，相应的内容都配有手绘插图（手绘插图10 000余幅），并通过二维码融入手术视频近200个。该丛书的内容充分展现了医学与美学、基础医学与临床医学、纸质载体与数字出版的完美结合。

初稿完成后，经过层层筛选和评审，该丛书获得了国家出版基金的资助。这充分体现了行业主管部门和相关评审专家对该丛书编写工作的肯定和支持。期待丛书出版后能得到每一位读者的肯定和支持。

丛书编写委员会顾问

名誉顾问（按姓氏笔画排序）

马　丁　院士　　王　俊　院士　　田　伟　院士　　胡盛寿　院士
郭应禄　院士　　黄荷凤　院士　　戴尅戎　院士

顾问（按姓氏笔画排序）

马建民	首都医科大学附属北京同仁医院	**冯杰雄**	华中科技大学同济医学院附属同济医院
王　硕	首都医科大学附属北京天坛医院	**朱　兰**	北京协和医院
王宁利	首都医科大学附属北京同仁医院	**庄　建**	广东省人民医院
王雨生	空军军医大学西京医院	**刘中民**	上海市东方医院
王国斌	华中科技大学同济医学院附属协和医院	**刘伦旭**	四川大学华西医院
王建六	北京大学人民医院	**刘继红**	华中科技大学同济医学院附属同济医院
王深明	中山大学附属第一医院	**李华伟**	复旦大学附属眼耳鼻喉科医院
王辉山	中国人民解放军北部战区总医院	**李青峰**	上海交通大学医学院附属第九人民医院
毛　颖	复旦大学附属华山医院	**吴文铭**	北京协和医院
毛友生	中国医学科学院肿瘤医院	**吴新宝**	北京积水潭医院
孔维佳	华中科技大学同济医学院附属协和医院	**谷涌泉**	首都医科大学宣武医院

辛世杰	中国医科大学附属第一医院	敖英芳	北京大学第三医院
沈 铿	北京协和医院	徐国兴	福建医科大学附属第一医院
张建宁	天津医科大学总医院	翁习生	北京协和医院
张潍平	首都医科大学附属北京儿童医院	郭 卫	北京大学人民医院
陈 忠	首都医科大学附属北京安贞医院	唐康来	陆军军医大学西南医院
陈规划	中山大学附属第三医院	龚树生	首都医科大学附属北京友谊医院
邵增务	华中科技大学同济医学院附属协和医院	董念国	华中科技大学同济医学院附属协和医院
金 杰	北京大学第一医院	蒋 沁	南京医科大学附属眼科医院
胡三元	山东大学齐鲁医院	蒋 青	南京大学医学院附属鼓楼医院
姜春岩	北京积水潭医院	雷光华	中南大学湘雅医院
贺西京	西安交通大学第二附属医院	魏 强	四川大学华西医院

丛书目录

序

手术是外科、妇产科、眼科、耳鼻喉科等专科治疗疾病的主要方法，也是每一位手术医师必备的能力。这种能力的培养是一个循序渐进的过程，需要将前辈们的学术思想、人文精神、临床经验及手术技巧等提炼并加以融合，精益求精，旨在提高手术治疗的效果。

手术技术的传承需要传帮带，需要良师益友，需要一本好的手术图谱以供参考。要把临床手术以深入浅出的方式讲明白，一定要"图文并茂"，如果能做到图、文和视频相结合则是最理想的呈现方式。随着数码技术的发展，手术照片图的获取比较容易，但对于初学者和低年资医师来说，照片图对手术野解剖结构的呈现不够清晰，手绘线条图则能更好地帮助读者明确手术区域的解剖结构，掌握手术的基本操作步骤。此外，手术操作从某种角度来说是一个局部结构重塑整形的过程，带着美术创作的理念进行手术操作也是每一个优秀的手术医师需要培养的软实力。再者，对于读者来说，手术全过程的浏览，有助于把握手术的全貌，是非常必要的。

为了解决以上核心问题，该套丛书的编写团队不仅包括外科知名专家团队，还组建了优秀的医学美术团队，以及手术视频制作的IT技术团队。10 000余幅手绘插图精准地展示了手术入路和解剖层次结构，1 000余种手术要点的讲解凝聚了编者多年的临床经验，100多种常规手术操作视频呈现了临床手术的全程操作技巧。该丛书以图、文、视频全面展示的方式，将手术操作理论与实践有机结合，将医学与美学完美融合，让读者在掌握手术操作的同时也感受到美学的熏陶，并将美学逐步内化到具体的手术操作中去。

善于继承才能善于创新，基于本来才能开辟未来。该丛书的编写是基于前辈智慧的传承与创新，是在继承中转化，是在学习中超越。丛书体现了每位编者的创新性，更体现了编写团队300多位专家充分沟通、密切合作的集成性。丛书编写的背后凝结了全体创作者多年的心血和汗水，蕴含了临床专家、医学美术和视频拍摄人员的精诚合作，体现了薪火相传的大国工匠精神。

期待该丛书能在知识的传播、文化的传承中结出硕果，以更好地满足人民对医疗卫生服务的新期待！

陈孝平
中国科学院院士

前　言

泌尿外科及男性生殖系统疾病涵盖了畸形、外伤、炎症、肿瘤、结石、梗阻、不孕不育、性功能障碍等方面，手术是这些疾病的主要治疗措施之一。既往泌尿系统疾病的手术以开放手术为主，近年来随着微创理念的普及、微创技术的提升以及相关手术器械设备的进步，微创手术正日益成为泌尿外科手术的主流。即便如此，开放手术仍然是泌尿外科专科医生必须掌握的基本技能。从开始学习泌尿系统手术，就应该重视手术的规范化、细节化，每一个操作、每一个过程都应该掌握到位。只有掌握常见疾病的各种手术术式，才能根据患者的具体情况采用合适的治疗方案。

由于多数泌尿系统器官位置深在，解剖复杂，常需要处理包括腹腔、盆腔大血管等复杂情况，难以快速掌握手术技术。而以文字叙述为主的参考书难免过于抽象，对于细节的掌握难度较大，因此我们从泌尿外科的临床实际出发，结合笔者多年的临床经验和体会，参考国内外相关资料，编写了这本以图片为主，配合文字说明的泌尿外科手术图谱。

本书是以泌尿外科手术为主线，按常见手术方法、步骤及操作技巧等方面论述，力求做到深入浅出，通俗易懂。本书共分为十一章，按照器官和疾病种类安排手术术式，基本收集了本专业的常规开放手术及各种术式；同时把每个术式的适应证、禁忌证、术前准备、手术要点、术后处理等进行了简明扼要的介绍，以便临床医生对手术有一个全面的认识，提高手术效果。考虑到目前微创手术的广泛普及，为了满足读者日益提高的学习需求，我们也增加了相关的微创手术插图，突出手术图谱的直观性及实用性。本书所有插图都由医学美术专业教授绘制，以保持体例、风格的一致。为使学习更直观、更有效率，我们还在微创手术部分提供了增值服务，能够通过扫码观看相应的手术视频。

由于我们的认识和实践水平有限，加之时间仓促，书中定会有许多不足之处，敬请读者斧正。

编　者

2023 年 1 月

目　录

第一章
肾上腺手术

扫描二维码，
观看本书所有
手术视频

开放性肾上腺切除术

适 应 证

❶ 功能性肾上腺肿瘤，包括原发性醛固酮增多症、ACTH（促肾上腺皮质激素）-非依赖性皮质醇增多症、嗜铬细胞瘤、肾上腺性征异常症和肾上腺皮质癌等。

❷ 无功能性肾上腺肿瘤，包括肾上腺腺瘤、髓样脂肪瘤、肾上腺囊肿、转移性肿瘤、神经母细胞瘤和肾上腺皮质癌等。

❸ 肾上腺增生性疾病，如ACTH-非依赖性肾上腺大结节性增生和原发性色素结节性肾上腺病，以及异位ACTH综合征原发灶处理后症状复发或原发灶寻找困难者，需行双侧肾上腺切除术。

禁 忌 证

❶ 肾上腺恶性肿瘤伴远处转移。

❷ 严重凝血功能障碍。

❸ 严重心、肺、脑等器官疾病，不能耐受麻醉与手术者。

❹ 未经术前准备的功能性肾上腺肿瘤，尤其是嗜铬细胞瘤。

术前准备

❶ 醛固酮瘤患者术前需要控制高血压并纠正低钾血症。

❷ 对于嗜铬细胞瘤，需要应用α受体阻滞剂控制血压，如哌唑嗪、多沙唑嗪和酚苄明等；应用α受体阻滞剂后如有心动过速，可用β₁受体阻滞剂。术前血压稳定在120/80mmHg左右，心率<80~90次/min，无阵发性高血压、心悸和多汗等症状，体重增加，血细胞比容<45%，术前准备时间一般7~10天。

❸ 皮质醇增多症患者需要纠正电解质紊乱和高血糖。

❹ 经腹腔途径手术需要肠道准备，备血、术前留置胃肠减压管和尿管。

❺ 体积大的肾上腺肿瘤按照嗜铬细胞瘤准备比较安全。

麻 醉

静脉吸入复合全麻（全身麻醉），术中监测动脉压与中心静脉压。

体 位

经腹膜后途径者侧卧位，经腹腔途径者平卧位，患侧略垫高。

手术步骤

肾上腺手术途径主要包括经腹腔和经腹膜后途径，经腹腔途径适合巨大肾上腺肿瘤和肾上腺恶性肿瘤，尤其是伴淋巴结转移和静脉癌栓者。

❶ 经腹腔途径手术

（1）切口的选择：①肋缘下切口，一般距肋缘下2cm，切口远端达腋前线，切开皮肤、肌肉及腹膜后进入腹腔进行手术（图1-1-1），双侧肋缘下切口适用于双侧肾上腺同时手术；②腹部正中切口，从剑突到脐下做正中切口，切开腹壁各层进入腹腔（图1-1-2）。

（2）左侧肾上腺切除术：在左半结肠外侧沿Toldt线切开后腹膜，向上游离至脾脏，将左半结肠向内侧推开，切断脾结肠韧带将结肠脾曲向下牵开（图1-1-3），切断脾肾韧带可使脾向外侧移动，显露胰尾，将结肠向内侧牵拉，沿结肠融合筋膜与肾周筋膜间隙向内侧游离，可见左肾静脉，切开左肾静脉及肾脏上极表面的肾周筋膜，充分显露肾上腺，向下压肾脏，依靠肾脏的牵引能够将肾上腺下拉显露出肾上腺上角。首先结扎切断位于肾上腺上角的血管，注意确切结扎膈下静脉。然后在肾上腺的内侧分离，切断结扎来源于主动脉的肾上腺动脉分支。于肾上腺内下角游离左肾上腺中心静脉（图1-1-4），切断并双重结扎左肾上腺中心静脉后游离肾上腺背侧，然后分离左侧肾上腺与肾上极之间的间隙，提起肾上腺，沿肾上腺及肿瘤周边游离，肾上腺小血管或粘连带可用超声刀离断或切断结扎，肿瘤周围较大血管结扎后切断，完整切除肾上腺及肿瘤。彻底止血，留置肾上腺区引流管一枚，关闭切口。

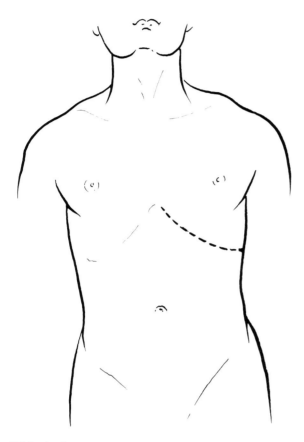

图1-1-1

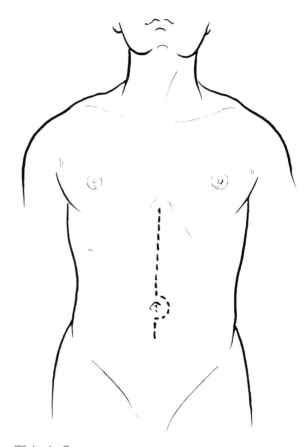

图1-1-2

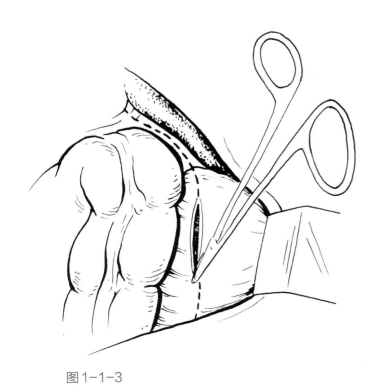

图1-1-3

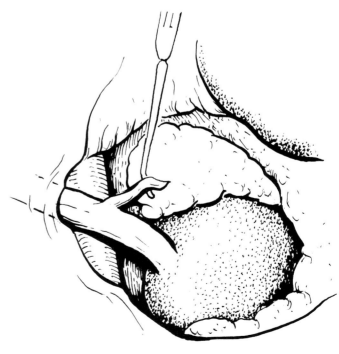

图1-1-4

（3）右侧肾上腺切除术：在右半结肠外侧沿Toldt线切开后腹膜，向上游离至肝脏下缘及肾上极处，将右半结肠向内侧推开。切断肝结肠韧带，将结肠肝曲向下牵开。切断肝脏三角韧带，将肝脏右侧叶挡向上方。将结肠向内侧牵拉，沿结肠融合筋膜与肾周筋膜间隙向内侧游离，找到十二指肠，向内侧牵拉，显露下腔静脉（图1-1-5）。切开肾周筋膜，可见肿瘤及肾上腺，充分显露肾上腺，向下压肾脏，依靠肾脏的牵引能够将肾上腺下拉显露肾上腺上角。首先结扎切断位于肾上腺上角的血管。然后在肾上腺的内侧分离，切断、结扎来源于主动脉的肾上腺动脉分支。分离肾上腺与下腔静脉间隙，找到并游离右肾上腺中心静脉（图1-1-6），切断、双重结扎右肾上腺中心静脉，分离肾上腺背侧以及肾上腺与肾脏上极之间的间隙。提起肾上腺，沿肾上腺及肿瘤周围游离，肾上腺小血管或粘连带可用超声刀离断，肿瘤周围血管切断后结扎，完整切除肾上腺及肿瘤。彻底止血，留置肾上腺区引流管一枚，关闭切口。

❷ 经腹膜后途径手术

（1）切口：一般经第11肋间切口，切口于第12肋上方从骶棘肌外侧缘约3cm开始，斜行至腹直肌外侧缘（图1-1-7），长度为15~20cm。逐层切开皮肤、皮下组织、背阔肌、下后锯肌、腰背筋膜以及腹外斜肌和腹内斜肌，进入腹膜后间隙（图1-1-8，图1-1-9）。

还可以经第11肋骨切口，后起肋骨角，沿第11肋骨做斜切口，向下至腹直肌外缘（图1-1-10），切开皮肤、皮下组织、背阔肌、下后锯肌及腰部肌肉，显露第11肋骨（图1-1-11），沿第11肋骨中心线切开骨膜，用肋骨剥离器在肋骨表面和骨膜之间剥离肋骨，提起肋骨，用电刀切断附属于肋骨的组织，游离肋骨尖，用肋骨剪刀靠近肋骨角剪断第11肋骨，用骨锉磨钝肋骨残端（图1-1-12~图1-1-14）。

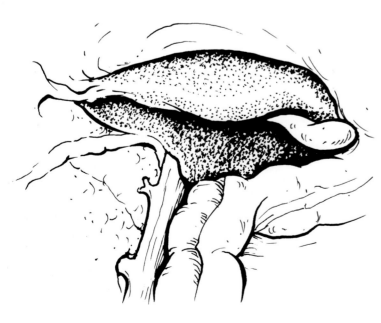

图1-1-5

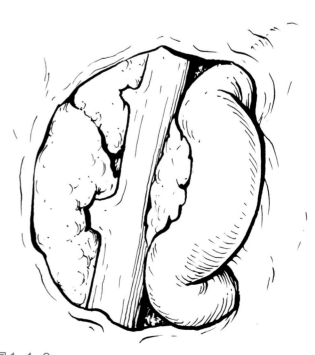

图1-1-6

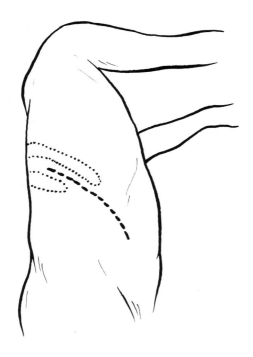

图 1-1-7

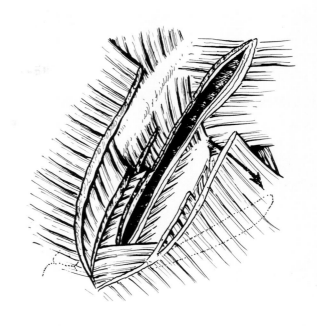

图 1-1-8

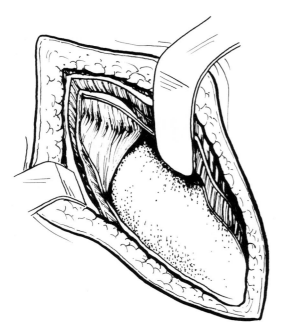

图 1-1-9

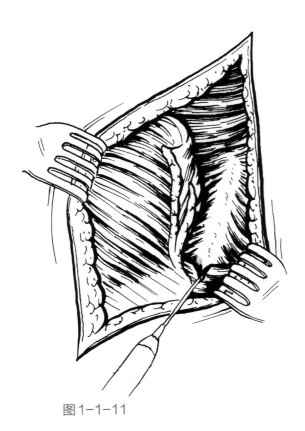

图 1-1-10

图 1-1-11

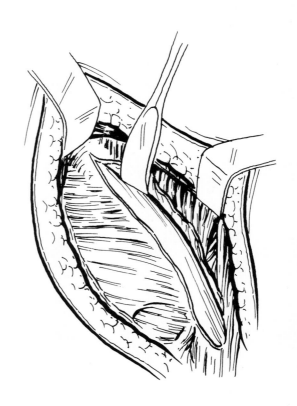

图 1-1-12

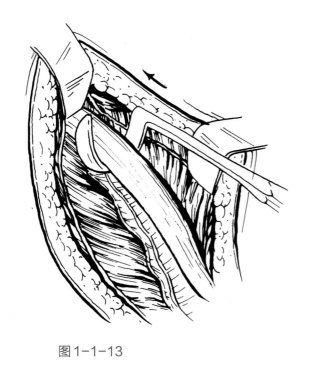

图1-1-13

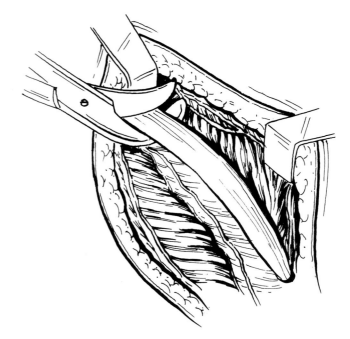

图1-1-14

（2）右侧肾上腺切除术：进入腹膜后间隙后，清除腹膜外脂肪组织，靠近腹膜反折切开肾周筋膜（图1-1-15），于肾周筋膜内、肾周脂肪囊的腹侧和背侧游离，扩大肾脏周围间隙，然后游离位于肾上极上方肾上腺的背侧和腹侧。下压肾脏，显露肾上腺（图1-1-16）。首先结扎、切断位于肾上腺上角的血管，注意确切结扎膈下静脉。肾上腺周围的小血管或粘连带可用超声刀离断或切断结扎，肿瘤周围较大血管切断后结扎。右侧肾上腺切除术需充分暴露下腔静脉，分离右侧肾上腺与右肾上极之间的间隙，提起肾上腺，沿肾上腺及肿瘤周边游离，注意结扎来源于右肾动脉的肾上腺动脉分支。然后提起肾上腺，在肾上腺的内侧分离，切断、结扎来源于主动脉的肾上腺动脉分支（图1-1-17）。最后在肾上腺内侧找到并游离右肾上腺中心静脉（图1-1-18），切断后近心端用丝线双重结扎，完整切除肾上腺及肿瘤。彻底止血，留置肾上腺区腹膜外引流管一枚，关闭切口。

（3）左侧肾上腺切除术：基础操作同右侧。在肾上腺的内侧分离，切断、结扎来源于主动脉的肾上腺动脉分支。分离左侧肾上腺与左肾上极之间的间隙，提起肾上腺，沿肾上腺及肿瘤周边游离，注意结扎来源于肾动脉的肾上腺动脉分支（图1-1-19）。在腹侧靠近左肾静脉的肾上腺腺体下角处找到左肾上腺中心静脉，必要时显露左肾静脉，分离肾上腺中心静脉，切断后近心端用丝线双重结扎，完整切除肾上腺及肿瘤（图1-1-20）。彻底止血，留置肾上腺区腹膜外引流管一枚，关闭切口。

术中要点

❶ 肾上腺质脆，避免直接钳夹腺体，牵引必须轻巧，否则亦可造成撕裂。

❷ 右侧肾上腺邻近下腔静脉、右肾静脉和肝脏，左侧邻近胰腺、脾血管及左肾静脉，两侧肾上腺上方均与膈肌相邻，对于肿瘤体积大、肾上腺皮质癌或转移癌者，需注意避免邻近器官损伤。

❸ 肾上腺血运丰富，对于体积较大的肿瘤，过早阻断中心静脉可能致静脉回流受阻，引起肿瘤表面血管怒张或破裂出血，推荐充分游离肿瘤、切断动脉血供后再离断肾上腺中心静脉。

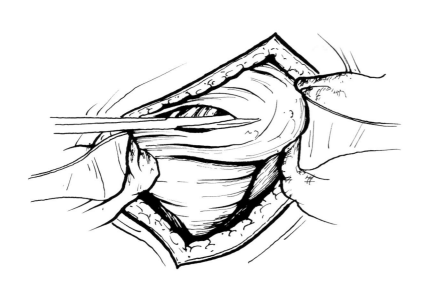

图 1-1-15

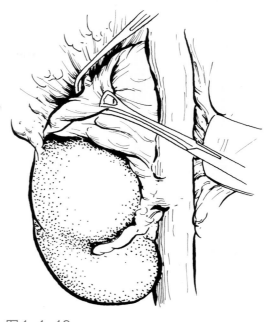

图 1-1-16

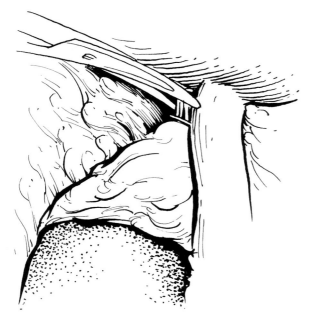

图 1-1-17

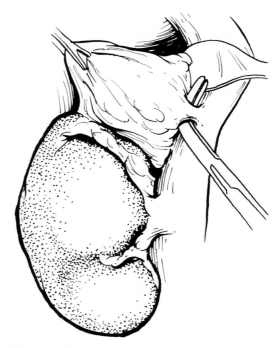

图 1-1-18

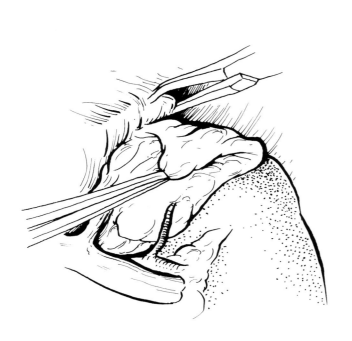

图 1-1-19

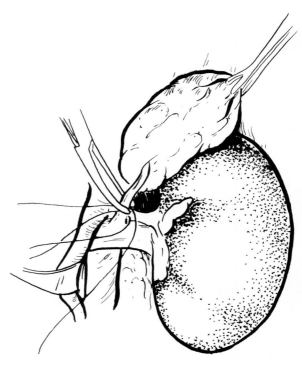

图 1-1-20

❹ 对于巨大肾上腺肿瘤，因肾上腺中心静脉较粗而且较短，显露和处理困难，可将肿瘤与周围腹腔脏器分离开后处理肾上腺中心静脉，确切结扎。

❺ 经腹膜后途径需要避免胸膜损伤，一旦损伤胸膜，缝合关闭胸膜前需要使肺充分膨胀，排出胸腔内气体后打结，关闭胸膜腔。

❻ 对于肾上腺嗜铬细胞瘤，需要尽早切断、结扎肾上腺中心静脉以便控制血压，并告知麻醉师注意血压变化。但早期结扎肾上腺中心静脉可能导致肿瘤渗血，术野不清。

❼ 如行肾上腺部分切除术，根据肿瘤位置决定是否保留肾上腺中心静脉，离断肾上腺中心静脉不会影响保留腺体的功能，肿瘤与正常腺体间可采用剪刀剪断，切缘以丝线连续缝合，或以Hem-o-lok夹闭后切断，或者用超声刀进行离断，如创面有出血可行"8"字缝合止血。

术后处理

❶ 术后早期注意血压、心率和血清电解质变化，防治急性肾上腺皮质功能减退。

❷ 原发性醛固酮增多症患者术后停用氯化钾和螺内酯等药物，摄入钠盐丰富的饮食。

❸ 皮质醇增多症患者在术中和术后早期需要进行超生理剂量的糖皮质激素替代，逐渐减量，双侧肾上腺切除者可能需要加用盐皮质激素。

❹ 嗜铬细胞瘤患者应加强监护，术后可能血压偏低，注意补充血容量。

❺ 抗生素防治感染。

第二节　腹腔镜肾上腺切除术

适应证

❶ 功能性肾上腺肿瘤，包括原发性醛固酮增多症、ACTH-非依赖性皮质醇增多症、嗜铬细胞瘤、肾上腺性征异常症和肾上腺皮质癌等。

❷ 无功能性肾上腺肿瘤，包括肾上腺腺瘤、髓样脂肪瘤、肾上腺囊肿、转移性肿瘤、神经母细胞瘤等。

❸ 肾上腺增生性疾病，如ACTH-非依赖性肾上腺大结节性增生和原发性色素结节性肾上腺病，以及异位ACTH综合征原发灶处理后症状复发或原发灶寻找困难者，需行双侧肾上腺切除术。

禁忌证

❶ 肾上腺肿瘤局部浸润或伴远处转移。

❷ 严重凝血功能障碍。

❸ 严重的心、肺、脑等器官疾病，不能耐受麻醉与手术者。

❹ 未经术前准备的功能性肾上腺肿瘤，尤其是嗜铬细胞瘤。

❺ 肾上腺皮质癌一般不适合腹腔镜手术，腹腔广泛粘连者不宜行经腹腔腹

腔镜手术，既往有同侧腹膜后手术史者不宜行腹膜后腹腔镜手术。

❻ 肿瘤体积巨大者不适合腹膜后途径腹腔镜手术。

术前准备 同开放手术。

麻　醉 静脉吸入复合全麻，术中监测动脉压与中心静脉压。

体　位 对侧卧位，抬高腰桥，使患侧腰部皮肤紧张。

手术步骤 肾上腺腹腔镜手术的路径包括经腹腔途径和经腹膜后途径，本节主要介绍经腹膜后途径。

ER 1-2-1
后腹腔镜左肾上腺切除术

ER 1-2-2
后腹腔镜右肾上腺及肿瘤切除术

❶ 体位及套管位置　一般多采用三孔法（图1-2-1），如患者肥胖或腹膜损伤导致肾上腺腹侧面腺瘤显露困难时，可增加第4个套管协助显露，可置于腋前线内侧，平行于髂嵴上方，与其他套管分别呈菱形，此种方法临床应用效果较好，但置入时需注意避免损伤腹腔内脏器（图1-2-2）。于腋后线第12肋缘下做长度约2cm的斜切口，用止血钳逐层分开，进入腹膜后间隙，伸入示指推开腹膜外脂肪及腹膜（图1-2-3），将扩张球囊放入腹膜后间隙，充气500~800ml。在腋中线髂嵴上2cm处切开皮肤约8mm，穿刺放置10mm套管，腋后线切口放置12mm套管，缝合切口，防止漏气，连接气腹，CO_2气腹压12~15mmHg，经腋中线套管置入30°腹腔镜，直视下用腹腔镜吸引器将腹膜边缘与前腹壁肌肉略向下分离，于腋前线肋缘下切开皮肤约8mm，穿刺置入10mm套管，注意防止腹膜损伤。

❷ 清除腹膜外脂肪、切开肾周筋膜　用超声刀或电钩清除腹膜外脂肪，背侧至腰大肌，腹侧至腹膜反折外1~2cm，滋养血管用超声刀离断，将脂肪推向下方，靠近腹膜纵行切开肾周筋膜，上至膈下，下至肾脏下极水平，注意避免腹膜损伤。

❸ 分离肾脏腹侧肾周脂肪与肾周筋膜前层之间的无血管区　锐性结合钝性分离，紧贴肾周筋膜向内分离肾周脂肪，打开肾周筋膜与肾周脂肪之间

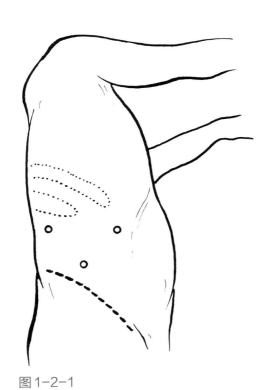
图1-2-1

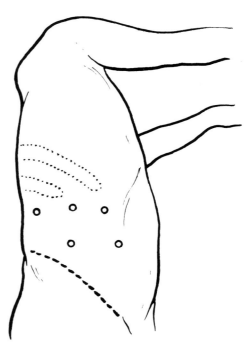
图1-2-2

的间隙，上至膈下，下至肾脏中下部水平，于肾脏上方向内侧游离即可见肾上腺或肿瘤，将肾上腺腹侧面与肾周筋膜前层分开，显露肾上腺腹侧面（图1-2-4）。右侧手术可以显露出下腔静脉。

❹ 于肾上腺和肾脏上部背侧的肾周脂肪和肾周筋膜后层之间分离　将肾上腺及表面脂肪与腰大肌分开，此层面为相对无血管区（图1-2-5）。将肾脏压向外下方，可清晰辨别肾上腺的外侧缘及肾脏上极，用超声刀切开二者之间的脂肪组织，此层面为相对无血管区，可靠近肾上极表面进行切开，术中需仔细辨别，一旦术中出血，需明确有无肾上腺或肾实质的损伤。

❺ 左肾上腺切除术　提起肾上腺表面的脂肪组织，充分游离肾上腺内侧及下部，此处有较多来源于肾动脉和主动脉的肾上腺血管，可以用超声刀切断或用Hem-o-lok夹闭后切断，靠近左侧肾上腺下部内侧可见左侧肾上腺中心静脉，应紧贴肾上腺游离，避免损伤左肾静脉。对于嗜铬细胞瘤手术，可先用Hem-o-lok夹闭肾上腺中心静脉，防止儿茶酚胺入血。用超声刀切断肾上腺与膈下连接的组织和血管，彻底分离肾上腺内侧，最后于中心静脉用两枚Hem-o-lok夹闭后将其切断，完整切除肾上腺及肿瘤（图1-2-6）。

❻ 右肾上腺切除术　提起肾上腺表面的脂肪组织，充分游离肾上腺内侧及下部，此处有较多来源于肾动脉和主动脉的肾上腺血管，可以用超声刀切断或用Hem-o-lok夹闭后切断，提起肾上腺下角，沿肾上腺与下腔静脉之间的间隙游离即可在肾上腺内侧中部找到右侧肾上腺中心静脉，将其游离后用两枚Hem-o-lok夹闭后离断。提起肾上腺，继续向上游离，处理肾上腺的内侧缘，并用超声刀切断肾上腺与膈下连接的组织和血管，将肾上腺及肿瘤完整切除。

如行肾上腺肿瘤切除术，手术步骤基本相同。可根据肿瘤位置决定是否完整分离肾上腺腹侧面、背侧面以及是否离断肾上腺中心静脉。应该在正常肾上腺组织与肿瘤之间离断，建议采用Hem-o-lok或可吸收夹夹闭后切断，离断后仍有出血可采用3-0可吸收线缝合残余腺体创面。

❼ 彻底止血，将肾上腺装入标本袋，经腋后线切口取出标本，经腋中线切口留置引流管，关闭切口。

术中要点

❶ 在肾上腺的三个相对无血管平面进行分离，即背侧、腹侧及与肾脏连接的下部，可以减少出血，而且层次清楚。

❷ 肾上腺质地脆，避免直接钳夹，一般可以钳夹肾上腺或肿瘤表面的脂肪组织。

❸ 肾上腺中心静脉需要用两枚Hem-o-lok夹闭后切断，尤其是右侧的中心静脉较短，需要更加慎重，避免Hem-o-lok脱落。

❹ 切除嗜铬细胞瘤时可以先用Hem-o-lok夹闭肾上腺中心静脉，有助于防止血压波动，需要告知麻醉师注意血压变化，及时调整血管活性药物的应用。

术后处理　　同开放手术。

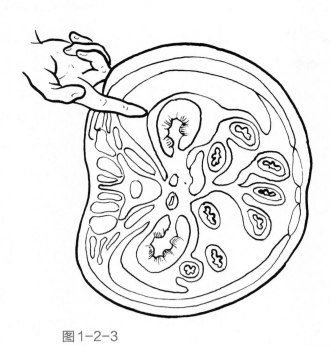

图 1-2-3

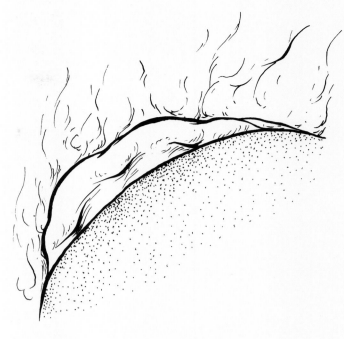

图 1-2-4

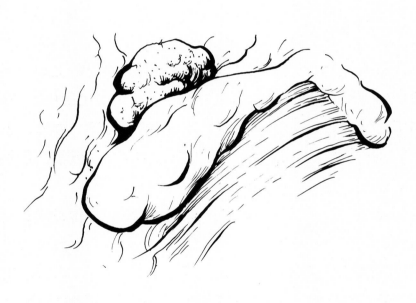

图 1-2-5

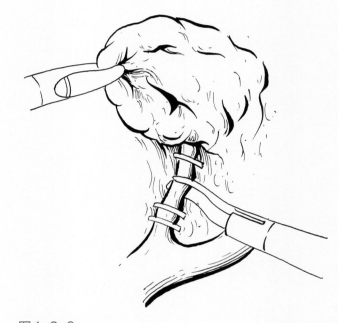

图 1-2-6

第二章
肾脏手术

扫描二维码,
观看本书所有
手术视频

第一节　开放性肾脏部分切除术

适 应 证

❶ 肾脏良性肿瘤。

❷ 单侧肾脏恶性肿瘤，肿瘤直径<7cm，未侵透肾被膜。

❸ 解剖性或功能性孤立肾肿瘤。

❹ 遗传性或双侧肾肿瘤，肿瘤直径<4cm。

❺ 一侧肾肿瘤伴有对侧肾功能不全，或对侧肾脏将来可能出现功能损害者，如肾结石、慢性肾盂肾炎、肾动脉狭窄、肾积水、高血压和糖尿病等。

❻ 囊性肾肿瘤，直径>4cm，需要保肾者。

禁 忌 证

❶ 肾癌合并瘤栓或已有淋巴结或远处转移，对侧肾功能正常者。

❷ 严重凝血功能障碍。

❸ 严重心、肺、脑等脏器疾病，不能耐受麻醉与手术者。

术前准备

❶ 肾脏增强CT、CTA（CT血管造影）和CTU（CT尿路造影），初步判断肿瘤性质，确定肿瘤位置和临床分期，了解肾动脉分支、肿瘤血供，以及肿瘤与集合系统的关系。

❷ 腹部及肾脏超声检查，排除其他脏器转移、协助判断肿瘤性质。

❸ 放射性同位素肾动态显像了解分肾功能。

❹ 常规术前准备，备血、灌肠和导尿等。

❺ 经腹腔途径一般不需留置胃管，若患者高龄或术前有胃肠功能障碍者，应该留置胃管。

麻　　醉　全麻。

体　　位　经腹膜后途径健侧卧位，经腹腔途径平卧位，患侧略垫高。

手术步骤

❶ 切口选择　经腹膜后途径多选择第11肋间切口或经第12肋切口，经腹腔途径可选择肋缘下切口、腹部正中切口和上腹部人字切口（Chevron切口）等，应结合病例特点和自身情况选择最熟悉和最安全的手术方式（图2-1-1）。

❷ 游离及暴露肾肿瘤

（1）腹膜后途径：清除腹膜外脂肪，打开侧锥筋膜，显露肾脏，在肾脂肪囊外中部与腰大肌之间向深处分离找到并游离肾动脉，将肾脏大部分游离，将肿瘤表面以及附近至少2cm范围内的脂肪切除。

（2）经腹腔途径：沿结肠旁沟Toldt线打开后腹膜，在结肠融合筋膜与肾周筋膜之间分离暴露肾脏。左侧向下游离找到输尿管、生殖腺静脉、左肾静脉和左肾动脉。右侧需要显露十二指肠和下腔静脉，然后找到右肾静脉和右肾动脉（图2-1-2）。

（3）切除肿瘤、缝合肾脏创面：用动脉夹阻断肾动脉，在距离肾脏肿瘤边缘0.2~0.5cm处用剪刀完整切除肿瘤（图2-1-3）。切开集合系统者或肿瘤较深者需要缝合两层：缝合集合系统用3-0或2-0倒刺线，缝合肾实质用2-0或1-0倒刺线。2-0可吸收倒刺线缝合肾实质和肾被膜（图2-1-4，图2-1-5）。留置引流管，逐层关闭切口。

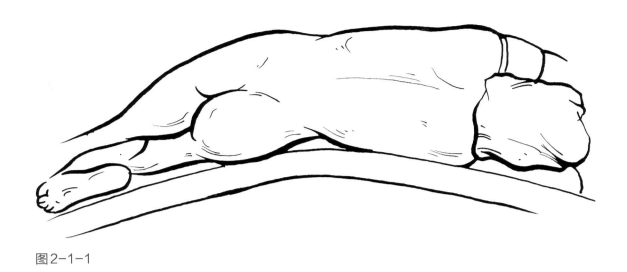

图2-1-1

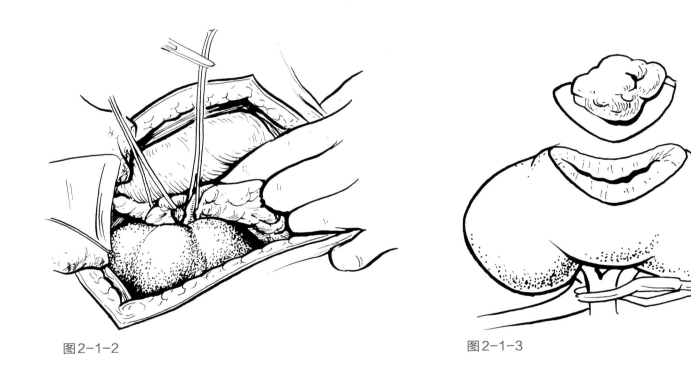

图2-1-2

图2-1-3

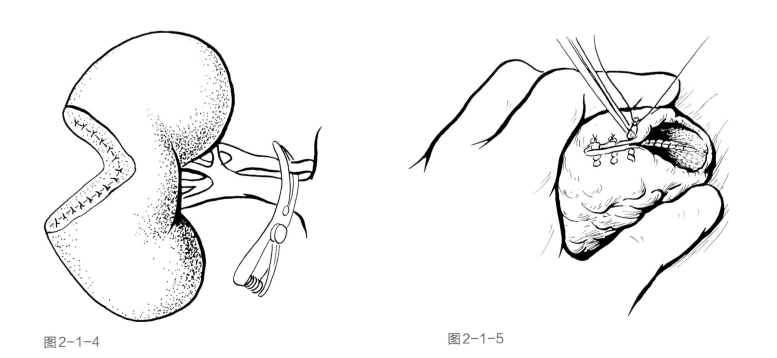

图2-1-4

图2-1-5

术中要点

❶ 开放手术的最大优点是可以用手来牵拉和挤压肾脏，对囊性肿物的保护较腹腔镜手术更加确切，需要保留肿瘤表面的脂肪，对于肾周脂肪厚且粘连、难以游离者用术中超声判断肿瘤边界与基底部。

❷ 肿瘤较深、接近集合系统时，剪除时先绕肿瘤轮廓约1cm的位置剪1/2左右，然后在背侧术野最清楚的位置向下剪，直至剪开集合系统。通过对肾实质的提拉使肿瘤与正常的肾组织间形成张力，然后用剪刀边剪边推拉肿瘤。

❸ 基底部深的囊性肿瘤其基底部不易判断，可以直接剪开集合系统，沿集合系统切除肿瘤基底面，保证肿瘤切除的完整性，还可降低剪破囊性肿瘤的风险。

❹ 如果术中不慎切破肿瘤，应先将肿瘤完整切除，缝合肾脏创面，然后将整个标本送冰冻病理检查，若病理回报为良性肿瘤可关闭切口，若为恶性肿瘤，推荐做肾脏切除手术。

❺ 孤立肾因其血流速度快，较正常肾脏容易出血，术后出血或漏尿的风险远高于正常肾脏，创面一定要双层缝合。

❻ 孤立肾对热缺血时间的耐受性存在较大个体差异，术前需充分评估手术的风险和患者耐受力，开放手术仍然是缩短肾脏热缺血时间最有效的途径。

❼ 术后出血的处理 ①渗血：可用纱布或手辅助压迫出血处，观察2~5分钟，多可自行停止，持续出血者在出血部位"8"字缝合；②流血：需检查缝线松紧度，逐针收紧后补夹Hem-o-lok，也可在出血处用2-0或1-0可吸收倒刺线"8"字缝合或连续缝合，尽量避免再次阻断动脉；③涌血甚至喷血：需上动脉夹，用1-0可吸收倒刺线再次全长全层缝合，可以在稍松开动脉夹时观察创面，缝扎或双极电凝处理主要出血点，如果松开动脉夹依然涌血或喷血，则可能有大的血管损伤，应改为肾脏切除术。

术后处理

❶ 术后监测生命体征、血红蛋白、引流量，以及尿液颜色。

❷ 根据胃肠道功能恢复情况拔除胃管。

❸ 术后引流量小于30ml时可拔除引流管。

❹ 术后如有活动性出血，首先选择局部用手压迫半小时，静脉出血或小动脉出血多数有效，其次选择介入治疗，如果止血无效或者生命体征不稳定，提示有严重活动性出血时，应及时开放手术探查止血。

❺ 术后发生漏尿者多数可以保守治疗，注意充分引流，如引流管已拔除需要在超声引导下穿刺留置引流管，每周复查超声、电解质，预防性应用抗生素。输尿管梗阻或集合系统缺损较大时应及时放置输尿管支架管，漏尿时间长时可留置尿管，术后引流管漏尿明显减少时，可将引流管隔天向外拔出2cm左右，连续3天引流小于20ml时可拔除引流管。

第二节　腹腔镜肾脏部分切除术

适 应 证	❶ 肾脏良性肿瘤。
	❷ 单侧肾脏恶性肿瘤，直径<4cm。
	❸ 解剖性或功能性孤立肾肿瘤。
	❹ 遗传性或双侧肾肿瘤，肿瘤直径<4cm。
	❺ 一侧肾肿瘤伴有对侧肾功能不全，或对侧肾脏将来可能出现肾功能损害者，如肾结石、慢性肾盂肾炎、肾动脉狭窄、肾积水、高血压和糖尿病等。
	❻ 肿瘤直径>4cm，需要保留肾脏，且技术熟练的术者也可行腹腔镜手术。
禁 忌 证	❶ 肾癌合并瘤栓或已有淋巴结或远处转移，对侧肾功能正常者。
	❷ 严重凝血功能障碍。
	❸ 严重的心、肺、脑等器官疾病，不能耐受麻醉与手术者。
术前准备	❶ 肾脏增强CT、CTA和CTU，初步判断肿瘤性质，确定肿瘤位置和临床分期，了解肾动脉分支、肿瘤血供，以及肿瘤与集合系统的关系。
	❷ 腹部及肾脏超声检查，排除其他脏器转移、协助判断肿瘤性质。
	❸ 放射性同位素肾动态显像了解分肾功能。
	❹ 常规术前准备，备血、灌肠和导尿等。
	❺ 经腹腔途径一般不需留置胃管，若患者高龄或术前有胃肠功能障碍者，应该留置胃管。
麻　　醉	全麻。
体　　位	侧卧位，经腹腔途径后仰15°~30°。

手术步骤　❶ 经腹腔途径

（1）建立操作通道：Hasson法直视下切开或用Veress气腹针法建立气腹，压力12~15mmHg。穿刺点：①左侧，第1个穿刺点在脐上缘腹直肌旁，置入10mm套管，第2个穿刺点通常在锁骨中线肋缘下2cm，第3个穿刺点选腋前线平脐水平或髂嵴内上方4~5cm，如果需要放置第4个5mm套管，可放在腋中线肋缘下。②右侧，需要放置4个穿刺器，前3个穿刺点位置同左侧手术，第4个穿刺点在剑突下3cm处，置入5mm套管。

（2）游离肾动脉

1）左侧：沿左侧结肠旁沟Toldt线打开后腹膜，在结肠融合筋膜与肾周筋膜之间分离，暴露肾脏。寻找肾血管：①在肾脏中部或脾下缘可见蓝色肾静脉，在肾静脉上缘寻找肾动脉；②向下游离至肾下极下方，找到输尿管，沿输尿管向肾门方向游离，找到生殖腺静脉，沿生殖腺静脉向上找到肾静脉和肾动脉；③左肾动脉还可以经肠系膜途径，在主动脉发出肾动脉的起始处寻找。

ER 2-2-1
后腹腔镜左
肾部分切除
术

ER 2-2-2
后腹腔镜左
肾肿瘤剜除
术

ER 2-2-3
后腹腔镜右
肾部分切除
术

ER 2-2-4
后腹腔镜肾
实质内肿瘤
切除术

2）右侧：沿右侧升结肠旁沟Toldt线打开后腹膜，推开升结肠和十二指肠，牵开肝脏，显露下腔静脉，沿下腔静脉游离找到右肾静脉和右肾动脉，打开动脉鞘，游离肾动脉。高选择性肾动脉阻断需要将供应肿瘤的肾段动脉游离。

（3）显露肾肿瘤：切开肾周筋膜和肾周脂肪，沿肾脏表面游离显露肾肿瘤。将肿瘤表面以及附近至少2cm范围内的脂肪切除，必要时可以通过术中超声来确定肿瘤位置。

（4）阻断肾动脉：用腹腔镜动脉阻断夹阻断肾动脉，一般情况下仅阻断肾动脉，有时需同时阻断肾静脉。阻断肾动脉后要注意观察手术区肾脏颜色是否变苍白，若无明显变化，松开阻断夹，寻找肾动脉的其他分支或判断是否为动脉不全阻断。

（5）切除肾肿瘤：用剪刀在距肿物边缘0.5cm左右处剪开肾脏，距离肾脏肿瘤边缘0.1~0.5cm处完整切除肿瘤。肿瘤基底部靠近肾盂时应紧贴肿瘤假包膜完整切除，若侵及集合系统则要切除部分集合系统。

（6）缝合肾脏创面：集合系统被切开或肿瘤较深者需要缝合两层，分别用3-0和2-0可吸收倒刺线连续缝合，用Hem-o-lok固定缝线。

（7）恢复肾脏血流：取下肾动脉阻断夹，恢复肾脏血流，若创面渗血明显，可将缝线两端分别收紧并用Hem-o-lok夹线，也可采用2-0可吸收线"8"字缝合止血。

（8）取出标本：肿瘤装入标本袋后扩大脐部切口取出，体外检查肿瘤包膜是否完整，是否需要送冰冻病理。留置引流管自12mm套管处引出，关闭切口。

❷ 经腹膜后途径

（1）建立操作通道：第1个穿刺点选在第12肋缘下2cm与骶棘肌外侧缘1cm交叉点或与腋后线相交处，放置12mm套管。第2个穿刺点选在第1个穿刺点向前8~10cm，或肋缘下2cm与腋前线交叉点，放置5mm套管。第3个穿刺点位于髂嵴上2cm与腋中线交叉点，放置10mm套管。于第3个穿刺器前上5~6cm放置第4个套管。在第1个穿刺点处切开皮肤约2cm，进入后腹腔间隙，推开腹膜及腹膜外脂肪，放入扩张气囊，注气300~400ml，放入12mm套管，建立气腹，气腹压力10~15mmHg，在直视下放置其他套管。

（2）游离肾动脉、暴露肾肿瘤：切除部分腹膜外脂肪，打开侧锥筋膜，在肾脂肪囊外中部与腰大肌之间向深处分离可见搏动或束状隆起，下方即为肾动脉，用超声刀切开动脉鞘，游离肾动脉（图2-2-1），准备行高选择性动脉阻断时需要将支配肿瘤的分支动脉游离出来。打开肾周脂肪，沿肾脏表面游离，找到凸出肾表面的肿瘤，并将肾脏大部分游离，下极肿瘤需先将输尿管游离。

（3）切除肾肿瘤：用腹腔镜动脉阻断夹阻断肾动脉，有时需要阻断肾静脉，多支肾动脉时需要全部阻断。距离肾脏肿瘤边缘0.2~0.5cm用剪刀完整切除肿瘤，注意保证肿瘤包膜完整（图2-2-2）。

（4）缝合肾脏创面：第1层缝合用3-0倒刺线缝合集合系统和血管，第2层缝合用2-0倒刺线缝合肾实质和肾被膜，尽可能缩短热缺血时间，可以通过在肾周注入冰水降温，尽量将肾动脉阻断时间控制在30分钟以内，否则选择开放手术（图2-2-3）。

（5）开放肾脏血流：取下肾动脉阻断夹，检查缝合面是否出血。若创面涌血甚至喷血可以再次阻断肾动脉，再用2-0倒刺线缝合止血。经腋后线切口用标本袋取出标本，经腋中线切口留置引流管，排出腹膜后气体，关闭切口。

术中要点

❶ 对于完全肾内型的肿瘤，或者肾周脂肪粘连严重，不易辨认肿瘤时需要腹腔镜超声来明确肿瘤的位置及范围。

❷ 肾门区肿瘤不管是完全中央区还是下极肿瘤，一定要先将输尿管游离出来，避免误伤。

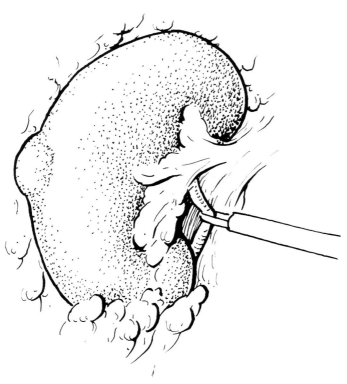

图2-2-1

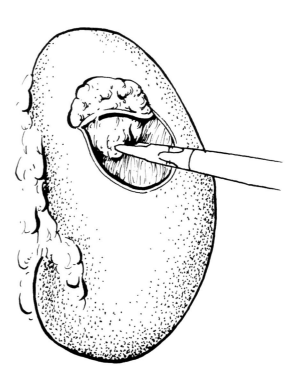

图2-2-2

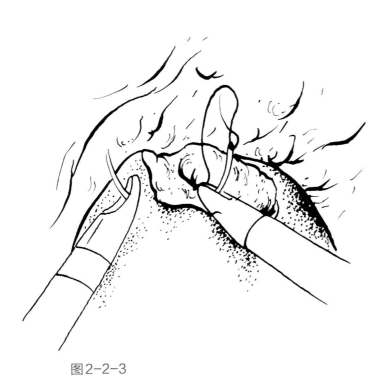

图2-2-3

019

❸ 切除肿瘤时创面若快速出血，则提示有分支肾动脉未阻断，此时应停止切除肿瘤，压迫创面，寻找并阻断分支动脉。开放肾动脉后创面明显出血时可将缝线两端分别收紧，并用Hem-o-lok夹线，也可采用2-0可吸收倒刺线"8"字缝合止血，若出血仍难以控制，应立即改为开放手术。

❹ 肿瘤切除后如果有肾静脉分支出血，裂口直径较大时无法用Hem-o-lok夹闭，应用4-0聚丙烯血管缝线将血管断端缝合。

❺ 邻近脏器损伤　游离过程中要注意对胰腺、脾脏、肝脏尤其是肠管的保护，严格按解剖层次游离，要注意经辅助套管的手术钳牵拉暴露时造成的副损伤。

❻ 尿漏　多因集合系统缝合不全或未发现集合系统损伤所致，术中应对第1层创面严密缝合，肿瘤较大、基底部靠近集合系统时术前可先置入输尿管支架管，以减少尿漏的发生。

❼ 术中应尽可能缩短肾脏的热缺血时间，将肾动脉阻断时间控制在30分钟以内，对于一些复杂病例，预计肾脏热缺血时间过长者可以直接选择开放手术。

术后处理

❶ 监测生命体征和血红蛋白水平的变化、引流量多少，以及尿液颜色。

❷ 肠道功能恢复后拔除胃管。

❸ 术后引流量小于30ml时可拔除引流管。

❹ 术后如有活动性出血，首先选择局部用手压迫半小时，其次选择介入治疗，如果止血无效，或者生命体征不稳定，提示有严重活动性出血时，应及时开放手术探查止血。

❺ 术后发生尿漏者多数可以保守治疗，注意充分引流，引流管已拔除时需在超声引导下穿刺留置引流管，每周复查超声、电解质，预防性应用抗生素。输尿管梗阻或集合系统缺损较大时，应及时放置输尿管支架管。预计尿漏时间长时可留置尿管，术后引流管漏尿明显减少时，可将引流管隔天向外拔出2cm左右，连续3天引流小于20ml时可拔除引流管。

第三节　开放性根治性肾脏切除术

适 应 证

❶ 局限性或局部进展性肾癌。

❷ 肾静脉、下腔静脉癌栓形成，不伴有远处多发转移者。

❸ 肿瘤和远处转移灶均可切除，无明确淋巴转移者。

禁 忌 证

❶ 全身广泛转移。

❷ 肿瘤侵犯周围器官，术前评估无法切除。

❸ 严重凝血功能障碍。

❹ 严重心、肺、脑等脏器疾病，不能耐受麻醉与手术者。

术前准备

❶ 术前完善常规检查外，如怀疑肾静脉或腔静脉癌栓形成，应行彩色多普勒超声检查做出初步诊断，CT和MRI检查进一步了解瘤栓位置、长度及到达部位。

❷ 肿瘤巨大、估计切除难度大的患者，术前24小时行介入肾动脉栓塞，减少术中出血。

❸ 术前备血，灌肠。

麻　醉　全麻或椎管内麻醉。

体　位　经腰手术时侧卧位，经腹腔途径时仰卧位。

手术步骤

❶ 经腹腔途经

（1）根据肿瘤大小、位置和癌栓分级等选择适宜切口：巨大肿瘤选择患侧肋弓下切口、上腹部人字切口和腹部正中切口等（图2-3-1，图2-3-2）。

（2）处理肾蒂：逐层切开，进入腹腔后探查腹腔脏器，沿结肠旁沟切开后腹膜，在结肠融合筋膜与肾周筋膜之间分离，暴露肾脏（图2-3-3）。沿结肠旁沟向下游离至肾下极下方，右侧需要显露十二指肠和下腔静脉，沿下腔静脉向上游离找到右肾静脉，在肾静脉的后方游离出肾动脉。左肾癌可将注入肾静脉的生殖静脉及肾上腺静脉切断、结扎，牵开肾静脉以充分显露肾动脉，分离肾动脉，并用7号丝线近端双重结扎，远端7号丝线结扎，切断肾动脉，同法处理肾静脉。如果肿瘤巨大导致肾血管显露不满意，先游离肾脏再处理肾血管（图2-3-4）。分别结扎肾血管时应先结扎动脉。

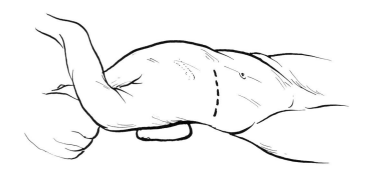

图2-3-1

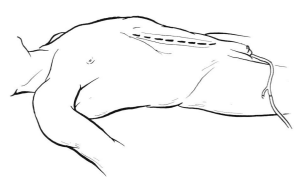

图2-3-2

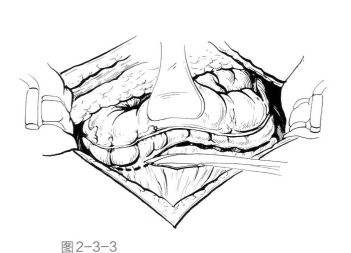

图2-3-3

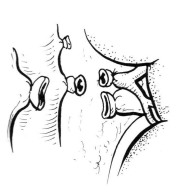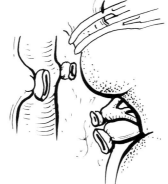

图2-3-4

（3）分离肾脏及脂肪囊：在肾周筋膜后层与腰肌间进行游离，在肾下极下方切断肾脂肪囊，继续向上方分离，静脉侧支予以切断、结扎。分离肾上极时条索组织应该分别切断和结扎。尽可能在低位切断、结扎输尿管（图2-3-5）。如术前或术中怀疑肾肿瘤侵犯肾上腺，应将肾上腺一并切除（图2-3-6）。在分离过程中，切勿损伤肿瘤包膜，以免造成癌细胞种植转移。

（4）整块切除肾脏及肿瘤、肾周脂肪囊、肾周筋膜及肾蒂淋巴组织，留置引流管，逐层关闭切口。

❷ 经腹膜外途径　腹膜外途径可选择第11肋切口和经第12肋切口等（图2-3-7）。

（1）逐层切开进入腹膜后区域，清除腹膜外脂肪，沿腰大肌前缘打开侧锥筋膜。

（2）在肾脂肪囊外中部与腰大肌之间向深处分离即可见到搏动或束状隆起，下方即为肾动脉，将其周围丰富的淋巴管切断，游离出肾动脉，并用7号丝线近端双重结扎，远端7号丝线结扎，切断肾动脉。随后在动脉前下方游离显露肾静脉，近端双重结扎肾静脉，远端7号丝线结扎，切断肾静脉（图2-3-8）。

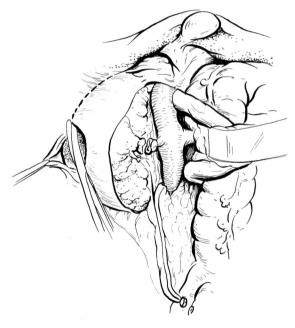

图2-3-5

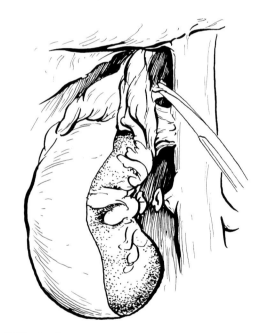

图2-3-6

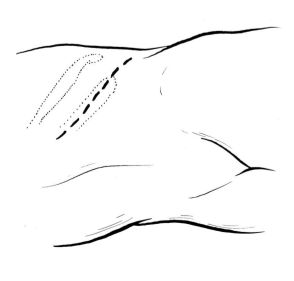

图2-3-7

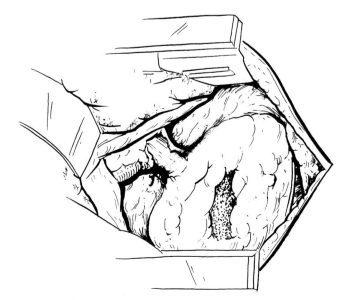

图2-3-8

（3）于脂肪囊外无血管平面继续游离肾脏外侧、腹侧。游离肾脏下极，显露输尿管，尽量低位结扎后切断。如保留肾上腺，则于肾上腺与肾脏平面进行分离，遇纤维血管束则分束结扎后切断。

术中要点	❶ 避免分离时过度用力挤压肾脏，导致肿瘤细胞扩散。
	❷ 于腰大肌与肾周筋膜后层之间分离，直达下腔静脉或腹主动脉外侧，可以在肾盂水平附近触及搏动的肾动脉后将其游离，近端双重结扎，离断肾动脉。在离断动脉前方稍加分离即可见肾静脉及其属支。如切开肾周筋膜前层则先显露肾静脉，肾窦拉钩拉开肾静脉可显露动脉，但应注意避免损伤肾静脉的属支导致出血。
	❸ 老年人常伴有动脉硬化，结扎肾动脉的线结过紧可能会勒断动脉，导致大出血。
	❹ 在肾周筋膜外游离肾脏，避免肿瘤残留。
术后处理	❶ 术后短暂禁食，经腹腔途径手术后胃肠功能恢复较慢，如腹胀症状严重，可行胃肠减压等对症处理。
	❷ 鼓励患者咳嗽排痰，预防肺部感染。
	❸ 根据引流量情况，一般于术后2~3天拔除引流管。

第四节　　腹腔镜根治性肾切除术

适应证	局限性肾肿瘤（临床分期为 T_1 和 T_2 期的肿瘤），无周围组织侵犯以及淋巴结转移，除外可行肾脏部分切除术的肾肿瘤。
禁忌证	❶ 严重的凝血功能障碍。
	❷ 严重的心、肺、脑等器官疾病，不能耐受麻醉和手术。
	❸ 有远隔转移。
	❹ T_3 期肿瘤、合并静脉癌栓、肾周粘连或同侧有手术史者应慎重选择该术式。
	❺ 相对禁忌证为广泛的腹腔手术史。
术前准备	❶ 术前通过 CT、MRI 等影像评估临床分期和肾脏血管情况。
	❷ 可行放射性同位素肾动态显像了解分肾功能。
	❸ 经腹腔途径可进行肠道准备，术晨留置胃肠减压管。
	❹ 穿弹力袜预防下肢深静脉血栓。
	❺ 术前灌肠。
麻醉	全麻。

体　位	腹膜后途径采用健侧卧位，经腹腔途径采用健侧60°斜卧位。

手术步骤

ER 2-4-1
经腹腔左
肾根治性
切除术

ER 2-4-2
后腹腔镜右
肾根治性切
除术

❶ 腹膜后途径

（1）建立腹膜后操作空间（图2-4-1）：第1穿刺点位于第12肋缘下2cm与腋后线相交处，切开皮肤约2cm，进入腹膜后间隙，推开腹膜及腹膜外脂肪，放入扩张气囊，根据情况注气500~800ml，放置12mm套管，第2和第3穿刺点分别位于腋中线髂嵴上缘2cm和腋前线肋缘下2cm，第2穿刺点放置10mm套管，第3穿刺点置入5mm套管或10mm套管（优势手侧）。如需要，在髂前上棘上方可置入5mm套管。气腹压力为10~15mmHg。

（2）清除腹膜外脂肪组织，纵行切开侧锥筋膜分离肾周筋膜后层，在弓状韧带附近即可见到搏动或束状隆起，下方即为肾动脉，在肾下极下方分离可见到输尿管。用超声刀切开动脉鞘，用直角钳游离出肾动脉（图2-4-2），上3枚Hem-o-lok夹闭肾动脉，近心端保留2枚，远心端1枚，切断肾动脉（图2-4-3）。于肾动脉下方可以见到肾静脉，切断肾动脉和肾静脉之间的血管鞘，上3枚Hem-o-lok夹闭静脉，近心端保留2枚，远心端1枚，切断肾静脉（图2-4-4）。

（3）分开肾周筋膜与腹膜之间的间隙，在肾周筋膜外依次分离显露肾脏背侧、肾上极、腹侧和肾下极，游离出输尿管，用Hem-o-lok夹闭后离断，完整切除肾脏及肾周组织。对于肾上极肿瘤，术前或术中怀疑其侵犯肾上腺，需要同时行同侧肾上腺切除。最后将手术标本装入标本袋中。

（4）停止注气，观察创面有无活动性出血，经腋中线套管留置腹膜后引流管1枚，延长腋后线切口将标本袋取出，关闭切口。

❷ 经腹腔途径

（1）建立通道：第1通道位于腹直肌外侧缘脐水平上方2~3cm，置入10/12mm套管，第2通道在第1通道外侧5~7cm，置入10/12mm套管，第3通道在髂前上棘内上2cm，置入10/12mm套管，第4通道在锁骨中线肋缘下2cm，置入5mm或10/12mm套管。如右侧手术，需要在剑突下方置入5mm套管挡肝。

（2）在结肠外侧缘沿Toldt线打开后腹膜，将后腹膜与肾周筋膜前层分离，在结肠融合筋膜与肾周筋膜之间分离，暴露肾脏。左侧手术：游离输尿管，然后向肾门方向游离，找到生殖静脉，沿生殖静脉向上游离肾静脉，在肾静脉处分离左肾动脉，近心端上2枚Hem-o-lok，远心端上1枚Hem-o-lok后切断肾动脉。左肾静脉近心端上2枚Hem-o-lok，远心端上1枚Hem-o-lok后切断。右侧手术：将十二指肠向内侧游离显露下腔静脉，沿下腔静脉向上游离找到右肾静脉，在肾静脉的后方游离右肾动脉，右肾动脉和静脉处理方法与左侧手术相同。

（3）游离肾脏：沿腰大肌表面游离背侧肾脏，切开肾脏与肾上腺之间的平面，游离肾下极，于肾下极下方和腰大肌前方找到输尿管，上Hem-o-lok夹闭后切断。将肾脏和肾周组织完整切除，如术前或术中怀疑肾上腺侵犯，应该同时切除肾上腺。将标本放入标本袋后延长第1通道切口取出。留置腹腔引流管1枚，关闭切口。

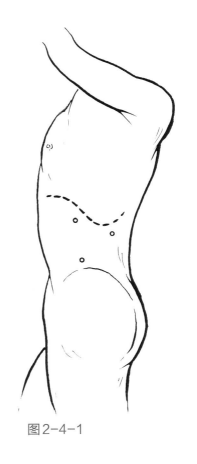

图2-4-1

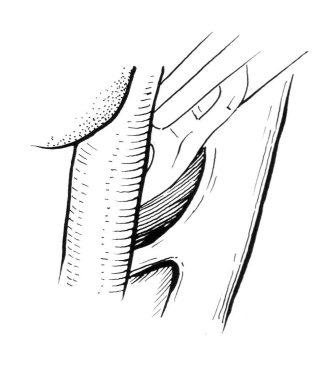

图2-4-2

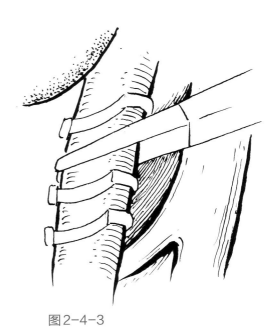

图2-4-3

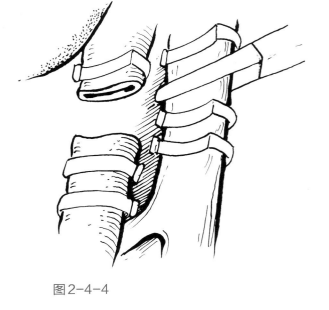

图2-4-4

术中要点

❶ 在腹腔镜下肾血管的暴露因左右侧、腹膜后或腹腔途径不同而略有差异。应注意寻找和辨认正确的解剖平面和解剖标志，注意保护周围重要脏器如结肠、十二指肠、胰腺和下腔静脉，以免损伤，造成严重并发症。

❷ 遵循肿瘤外科操作规范，在肾周筋膜外操作，切勿切开肿瘤组织，以免造成肿瘤种植。

❸ 手术结束前需要降低气腹压力，仔细查看术野和各通道是否存在活动性出血。笔者经验是直视下将套管拔出检查，如果发现出血，需要电凝或缝合，彻底止血。

术后处理

❶ 术后短暂禁食，经腹腔途径手术后胃肠功能恢复较慢，如腹胀症状严重，可行胃肠减压等对症处理。

❷ 鼓励患者咳嗽排痰，预防肺部感染。

❸ 根据引流量情况，一般于术后2~3天拔除引流管。

适 应 证	❶ 下腔静脉癌栓形成，无全身广泛远处转移。
	❷ 肿瘤侵犯邻近器官，估计局部肿瘤可彻底切除者。

禁 忌 证	❶ 严重的凝血功能障碍。
	❷ 严重的心、肺、脑等器官疾病，不能耐受麻醉与手术者。
	❸ 全身广泛远处转移。

术前准备	❶ 术前行下腔静脉 MRI 检查，评估癌栓位置、长度及累及范围。
	❷ 向患者家属说明疾病的严重性及手术的危险性，请麻醉科、血管外科和心脏外科专家会诊，备血 1 200~2 400ml。
	❸ 对于癌栓级别较高或肿瘤巨大，需要经腹腔进行手术者，术前肠道准备，留置胃肠减压管。

麻 醉	静脉吸入复合全麻。

体 位	根据癌栓级别及手术途径不同，相应体位不同。开放手术以平卧位为主，腹腔镜手术以侧卧位为主。

手术步骤
（参考开放性根治性肾脏切除术）

ER 2-5-1

ER 2-5-1
后腹腔镜
肾癌根治
+Mayo I 级
下腔静脉癌
栓取出术

❶ Ⅰ级下腔静脉癌栓切除术

（1）开放手术

1）常用 Chevron 切口，处理右肾癌伴癌栓时 Chevron 切口自剑突达腋前线，向左侧肋缘下延长约5cm，必要时向上达剑突根部。处理左肾癌伴癌栓时切口左侧也要到腋前线，为双向放射状切口（图2-5-1）。

2）对于刚进入下腔静脉的Ⅰ级癌栓，可将其柔和地推入肾静脉内，按肾静脉癌栓处理。对于肝缘下方的较短癌栓，可使用 Satinsky 钳阻断癌栓上下端下腔静脉，无须游离左肾静脉和腰静脉。绕肾静脉开口梭形切开下腔静脉壁，取出癌栓，连同肾脏和肾周脂肪一并切除。如癌栓侵及局部腔静脉壁，可切除受累的腔静脉壁，如缝合后管腔直径仍在原直径的50%以上，则对下腔静脉回流影响不大，缝合后管腔直径如不足原直径的50%，可取自体血管剖开后修补下腔静脉缺损（图2-5-2~图2-5-5）。

（2）腹腔镜手术

1）右肾肿瘤伴癌栓：由于腹膜后途径便于处理肾动脉，推荐选用腹膜后途径操作。

①游离肾脏和下腔静脉：先游离切断右肾动脉，在脂肪囊外游离肾脏，充分游离下腔静脉与肾静脉癌栓的交汇处，肾静脉的腹侧和背侧都要充分游离。

②阻断下腔静脉、取出癌栓：下腔静脉要游离到可以将癌栓两端以远的部分充分提起，用腹腔镜下的 Santisky 钳或开放手术的心耳钳部分阻断下腔静脉。腹腔镜下阻断下腔静脉需要慎重。在肾静脉与下腔静脉交汇处剪开，将肾脏尽可能地向内上方牵拉，左手用吸引器吸引创面，右手

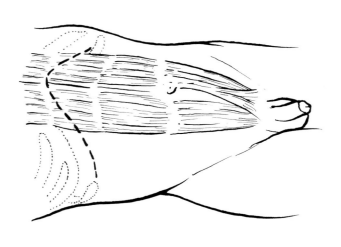

图 2-5-1

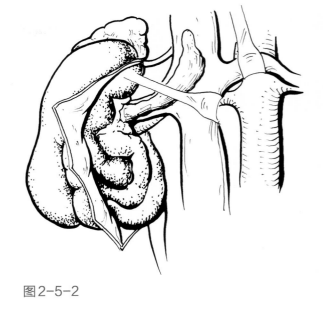

图 2-5-2

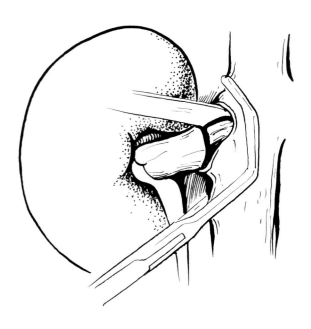

图 2-5-3

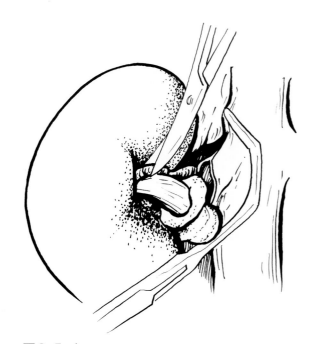

图 2-5-4

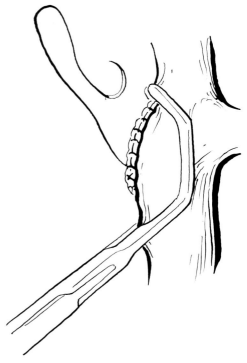

图 2-5-5

用剪刀边剪边推拨癌栓，最好使癌栓直接完整"跳出"下腔静脉。

③缝合下腔静脉：肝素盐水冲洗下腔静脉管腔，用3-0或4-0血管线连续缝合静脉壁，缝至最后2针时再用肝素水冲洗腔静脉腔，松开心耳钳后如有出血，用血管线"8"字缝合止血。遇到癌栓浸润部分肾静脉壁时可用Endo-GIA（切割吻合器）处理静脉近心端。

2）左肾肿瘤伴癌栓

①处理原则与右肾静脉癌栓类似，经腹腔途径和腹膜后途径都可以完成。

②经腹膜后途径，右侧卧位，切断左肾动脉，完全游离肾脏，切断生殖腺静脉、肾上腺中央静脉以及腰静脉，仔细探查肾静脉的各个属支内是否有癌栓。将左肾静脉的背侧面充分游离，然后沿左肾静脉向远端充分游离，注意勿损伤肠系膜上动脉。当癌栓没有浸润下腔静脉壁时癌栓两端的下腔静脉有一定游离度，牵拉肾脏和左肾静脉可以将癌栓牵拉到肾静脉内，用Endo-GIA处理静脉断端。闭合Endo-GIA之前要将下腔静脉充分游离，以免夹到多余组织而闭合不严密，没有Endo-GIA的情况下也可自皮肤切口直接置入腹腔镜或开放手术的Santisky钳来阻断下腔静脉，取栓与缝合的步骤同右肾肿瘤伴癌栓。

③腹腔镜取栓手术的前提是安全和可靠，如果下腔静脉不能游离出理想长度，或者不能确定Endo-GIA或Santisky钳是否完全闭合静脉断端时，应该变换体位或中转开放，以确保手术的安全性。

❷ Ⅱ级下腔静脉癌栓切除术

（1）开放手术

1）切口与Ⅰ级下腔静脉癌栓切除术相同。

2）对于较长的肝下癌栓需游离出癌栓上下方的下腔静脉和对侧肾静脉，切断、结扎阻断范围内的腰静脉（图2-5-6）。处理右侧癌栓时依次阻断癌栓下方下腔静脉、左肾静脉和癌栓上方下腔静脉，由于左肾静脉有肾上腺中心静脉和生殖腺静脉等回流静脉分支，无须阻断左肾动脉。由于右肾静脉一般无侧支，处理左侧癌栓时需要同时阻断右肾动脉。癌栓切取和血管重建方法同Ⅰ级癌栓。对于癌栓上端达肝后，在肝下缘上方5cm之内者，可以将肝尾状叶向上翻，妥善切断、结扎肝短静脉，游离出癌栓上方下腔静脉，如上述同法阻断。

3）癌栓上端在肝后接近肝静脉汇入口时下腔静脉2/3均被肝组织包绕，继续游离下腔静脉困难，一般直接游离出膈下下腔静脉备阻断。断扎肝圆韧带，向上切断肝镰状韧带，将肝脏自膈肌上游离下拉，显露肝冠状韧带。切断左侧肝三角韧带，紧贴膈肌游离出膈下下腔静脉并置橡皮筋提起。游离出第一肝门备阻断。依次阻断癌栓下方下腔静脉、对侧肾静脉，Pringle法临时阻断第一肝门，然后阻断膈下下腔静脉（图2-5-7）。切开下腔静脉壁，完整取出癌栓，粘连癌栓锐性游离，必要时需要切除部分静脉壁（图2-5-8）。

4）4-0血管线缝合关闭下腔静脉切口，将癌栓上方下腔静脉阻断钳移至肝下，开放第一肝门以缩短肝脏血供阻断时间，继续缝合至完全关闭下腔静脉切口，完成缝合前用肝素盐水冲洗下腔静脉腔以冲出小血栓。依次开放肝下下腔静脉、对侧肾静脉和癌栓下方的下腔静脉的阻断（图2-5-9）。

（2）腹腔镜手术

1）右肾肿瘤伴癌栓

①经腹膜后腹腔镜途径：先切断右肾动脉，完全游离肾脏，充分游离下腔静脉，游离肾静脉上段下腔静脉时注意腰静脉和肝短静脉的分支。判断癌栓在下腔静脉内的长度和宽度，把右肾静脉下方的下腔静脉、肝下下腔静脉以及左肾静脉汇入下腔静脉处都充分游离，确定腰静脉和下腔

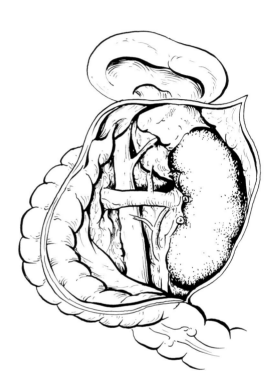

图2-5-6

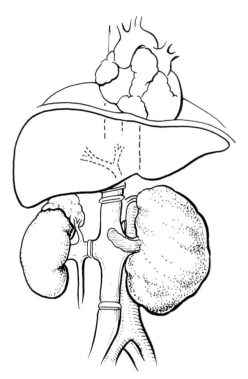

图2-5-7

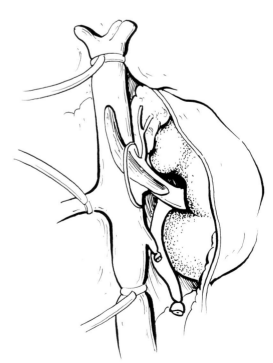

图2-5-8

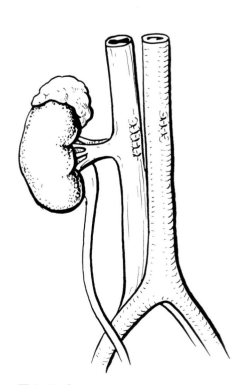

图2-5-9

静脉分支被切断后才可阻断相关静脉。如伴有淋巴结转移，要先清除淋巴结再阻断下腔静脉。用血管束带阻断下腔静脉，可以用血管阻断夹阻断左肾静脉。按顺序阻断肾静脉下方的下腔静脉、左肾静脉和肝下下腔静脉，最后阻断回心血流，开放时则先开放近心端下腔静脉。阻断完全后切开下腔静脉取癌栓，切开下腔静脉后如果出血明显，应束紧下腔静脉，如果仍未控制出血，应及时中转开放手术。阻断时间尽量控制在20~30分钟。

②经腹腔腹腔镜途径：经腹腔途径的优势在于操作空间大，对下腔静脉、左肾静脉和肝短静脉的暴露比较充分，但肾动脉处理不如腹膜后途径方便，肾上极大肿瘤的游离相对困难。可以在腔静脉和主动脉之间的右肾动脉起始处来寻找和处理右肾动脉，其余步骤同腹膜后途径。

③经腹膜后腹腔镜＋开放手术：适用于双肾静脉癌栓，上支肾静脉与下腔静脉之间的间隙难以游离，经腹膜后腹腔镜处理右肾动脉并游离肾静脉水平以下的下腔静脉后，将腋前线和腋后线穿刺点连线切开，经开放途径手术。

2）左肾肿瘤伴癌栓

①经腹膜后腹腔镜途径：适用于癌栓对腔静脉壁没有浸润、肾门区没有明显肿大淋巴结者。

②经腹膜后＋经腹腔腹腔镜途径：先取右侧卧位，后腹腔3个穿刺点，切断左肾动脉，游离左肾静脉后，若不改变体位，可打开腹膜，直接经腹腔做3~4个穿刺点游离下腔静脉后阻断取癌栓，或改变体位，取左侧卧位，按右侧Mayo Ⅱ级癌栓来处理。需阻断右肾动脉、肾静脉下方下腔静脉和肝下下腔静脉，取栓与缝合的步骤同右肾肿瘤伴Ⅱ级癌栓。缺点是手术时间过长，不利于患者的恢复。

③经腹腔腹腔镜途径：右侧卧位，经腹腔5个穿刺点切断左肾动脉，完全游离肾脏后沿左肾静脉游离至下腔静脉，一般可完整暴露肾静脉下段下腔静脉，上段由于肠系膜上动脉的干扰游离很困难，改为左侧卧位，经腹腔5个穿刺点游离下腔静脉和右肾静脉、右肾动脉，然后依次阻断取癌栓，取栓与缝合的步骤同右侧Ⅱ级癌栓，标本可手助取出。缺点是需要变换体位，手术时间过长。

④经腹膜后腹腔镜＋开放手术：可能是Mayo Ⅱ级左侧癌栓最理想的微创取栓方法，先经腹膜后腹腔镜切断左肾动脉，尽量游离左肾静脉，然后改为平卧位，开放手术处理。

❸ Ⅲ级下腔静脉癌栓切除术

（1）开放手术

1）可选择Chevron切口、腹部正中切口或胸腹联合切口，常规选择Chevron切口，一般在膈下阻断下腔静脉，如癌栓较粗或与静脉壁有粘连时还需要进一步背驮式翻肝，将肝脏逐步向左侧翻转游离，显露并切断右侧肝上冠状韧带，进一步向左侧翻转肝脏，断扎自肝右叶和尾状叶汇入肝后下腔静脉的肝短静脉，游离肝后下腔静脉（图2-5-10~图2-5-13）。

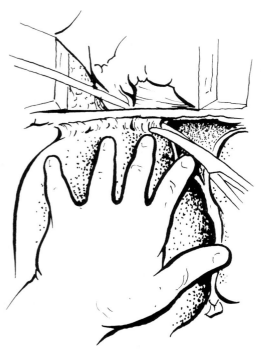

图 2-5-10

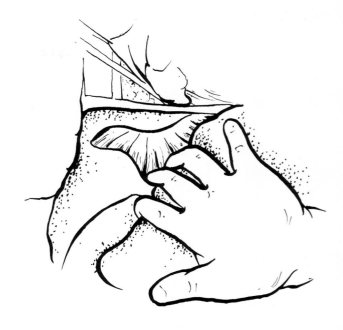

图 2-5-11

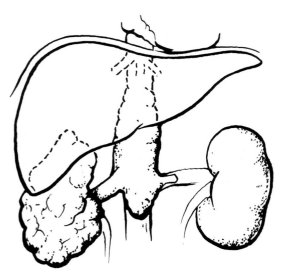

图 2-5-12

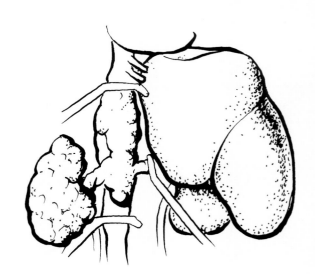

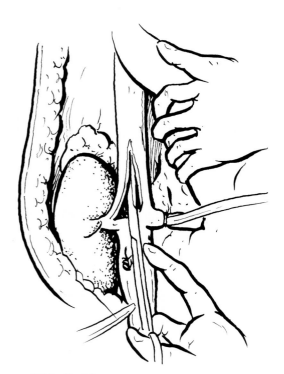

图 2-5-13

2）可以用气囊尿管法取癌栓，插入Foley气囊尿管越过癌栓近心端，注入无菌生理盐水至球囊直径接近腔静脉直径，一般注入体积为5~15ml，然后向下牵拉气囊，提出癌栓，如癌栓和静脉壁有粘连，有时需用手指或剪刀分离粘连。

3）在充分游离肝后下腔静脉后可以用拇指、示指向远心端轻柔挤压癌栓至肝静脉以下平面，甚至可挤至肝下，可避免阻断第一肝门造成肝功能损伤，从而可以像Ⅱ级癌栓一样被取出。但此种方法不适于癌栓较粗或与静脉壁广泛粘连者。

（2）腹腔镜手术：腹腔镜手术风险更高，目前仅有右侧腹腔镜完成取栓的经验，主要是采用经腹膜后联合经腹腔腹腔镜途径或完全经腹膜后腹腔镜途径，先经腹膜后途径，切断右肾动脉，游离肾脏，打开腹膜，沿下腔静脉向肝脏方向充分游离，游离困难时在腹腔内置入3~4枚套管，游离肝面下腔静脉，切断3~5支肝短静脉，游离出足够长的下腔静脉以备阻断。找到癌栓在下腔静脉的顶端后，将癌栓尽可能向下挤压到肝静脉水平以下，取栓与缝合的步骤同右肾肿瘤伴Ⅱ级癌栓。该方法适用于癌栓顶端刚刚越过肝静脉水平，且癌栓与下腔静脉壁无浸润的病例。

❹ Ⅳ级下腔静脉癌栓切除术　Ⅳ级癌栓延伸范围广，手术难度大，需要心胸外科和麻醉科等科室密切合作，并且大多需要辅助手术技术才能完成。Ⅳ级癌栓多选择Chevron切口向剑胸角延长或胸腹联合中线切口（图2-5-14），通常需要心肺分流术、深低温停循环技术或静脉转流技术。笔者单位常规采用低温不停跳技术，建立心肺分流后打开心房，取出心房内癌栓，同时用气囊尿管法取出腹部癌栓，分别关闭心房切口和腹部下腔静脉切口（图2-5-15，图2-5-16）。

❺ 下腔静脉手术的旁路技术

（1）心肺分流术或伴深低温停循环技术：应用心肺分流术/深低温停循环技术不仅可以充分暴露术野，使得癌栓切除在无血的视野下进行，而且术中不需要游离和控制下腔静脉就可达到彻底取出癌栓的目的，可以避免切开肝后或心包内腔静脉，避免大血管损伤所致的突然大量失血的危险，术中也不需要阻断肝门或结扎腰静脉，降低了肝热缺血时间和肾缺血的危险。体外循环及低温会影响血小板功能，全身肝素化则会加重凝血功能障碍，引起出血量增加、败血症和多器官功能衰竭等并发症。同时，体外循环会引起肾功能障碍，甚至出现急性肾功能衰竭（图2-5-17）。

（2）静脉转流术：该技术通过下腔静脉与右心房的旁路技术有效增加右心房的回心血量。选取的旁路血管应根据手术方式而定，常涉及的头端血管为下腔静脉以上的静脉，主要包括腋静脉、锁骨下静脉、上腔静脉、颈内静脉以及头静脉，也可直接选择右心房。足端血管常选择肾下下腔静脉、股静脉及髂总静脉。在头端和足端血管分别置入导管并连接电磁离心泵，以建立静脉分流通路（图2-5-18）。与心肺转流术相比，静脉转流术优势在于可建立连续的静脉通路回流至心脏，无须系统性的抗凝治疗，可明显减少腹膜后出血的风险，但可能出现淋巴水肿、感染、血管通路的损伤和空气栓塞等并发症。

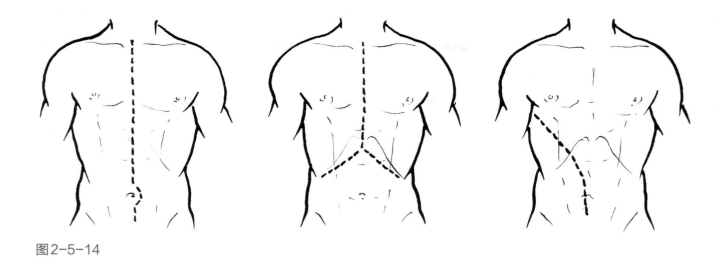

图 2-5-14

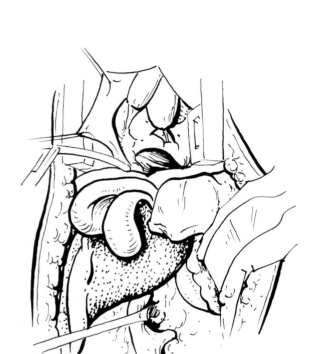

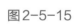

图 2-5-15

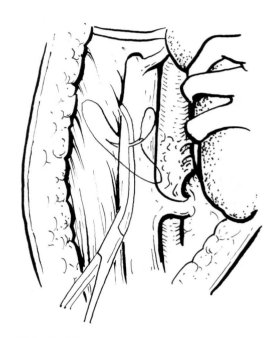

图 2-5-16

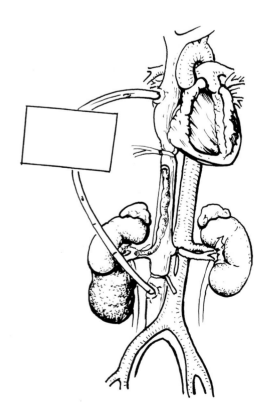

图 2-5-17

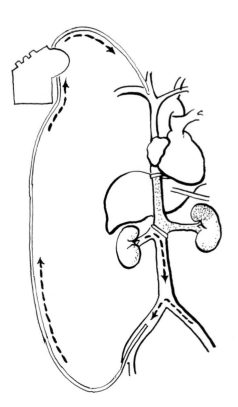

图 2-5-18

⑥ 其他辅助手术技术在癌栓手术中的应用

（1）经皮球囊导管阻断技术：该方法能有效地阻断下腔静脉，防止术中癌栓脱落所致的严重致死性并发症。同时，由于球囊置于肝静脉入口以下的下腔静脉内，球囊充盈阻断后，不影响肝静脉血液的回流，避免了回心血量骤减所致的血流动力学改变。术中不需要分离和翻转肝脏以显露和阻断肝后段的下腔静脉，大大简化了操作，适用于癌栓顶端位于肝静脉入口下方的低位肝后型癌栓。

（2）节段性下腔静脉切除重建术：左肾静脉由于接受性腺静脉、肾上腺静脉和腰静脉的回流，故右肾癌形成下腔静脉癌栓完全堵塞下腔静脉后左肾静脉容易建立侧支循环，使术中在左肾静脉分支近心端完全切断、结扎左肾静脉变得安全。如果左侧肾癌有下腔静脉癌栓，且癌栓侵犯腔静脉壁，在节段性切除腔静脉后右肾需做自体肾移植或静脉分流术。有时为避免节段性切除下腔静脉而侧支循环未完全建立，可以行下腔静脉人工血管置换术（图2-5-19）。

（3）不开胸取膈上癌栓技术：采取经腹、经膈肌途径处理膈上癌栓，通过游离膈肌中心腱或者切开膈肌，上推膈肌使癌栓由膈上变为膈下，可以在无须开胸，也不需进行心肺分流术/深低温停循环技术的情况下成功取出癌栓，并发症发生率明显降低，适用于膈上癌栓未达心房内或癌栓进入心房内不超过2cm的情况。Ciancio等采用背驮式肝脏游离技术，将下腔静脉从肝后游离，仅留肝静脉与下腔静脉相连，同时还需游离下腔静脉与腹后壁，使下腔静脉完全暴露，可以将癌栓挤到肝静脉以下后，在肝静脉下阻断下腔静脉，可以避免阻断第一肝门，当癌栓与血管壁有粘连时挤压癌栓应非常小心（图2-5-20，图2-5-21）。

（4）是否放置下腔静脉过滤器：术中癌栓脱落或破碎引起肺栓塞从而导致死亡的病例并不少见，预防术中肺栓塞是一个外科医生非常关心的问题。以往认为术前放置下腔静脉滤网能有效预防肺栓塞发生，但笔者不推荐常规放置静脉滤网，因为仅适用于Ⅱ级以下癌栓，研究显示癌栓可以纳入滤网后脱落导致栓塞。

术中要点

❶ 腹腔镜取癌栓手术要求术者应有娴熟的腹腔镜操作技术，尤其是缝合技巧。对于患侧肾动脉和腰静脉的夹闭和切断、下腔静脉及相关静脉的充分游离暴露、下腔静脉癌栓的处理和取出，以及下腔静脉的缝合修补等都有相当高的技术要求。

❷ 术前通过影像资料充分评估癌栓长度和判断癌栓对静脉壁的浸润程度对于手术决策的制订非常重要，术前两周内应有增强CT或MRI对癌栓的影像学评估。下腔静脉轮廓不平整常是癌栓侵犯下腔静脉壁的表现，增强MRI检查诊断下腔静脉癌栓的准确率最高。术中经食管超声能够明确癌栓末端的确切位置，可防止由于阻断范围不足及过度游离引发的癌栓脱落。

❸ 以下几种情况建议开放手术 腔静脉或腹主动脉旁淋巴结转移融合成块、癌栓直径大于腔静脉直径的1.5倍、肾盂癌或肾上腺皮质癌、Ⅳ级癌栓、肾上极肿瘤或肾上腺转移癌侵犯肝脏、癌栓下方充满血栓等。

❹ Ⅱ～Ⅳ级癌栓均易发生在右侧，左肾静脉由于接受性腺静脉、肾上腺中央静脉和腰静脉的回流，故右侧肾癌伴下腔静脉完全被癌栓堵塞后，左肾静脉容易建立侧支循环，这种侧支循环的建立使术中在3个分支的近心端完全切断缝合左肾静脉变得安全。如果左侧肾癌有下腔静脉癌栓伴癌栓侵犯腔静脉壁，在节段性切除下腔静脉后右肾需要做自体肾移植或静脉分流术。

术后处理 ❶ 心肺分流术、深低温停循环技术后患者需用呼吸机维持至自主呼吸恢复，用多功能监护仪密切观察病情变化，使用止血药及胃黏膜保护剂，必要时用呋塞米维持足够尿量。

❷ 经腹腔途径手术后胃肠道功能恢复较慢，如出现肠胀气较重，可留置胃肠减压管。

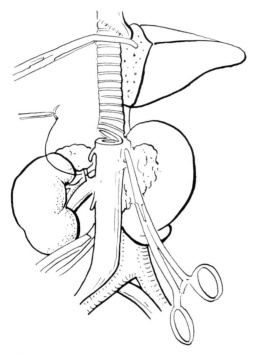

图2-5-19

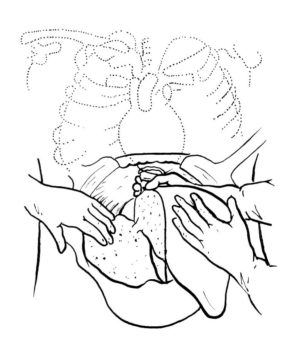

图2-5-20

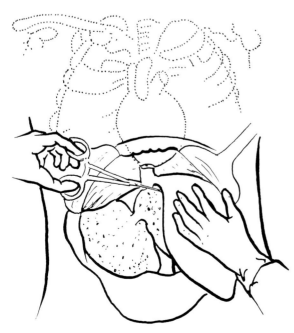

图2-5-21

035

③ 术后鼓励患者深呼吸，咳嗽排痰，必要时行雾化吸入，以防肺部感染或肺不张。

④ 静脉给予抗生素预防感染。

⑤ 加强支持治疗，改善机体营养状况。

⑥ 伤口引流如无分泌物排出，可以拔除。

第六节　　根治性肾输尿管切除术

适 应 证　　局限性上尿路尿路上皮癌（肾盂癌或输尿管癌）。

禁 忌 证　　① 严重的凝血功能障碍。

② 严重的心、肺、脑等器官疾病，不能耐受麻醉和手术。

③ 远隔转移。

④ 相对禁忌证　解剖性或功能性孤立肾伴上尿路尿路上皮癌，肿瘤累及周围脏器或组织（T₄期）。

术前准备　　① 术前24小时清淡、少渣饮食。

② 穿弹力袜预防下肢深静脉血栓。

③ 控制尿路感染。

④ 术前备血、灌肠，经腹腔手术需要留置胃肠减压管。

麻　　醉　　静脉吸入复合全麻。

体　　位　　侧卧位和仰卧位。

手术步骤　　① 暴露腹膜后间隙　健侧卧位，经患侧腰部斜切口，根据患者体形可选择第11肋间切口、第12肋骨切口或第12肋下切口（图2-6-1）。切开皮肤、皮下组织、背阔肌和下后锯肌，显露腹外斜肌和腹内斜肌并逐层离断，显露并切开腰背筋膜，向前钝性或锐性分离腹横肌显露腹膜，钝性推向腹侧，暴露腹膜后间隙。

② 游离肾后间隙及肾门　牵拉开腹膜，向腹侧牵拉肾脏，紧贴腰大肌与肾周筋膜间的无血管区向脊柱侧进行游离，于肾脏中份凹陷处显露束状隆起，观察动脉搏动，直角钳分离动脉周围的淋巴管后电刀离断，于肾动脉后方打开动脉鞘，再以直角钳分离出肾动脉前方，1-0丝线结扎肾动脉（近心端结扎2次、远心端结扎1次）后离断。离断肾动脉后，于其后方显露肾静脉，游离肾静脉上缘及下缘，直角钳游离肾静脉前方，1-0丝线双重结扎肾静脉近心端，肾静脉远心端结扎1次，离断肾静脉（图2-6-2）。

❸ 游离输尿管　离断肾门后，向下游离肾下极，于肾下极下方可显露并游离输尿管，1-0丝线结扎输尿管，提起输尿管后继续向远端游离输尿管至能达到的最低位置（通常可达到髂血管平面）（图2-6-3）。

❹ 游离肾前间隙　提起腹膜向腹侧推移，观察、确定腹膜反折后于其外侧经腹膜与肾周筋膜之间的间隙游离肾脏腹侧面，分别向上、向下推移腹膜，游离出肾脏腹侧至肾门前方。游离肾前间隙时注意结肠的保护，右侧需要注意避免十二指肠和下腔静脉损伤，左侧需要注意避免胰腺和脾脏损伤。

❺ 游离肾上极　肾脏前后间隙游离后可充分暴露肾上极，于肾上腺下方逐步离断肾周脂肪囊，保留肾上腺（图2-6-4）。将肾脏、肾周组织及输尿管上段置于髂窝处，待下腹切口打开后再取出标本，彻底止血，留置引流管于术区，关闭腰部切口。

❻ 显露输尿管　改为仰卧位，留置尿管。经腹直肌外缘做下腹部斜切口，切开皮肤及皮下组织，于腹直肌前鞘边缘切开腱膜，向内侧推离腹横筋膜，显露腹膜后将其向内侧推移，暴露盆腔腹膜外间隙。

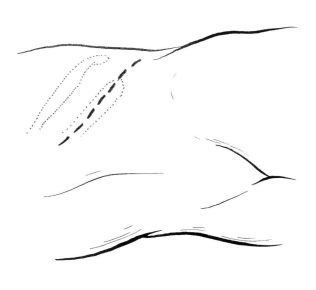

图2-6-1

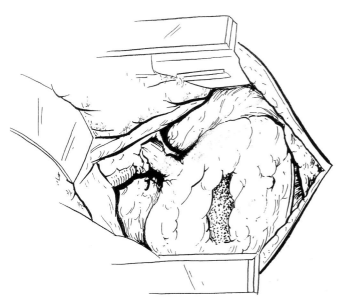

图2-6-2

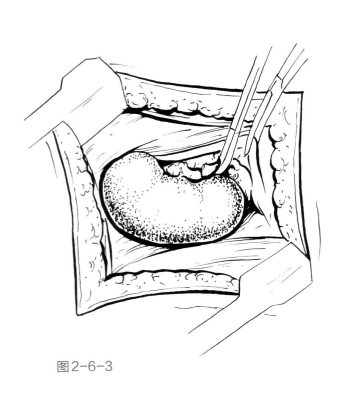

图2-6-3

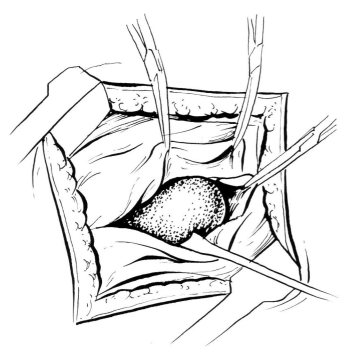

图2-6-4

❼ 游离输尿管下段　于腹膜后间隙找到并取出肾脏及上段输尿管，提起上段输尿管，以超声刀或电刀沿输尿管向远端进行游离，直至输尿管膀胱壁内段（图2-6-5，图2-6-6）。

❽ 膀胱袖套状切除　提起输尿管，显露输尿管壁内段，距输尿管开口2cm以电刀环形切开膀胱壁，围绕输尿管开口周围2cm环状切除部分膀胱，完整切除肾脏、肾周组织、全长输尿管及输尿管开口周围的膀胱壁，2-0可吸收线全层缝合膀胱壁切口。缝合时需注意对侧输尿管开口位置，避免针间距过宽损伤对侧输尿管开口（图2-6-7）。

❾ 留置盆腔引流管，关闭切口。

术中要点

❶ 术中应尽早结扎输尿管，尤其是在肿瘤的远端进行结扎，以减少脱落肿瘤细胞随尿液流动带来的转移风险。

❷ 尽可能减少操作器械对输尿管或肾盂的损伤，以减少种植转移的风险。

❸ 需要留置尿管排空膀胱，以避免切开膀胱时尿液外漏和肿瘤种植。

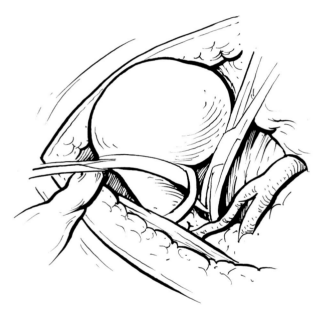

图2-6-5

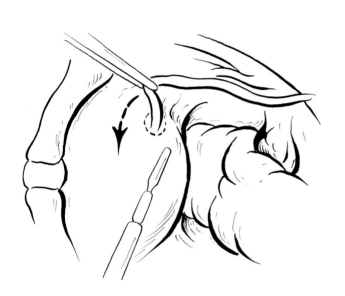

图2-6-6

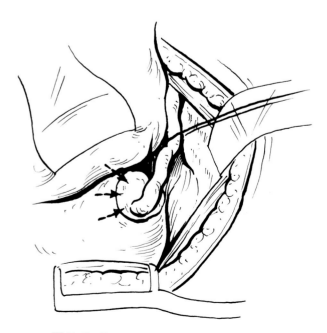

图2-6-7

❹ 游离肾脏时需要避免损伤结肠，右侧需保护下腔静脉和十二指肠，左侧需避免损伤胰腺和脾脏。

❺ 女性患者在游离输尿管盆段时需尽可能避免损伤子宫动脉。

术后处理　❶ 注意观察尿量及尿色。

❷ 注意引流量及颜色，尽早发现出血及漏尿，一般术后3天左右可拔除引流管。

❸ 保持尿管引流通畅，一般情况下尿管需留置7～10天。

❹ 如无腹胀，可于术后第1天开始逐步进食。

❺ 鼓励患者尽早下床活动，以促进肠道功能的恢复，加速康复。

第七节　腹腔镜根治性肾输尿管切除术

适 应 证　局限性上尿路尿路上皮癌（肾盂癌或输尿管癌）。

禁 忌 证　❶ 严重的凝血功能障碍。

❷ 严重的心、肺、脑等器官疾病，不能耐受麻醉和手术。

❸ 远隔转移。

❹ 相对禁忌证　解剖性或功能性孤立肾伴上尿路尿路上皮癌，肿瘤累及周围脏器或组织（T_4期）。肾脏或输尿管等手术区域既往有感染或手术史，且粘连严重不适宜腹腔镜手术。

术前准备　❶ 术前24小时清淡、少渣饮食。

❷ 穿弹力袜预防下肢深静脉血栓。

❸ 控制尿路感染。

❹ 术前备血、灌肠，经腹腔手术需要留置胃肠减压管。

麻　　醉　静脉吸入复合全麻。

体　　位　侧卧位及仰卧位，根据手术术式选择进行调整。

手术步骤　腹腔镜根治性肾输尿管切除术可以选择经腹腔镜切除肾脏及上段输尿管，然后改变体位开放手术切除输尿管中下段，也可以选择不同体位下腹腔镜分别切除肾脏及上段输尿管，以及输尿管下中段，还可以选择（同）一体位下腹腔镜肾脏和全长输尿管切除，大致可以分为以下几种方法：

❶ 经腹膜后腹腔镜肾输尿管上段＋开放性输尿管中下段切除术

（1）体位及穿刺点的选择：参考第四节。

（2）切开肾周筋膜，游离肾后间隙：清理腹膜后脂肪，避开腹膜反折切开肾周筋膜与腹膜之间的间隙，然后分离肾周筋膜与腰大肌之间的无血管间隙，沿该间隙向肾上极和肾下极游离肾后间隙，紧贴腰大肌向深部游离肾后间隙，于肾脏中部深面常可见一斜行或横行粗大的束状隆起，甚至可观察到动脉搏动，此处即为肾蒂。

（3）游离并夹闭输尿管：紧贴腰大肌向内侧和下方游离，于肾下极处可显露输尿管，沿输尿管继续向远端游离，用Hem-o-lok夹闭输尿管，以减少脱落肿瘤细胞随尿液流动出现转移的风险。

（4）处理肾血管：以吸引杆平行于肾蒂走行方向钝性分离肾动脉鞘、淋巴管及其周围脂肪组织，超声刀慢档锐性分离并切断肾动脉周围淋巴管，打开动脉鞘，显露肾动脉，继而用直角钳分离肾动脉，用Hem-o-lok夹闭肾动脉后离断肾动脉。于肾动脉前方偏上可见肾静脉，用超声刀切开静脉周围的血管鞘，右侧需要充分显露下腔静脉以分离肾静脉的上缘和下缘，左侧可以见到生殖静脉、肾上腺中心静脉和腰静脉，采用同样的方式游离肾静脉后夹闭并离断。

（5）游离肾脏：肾蒂离断后紧贴肾周筋膜，沿腹膜与肾周筋膜之间的间隙向上、下分离，游离肾脏腹侧，于内侧可达肾门附近。向肾上极游离近肾上腺时，切开肾周脂肪囊，于肾上腺下方离断脂肪组织，保留正常的肾上腺组织。游离右肾腹侧时需注意避免十二指肠损伤，游离左肾上部靠近腹膜侧时需注意避免损伤胰腺和脾脏。

（6）游离远端输尿管：用超声刀尽量向下游离输尿管，通常情况下能将输尿管游离至髂血管下方1~2cm处。将肾脏、肾周组织及游离的输尿管推移至腹膜后间隙下角，待切除输尿管中下段时一并取出，彻底止血，拔除套管，于腋中线切口留置引流管，关闭切口。

（7）游离输尿管中下段：改为仰卧位，留置尿管。患侧垫高，经腹直肌外缘处下腹部斜切口，切开皮肤和皮下组织，于腹直肌前鞘边缘切开腱膜，向内侧推离腹横筋膜，显露腹膜后将其向内侧推移，暴露盆腔腹膜外间隙。于腹膜后间隙找到并取出肾脏及上段输尿管，提起上段输尿管，以超声刀或电刀沿输尿管向远端进行游离，直至输尿管膀胱壁内段。

（8）膀胱袖套状切除：提起输尿管，显露输尿管壁内段，以电刀于输尿管开口外2cm处打开膀胱，围绕输尿管开口周围2cm环状切除部分膀胱，完整切除肾脏、肾周组织、全长输尿管及输尿管开口周围的膀胱壁，2-0可吸收线全层缝合膀胱壁切口。缝合时需注意对侧输尿管开口位置，避免针间距过宽损伤对侧输尿管开口。留置盆腔引流管，关闭切口。

❷ 经尿道等离子电切法　主要是先进行经尿道手术切开患侧输尿管开口周围的膀胱壁至膀胱外脂肪组织，然后再行腹腔镜手术处理肾脏及输尿管。患者截石位，经尿道置入等离子电切镜，观察膀胱内有无肿瘤，然后向患侧输尿管内置入5Fr输尿管导管，在输尿管开口周围2cm处环形切开膀胱壁全层至见到膀胱外脂肪组织，将离断的输尿管末端及膀胱袖套与周围组织完全分离，留置尿管。这种方法存在尿液外溢、膀胱切口

愈合不良等风险，现在应用较少（图2-7-1）。

❸ 一体位腹腔镜根治性肾输尿管切除术　可以经腹腔途径或经腹膜后途径，经腹腔途径手术技术较为成熟，容易掌握，经腹膜后途径操作较为困难，此处主要介绍经腹腔途径一体位腹腔镜根治性肾输尿管切除术。

（1）体位、穿刺点的选择与通道建立：健侧卧位，取脐或下方2cm处为第1穿刺点，留置10mm或12mm套管，取脐下6cm处腹直肌外侧为第2穿刺点，以经第1穿刺点与人体长轴的垂直线作为对称平面，第2穿刺点在肋缘下的对称点作为第3穿刺点（肋缘下腹直肌外侧）。同时，选择第2穿刺点外侧上方与脐略对称点为备用的第4穿刺点。切开第1穿刺点皮肤后将气腹针置入腹腔，建立CO_2气腹，以组织钳提起切口两侧皮肤，穿刺置入10mm或12mm套管，置入观察镜，切开第2、3穿刺点皮肤后直视下置入10mm或12mm套管。

（2）游离遮挡肾脏及输尿管的肠管：于结肠旁沟处切开侧腹膜，进入腹膜后间隙，显露出肾周筋膜。

（3）游离并夹闭输尿管：于髂血管处显露出输尿管，游离出1cm左右的输尿管，以Hem-o-lok夹闭输尿管，无损伤钳提起夹闭近端的输尿管，游离至肾门下方。

（4）处理肾脏血管：显露肾门区域，沿肾蒂方向钝性分离肾静脉前方的血管鞘及淋巴管，离断血管鞘及淋巴管，显露肾静脉，直角钳钝性分离肾静脉后方，游离出1.5~2cm的肾静脉，于其后下方观察动脉搏动，沿动脉走行方向钝性分离，游离肾动脉，以Hem-o-lok夹闭肾动脉后离断，再以Hem-o-lok夹闭肾静脉后离断。

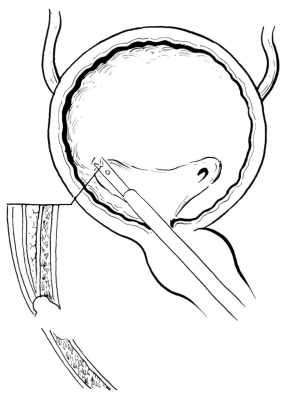

图2-7-1

（5）游离肾脏：游离肾上极内侧，右侧避免损伤下腔静脉及肾上腺，左侧避免损伤胰腺、脾脏及肾上腺。在肾上腺无转移的情况下靠近肾上极于肾上腺下方及外侧离断肾周脂肪囊，紧贴腰大肌向外侧游离肾脏后方，向下游离出肾下极，将肾脏及输尿管上段完全游离。

（6）游离输尿管下段：观察镜方向调整向足侧，沿输尿管向远端游离。若患者较高或体重较大，经3孔操作较为困难，此时可经第4穿刺点置入5mm或10mm套管（取决于术者的操作习惯），将观察孔调整至第2穿刺点，经第1和第4穿刺点处的套管进行操作。游离输尿管时尽量保留输尿管外的富血管脂肪组织，直至游离至输尿管壁内段。

（7）膀胱袖套状切除：提起输尿管远端，暴露出输尿管壁内段，于其上方2cm处打开膀胱，沿输尿管开口周围2cm处环状离断膀胱壁，从膀胱完全离断输尿管下段及膀胱袖套，3-0倒刺线连续全层缝合关闭膀胱切口。

（8）分别于肾区及膀胱外各留置一枚引流管，将标本置入标本袋，经脐旁切口或腹直肌旁切口取出标本，拔出套管，关闭切口。

术中要点

❶ 手术中应尽早在肿瘤远端夹闭输尿管，以减少脱落肿瘤细胞随尿液流动带来的转移风险。

❷ 尽可能减少操作器械对输尿管或肾盂的直接接触，以减少种植转移的风险。若条件允许，经腹腔途径手术时，右侧可于下腔静脉外侧完整游离腹膜外脂肪与输尿管，左侧可于主动脉外侧游离腹膜外脂肪与输尿管。

❸ 输尿管中下段肿瘤尽可能在术中清扫髂血管旁和闭孔淋巴结。

❹ 手术前需要留置尿管排空膀胱，避免打开膀胱行袖套状切除时尿液外漏。

❺ 游离肾脏和处理肾脏血管时需要避免损伤周围脏器，如结肠、下腔静脉、十二指肠、胰腺和脾脏等。

❻ 腹腔镜手术时尽量用标本套将断端进行包裹和套扎，尽可能减少种植转移风险。

❼ 女性患者在游离盆段输尿管时尽量避免损伤子宫动脉，若选择经腹腔途径可先悬挂卵巢再进行操作。

术后处理

❶ 监测生命体征，观察尿量及尿色。

❷ 观察并记录引流管引流量及颜色，以便尽早发现有无出血及漏尿。

❸ 术后需保持尿管引流通畅，一般情况下需留置尿管7~10天。

❹ 经腹膜后途径手术可于术后第1天开始逐步进食，经腹腔途径手术应根据患者肠道功能情况决定进食时间，一般术后第2天即可逐步开始进食。

❺ 鼓励患者尽早下床活动，以促进肠道功能的恢复，加速患者的康复。

第八节　　经皮途径上尿路尿路上皮肿瘤切除术

适 应 证
❶ 绝对适应证　解剖性或功能性孤立肾、慢性肾功能不全、双侧肾盂输尿管上段尿路上皮肿瘤。
❷ 相对适应证　单发肿瘤、低级别非肌层浸润性肾盂和上段输尿管尿路上皮癌、T_a或T_1期的小体积肿瘤（＜1cm），双肾功能正常。

禁 忌 证
❶ 严重的凝血功能障碍。
❷ 严重的心、肺、脑等器官疾病，不能耐受麻醉和手术。
❸ 因瘢痕、脊柱畸形等导致无法建立经皮肾通道。
❹ 中下段输尿管肿瘤。

术前准备
❶ 术前24小时清淡、少渣饮食。
❷ 鼓励患者术前2天训练俯卧位。
❸ 穿弹力袜预防下肢深静脉血栓。
❹ 控制尿路感染。
❺ 术前灌肠、备血。

麻　　醉
全麻。

体　　位
截石位、俯卧位或者健侧卧位，根据术中具体情况可调整体位。

手术步骤
❶ 截石位，经尿道置入膀胱镜，向患侧输尿管内置入5Fr的输尿管导管，留置14Fr尿管，妥善固定输尿管导管及尿管后改为俯卧位或者健侧卧位，输尿管导管连接延长管备用。
❷ 建立经皮肾通道　结合术前CT和超声等检查评估肿瘤位置，尤其是肾盏或肾盂内的肿瘤位置，以方便确定穿刺目标盏，穿刺目标盏尽量选择非肿瘤所在盏区，同时进入角度与目标盏之间的角度尽量接近180°。超声观察肾盂和肾盏，确定穿刺目标盏后实时监视及引导肾穿刺针进入目标盏，拔除针芯后见尿液流出，确定穿刺进入集合系统，再置入导丝，切开皮肤约1.5cm，确定穿刺深度，固定好导丝，退出穿刺针，沿导丝采用筋膜扩张器和金属扩张器逐级扩张至18Fr，或用18Fr球囊扩张器扩张，沿筋膜扩张器或球囊旋转置入肾镜鞘，退出扩张器或扩张球囊，置入肾镜（图2-8-1）。
❸ 肾镜观察确定肿瘤部位　置入肾镜观察肾盂、肾盏及输尿管上段，确定肿瘤部位。
❹ 激光切除肿瘤　经肾镜操作通道置入钬激光或铥激光光纤，沿肿瘤边缘切开黏膜后由黏膜下方进行切开和推移，剜除肿瘤后取出标本送检。若瘤体表浅且呈苔藓样改变，无法经黏膜下或基底部进行切割，则切取或抓取适合大小的组织送检后采用激光消融肿瘤组织（图2-8-2～图2-8-4）。钬激光或铥激光的能量需要根据具体设备进行选择和设置，创面充分止血。有条件还可以经肾镜采用电切或电凝设备手术。

⑤ 拔出输尿管导管，经肾镜通道置入导丝至输尿管内，在导丝引导下置入输尿管支架管，远端需进入膀胱，退镜后留置肾造瘘管，妥善固定，留置尿管。

术中要点

❶ 术中通道的建立非常重要，一般选择超声作为穿刺引导工具，术前仔细阅片有助于经皮肾镜通道的建立，若条件允许可以在术前建立三维重建图像帮助选择穿刺通道。

❷ 若术中发现肿瘤浸润深度过深、瘤体过大（面积或直径），则仅取活检，待活检确定后尽早进行根治性肾输尿管切除术。

❸ 采用钬激光进行切割时，创面的止血尤为重要，若激光脉宽可调则选择长脉宽模式进行止血。

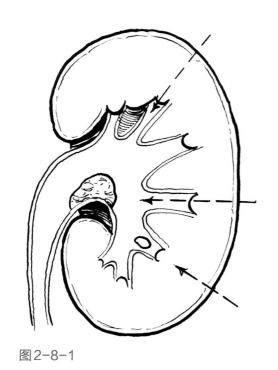

图 2-8-1

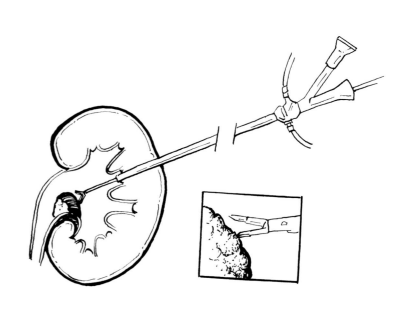

图 2-8-2

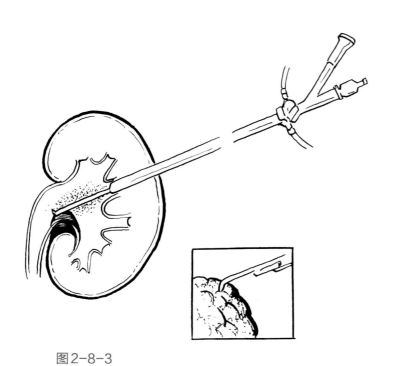

图 2-8-3

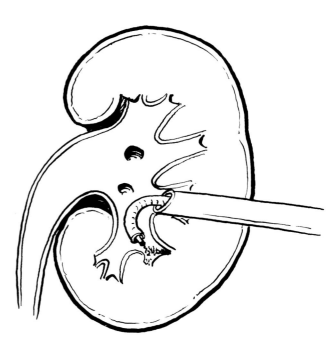

图 2-8-4

④ 术中穿刺时应避免周围脏器损伤，如肝脏、脾脏、肠道和血管等。

⑤ 穿刺建立通道后如果发现有脓液引出，则建议暂停手术，留置肾造瘘管，待感染控制后二期手术处理。

术后处理

① 监测生命体征，观察尿量及尿色。

② 观察肾造瘘管引流量及颜色，若引流尿液色红且黏稠则可先行夹闭肾造瘘管，2~6小时后再开放。

③ 术后需保持尿管引流通畅，一般情况下尿管需留置3~5天。

④ 术后第1天开始逐步进食，鼓励患者适当下床活动以促进肠道功能的恢复，加速康复。

⑤ 肾造瘘管可在术后第2~3天拔除，拔除时机取决于肾造瘘管和尿管的引流液颜色，若血尿比较严重需要多留置一段时间。

⑥ 若发生假性动脉瘤或动静脉瘘出血，则需及时进行介入手术栓塞。

第九节　逆行性上尿路尿路上皮肿瘤切除术

适 应 证

① 绝对适应证　解剖性或功能性孤立肾、慢性肾功能不全、双侧上尿路尿路上皮肿瘤。

② 相对适应证　单发肿瘤、低级别非肌层浸润性上尿路尿路上皮肿瘤、T_a 或 T_1 期的小体积肿瘤（<1cm），双肾功能正常。

禁 忌 证

① 严重的凝血功能障碍。

② 严重的心、肺、脑等器官疾病，不能耐受麻醉和手术。

③ 因骨关节疾病等原因不能截石位手术。

④ 因尿道或输尿管狭窄、脊柱畸形等导致输尿管硬镜或软镜无法置入者。

术前准备

① 术前24小时清淡、少渣饮食。

② 控制尿路感染。

麻　　醉　全麻。

体　　位　截石位。

手术步骤　输尿管或肾盂肿瘤的逆行性腔内手术是指将输尿管硬镜或软镜经尿道置入患侧输尿管或肾盂、肾盏后切除和消融肿瘤的手术方式。由于输尿管软镜技术的发展和推广，以及输尿管软镜能够兼顾肾盂、肾盏和输尿管，因此上尿路尿路上皮肿瘤的逆行性手术目前主要选择输尿管软镜。本节主要介绍经输尿管软镜治疗肾盂肿瘤的具体手术步骤（输尿管硬镜治疗上尿路尿路上皮癌的手术步骤类似于输尿管软镜）。

❶ 经尿道置入膀胱镜，观察膀胱，确定膀胱内有无病变，更换输尿管硬镜，向患侧输尿管内置入超滑导丝，再在导丝引导下进入患侧输尿管，观察输尿管至肾盂输尿管连接部。

❷ 妥善固定导丝，退出输尿管镜，经超滑导丝引导置入12/14Fr或11/13Fr输尿管软镜导引鞘（男性43~46cm，女性33~36cm）至肾盂输尿管连接部（根据输尿管硬镜进入的长度进行测量或者在C臂监视下进镜）。

❸ 置入输尿管软镜，观察肾盂和肾盏，确定肿瘤所在盏区（图2-9-1），若软镜具有NBI（窄带成像）技术，还可以利用NBI技术对可疑区域进行反复观察，以进一步确定病变部位。

❹ 确定肿瘤部位后经软镜操作通道置入200~265μm的钬激光光纤，沿肿瘤边缘切开黏膜后由黏膜下方进行切开和推移，剜除肿瘤后取出标本送检（图2-9-2）。若瘤体表浅且呈苔藓样改变，无法经黏膜下或基底部进行切割，则切取或抓取适合大小的组织送检后采用激光消融肿瘤组织（图2-9-3，图2-9-4）。钬激光的能量选择需要根据具体设备进行设置，创面充分止血。

❺ 套取或钳取出肿瘤组织，退镜、退鞘，同时再次观察输尿管黏膜情况。

❻ 更换输尿管硬镜进入膀胱，找到患侧输尿管开口，直视下经输尿管镜操作通道置入导丝，在导丝引导下向患侧置入4.7~6Fr的输尿管支架管，留置尿管。

术中要点

❶ 手术视野的维持是手术操作的关键，在进行切割时需要尽量加大灌注压力且需持续性灌注，但又不能压力过大而导致肾脏破裂或因压力过大而继发严重感染，因此在切割时可以选择人工注水，能够保证持续灌注，也能及时反馈灌注的阻力大小。

❷ 若术中发现肿瘤浸润深度过深、瘤体过大（面积或直径），则仅取活检，待活检确定后尽早进行根治性肾输尿管切除术。

❸ 采用钬激光进行切割时创面的止血尤为重要，若激光脉宽可调则选择长脉宽模式进行止血。

❹ 在观察输尿管时要做到无接触式观察，导丝不宜伸出过长，以避免导丝造成黏膜损伤，若选择输尿管软镜进行观察时需要在导丝引导下进镜，操作时需要尽量轻柔，遇到阻力后不要暴力进镜。

术后处理

❶ 监测生命体征，观察尿量及尿色。

❷ 保持尿管引流通畅，一般情况下留置尿管1~2天。

❸ 术后6小时即可开始进食，鼓励患者适当下床活动加速康复。

❹ 术后如有留置输尿管支架管造成的膀胱刺激症状，可以口服α受体和M受体阻滞剂。

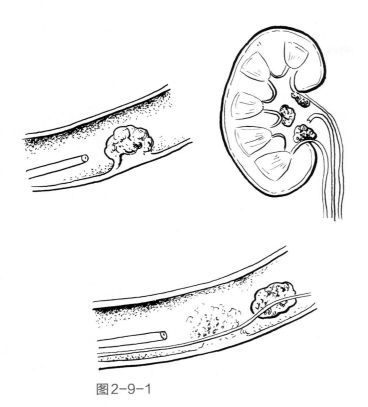

图2-9-1

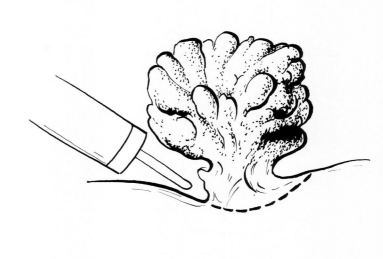

图2-9-2

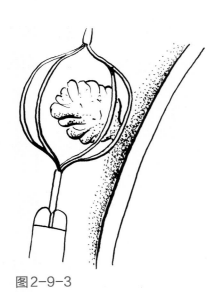

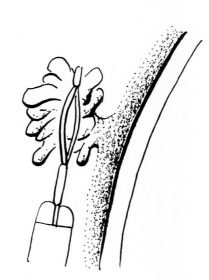

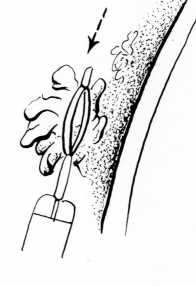

图2-9-3

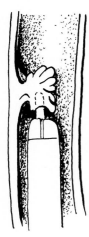

图2-9-4

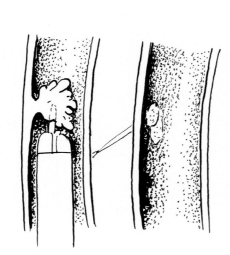

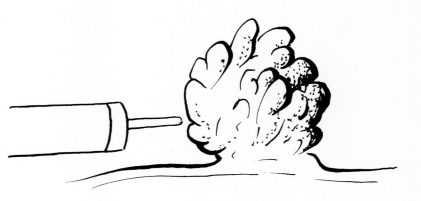

一　开放性肾盂成形术

适应证

❶ 原发性或继发性肾盂输尿管连接部梗阻，合并腰痛、肾积水、继发结石、感染，以及肾功能损害。

❷ 保守治疗失败的肾盂输尿管连接部梗阻，肾脏积水加重，肾功能减退。

❸ 马蹄肾或盆腔异位肾合并肾盂输尿管连接部梗阻引起相关并发症。

❹ 高位输尿管开口引起肾积水。

❺ 腹腔镜肾盂成形术以及腔内治疗失败的肾盂输尿管连接部梗阻。

禁忌证

❶ 严重凝血功能障碍。

❷ 严重的心、肺、脑等器官疾病，不能耐受麻醉与手术者。

❸ 合并活动性尿路感染。

术前准备

❶ IVU（静脉尿路造影）或逆行肾盂输尿管造影、CTU或MRU（磁共振尿路造影）检查明确梗阻部位和严重程度。

❷ 有感染者需行尿培养和药敏试验，术前抗感染治疗，无感染迹象者可术前预防性应用抗生素，保持术前尿常规基本正常。

❸ 可行放射性同位素肾动态显像了解分肾功能。

❹ 术前1天进流质饮食，术前晚清洁灌肠、备皮等。

麻　醉　　静脉吸入复合全麻。

体　位　　侧卧位或平卧位。

手术步骤　　离断式肾盂成形术临床运用最广泛，以下主要介绍经腹膜后离断式肾盂成形术。

❶ 确定肾盂输尿管连接部梗阻的原因和部位　可以经第12肋下切口或者第12肋尖前切口（图2-10-1），切开皮肤、皮下组织、背阔肌和下后锯肌，显露出腹外斜肌和腹内斜肌并逐层离断，显露并切开腰背筋膜，向前钝性或锐性分离腹横肌显露出腹膜，钝性推向腹侧，暴露出腹膜后间隙。清除腹膜外脂肪组织，切开肾周筋膜，找到肾下极和上段输尿管，沿上段输尿管向上游离，找到扩张的肾盂，清除位于肾盂、肾盂输尿管连接部和上段输尿管周围的脂肪后仔细观察局部解剖情况，确定肾盂输尿管连接部梗阻的原因和部位。

❷ 切除狭窄段和过多的肾盂壁　于狭窄段远端缝一针3-0的牵引线，在梗阻段下方几毫米处横向切断输尿管（图2-10-2），如果有管腔狭窄，不会有尿液自近端流出，如果有异位血管，在血管下方切断输尿管，并将其拉到血管的对侧。根据肾盂扩张程度和形态设计裁剪部位，在肾盂上做菱形切口，其下角用于与剖开的输尿管进行吻合，切除梗阻的肾盂输尿

管连接部以及多余的肾盂壁，使肾盂呈唇状开口（图2-10-3），纵行剖开输尿管，输尿管前表面的支持线可以防止其扭曲。一般可于正常输尿管对肾盂侧纵向剪开输尿管1.5cm，切开的长度应该适合与肾盂开口下角吻合（图2-10-4）。

❸ 肾盂输尿管吻合　无齿镊轻轻夹持肾盂瓣创缘，4-0可吸收线将肾盂瓣下角与输尿管切开处最低部位全层缝合吻合第一针，肌层对合后打结，吻合口不宜外翻和内翻，调整缝针方向，尽量少缝合黏膜层。然后继续用4-0可吸收线间断缝合腹侧的肾盂和输尿管边缘至输尿管残端，将第一针缝线从吻合口后方拉到背侧以显露吻合口后壁，置入5Fr的双J管，用4-0可吸收线间断缝合背侧的肾盂和输尿管边缘至输尿管残端（图2-10-5）。儿童一般不需要放置输尿管支架管，以避免二次麻醉拔除支架管。对于孤立肾最好放置输尿管支架管或肾造瘘管以保证安全。双J管下端进入膀胱后一般可见尿液反流，或者经尿管注入亚甲蓝溶液，如果反流入肾盂，说明支架管下端已经进入膀胱。

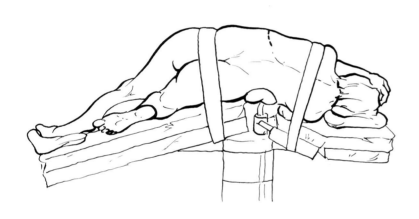

图2-10-1

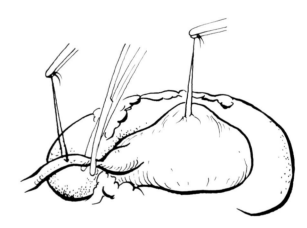

图2-10-2

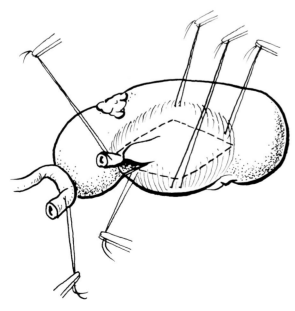

图2-10-3

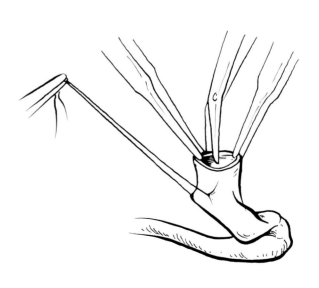

图2-10-4

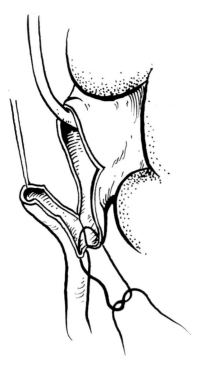

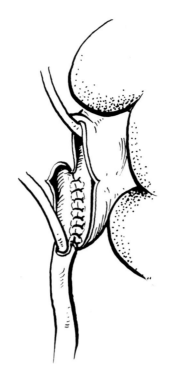

图2-10-5

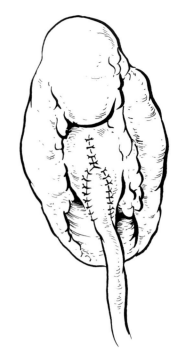

图2-10-6

❹ 关闭肾盂开口　冲洗肾盂及肾盏内的血凝块，用4-0可吸收线连续全层缝合剩余的肾盂开口（图2-10-6）。如果肾脏被完全游离，用缝线固定肾脏，防止其过度活动造成输尿管折曲，可以将周围脂肪组织覆盖在吻合口表面，放置腹膜后引流管，逐层关闭切口。手术结束后可以进行膀胱镜检查证实输尿管支架管已经进入膀胱内，如果没有进入膀胱可以用输尿管镜处理，留置三腔气囊尿管。

术中要点

❶ 术中需要将肾脏向前旋转，显露肾门，如果没有长段输尿管狭窄，不必游离整个肾脏。对于明显扩张的肾盂可抽出肾盂内尿液或者在肾盂出口靠近狭窄处做一小切口放出尿液以完整显露肾盂。尽量减少输尿管的游离范围，保护其系膜血管，防止缺血造成术后继发狭窄。对于二次手术的患者，可以在狭窄段远端的正常输尿管处开始向近端游离，找到梗阻部位。如果不能确定梗阻部位，可以在肾盂内注入生理盐水，使其充盈后再观察。

❷ 手术操作轻柔，避免粗暴钳夹组织，小心保护输尿管的血管供应。

❸ 游离过程中注意异位血管，根据其供血范围决定是否离断。

❹ 切除多余的肾盂组织时需要注意避免损伤肾盏开口。

❺ 裁剪之前应仔细明确输尿管与肾盂的对位关系，避免吻合后旋转不良。

❻ 缝合时少缝黏膜，主要集中在肌层和外膜，减少吻合口狭窄的风险。

❼ 输尿管斜形吻合口宜正对肾盂内侧，相反方向的吻合口会因蠕动冲击波使吻合口扭曲，造成引流不畅。

❽ 吻合口要足够大，同时注意避免黏膜外翻、内翻及重叠，利于肌源性传导。

术后处理

❶ 术后应用抗生素防治感染。

❷ 保持尿管通畅，如血尿比较明显可行膀胱持续生理盐水冲洗，避免尿管堵塞。

❸ 术后根据引流量拔出腹膜后引流管，可能发生吻合口漏尿，一般术后3天以后出现，如漏尿量较大，需要行KUB（肾、输尿管及膀胱平片）检查除外双J管脱落，如无脱落，保持尿管通畅，一般可自行愈合。

❹ 一般留置尿管7~10天，4~6周后拔除双J管，有肾造瘘管的可夹闭后观察有无发热和腰肋部不适，或者行顺行性肾盂输尿管造影检测吻合口是否通畅以及有无漏尿，如无问题拔除肾造瘘管。

❺ 术后每3个月和6个月复查肾功能，泌尿系超声和IVU观察积水改善情况和肾盂形态。

二　　经皮内镜下肾盂成形术

适 应 证

❶ 原发性肾盂输尿管连接部梗阻，如先天性肾盂输尿管连接部狭窄。

❷ 继发性肾盂输尿管连接部梗阻，如医源性输尿管继发性狭窄、创伤和炎症等导致的狭窄。

❸ 最适合同时伴有肾结石的开放或腹腔镜肾盂成形手术失败者。

禁 忌 证

❶ 严重的凝血功能障碍。

❷ 严重的心、肺、脑等器官疾病，不能耐受麻醉和手术。

❸ 合并活动性感染及其他原因不能耐受手术者。

❹ 狭窄段过长（>2cm）、完全闭塞，伴肾盂过大或其他类型的肾盂解剖异常。

❺ 因腹膜后纤维化或血管、肿瘤，以及放疗等所致的梗阻。

❻ 因脊柱畸形等因素导致无法建立经皮肾通道。

术前准备

❶ IVU或逆行肾盂输尿管造影、CTU或MRU检查明确梗阻部位和严重程度。

❷ 有感染者需行尿液细菌培养和药敏试验，术前抗感染治疗，无感染迹象者可术前预防性应用抗生素，保持术前尿常规基本正常。

❸ 可行放射性同位素肾动态显像了解分肾功能。

❹ 术前1天进流质饮食，术前晚清洁灌肠、备皮等。

麻　　醉　　椎管内麻醉或全麻。

体　　位　　截石位和俯卧位。

手术步骤　　经皮内镜下可行肾盂输尿管连接部切开术和肾盂成形术。

❶ 经皮内镜下肾盂输尿管连接部切开术

（1）麻醉成功后，取截石位，经尿道置入膀胱镜，膀胱镜下向患侧输尿管内置入5Fr的输尿管导管，留置尿管，妥善固定输尿管导管及尿管后改为俯卧位。

（2）在超声或X线引导下，常规于第12肋下经皮肾穿刺，选取皮肤至集合系统最短距离为宜，穿刺成功后，拔出针芯，见尿液流出，置入硬导丝，沿导丝切开皮肤1.5~2.0cm，筋膜扩张器沿导丝逐步扩张，建立工作通道，合并肾结石时可先行碎石术。

（3）经工作鞘置入肾镜，冲出血凝块，保持术野清晰，寻找先前逆行插入的输尿管导管（图2-10-7），若因狭窄严重寻找肾盂输尿管开口困难时，可逆行经输尿管导管注入亚甲蓝溶液帮助寻找输尿管开口部位，并置入导丝。

（4）在导丝引导下置入冷刀、钬激光或绿激光等，将肾输尿管连接部狭窄全层切开至能看见周围脂肪组织，切开长度以切至正常输尿管为止（图2-10-8），完成切开后可经导丝放入球囊扩张切开的输尿管狭窄段，一般宜扩张至24Fr（图2-10-9）。

（5）沿导丝放置1根或2根7Fr的双J管（图2-10-10），冲出血凝块后留置肾造瘘管，缝合切口，固定肾造瘘管。

❷ 经皮内镜下肾盂成形术

（1）麻醉成功后，取截石位，经尿道置入膀胱镜，膀胱镜下向患侧输尿管内置入5Fr的输尿管导管，留置尿管，妥善固定输尿管导管及尿管后改为俯卧位。

（2）在超声或X线引导下，常规于第12肋下经皮肾穿刺，选取皮肤至集合系统最短距离为宜，穿刺成功后，拔出针芯，见尿液流出，置入硬导丝，沿导丝切开皮肤1.5~2.0cm，筋膜扩张器沿导丝逐步扩张，建立工作通道，合并肾结石时可先行碎石术。

（3）内镜下运用带有切割电流的电钩，于狭窄段外侧全层切开（图2-10-11），然后用腔内剪刀向狭窄段两侧正常的肾盂和输尿管方向各切开1cm，保持切缘整齐，便于内镜下缝合（图2-10-12）。

（4）分离输尿管管腔外面的纤维脂肪组织，使与切开的切缘及切缘附近未切开的输尿管壁分开（图2-10-13），同时需保留一部分输尿管周围组织，分离过程中尽量不用电凝等方法，避免热损伤，小的出血点可以电凝止血，大的血管需要分开，分离过程十分重要，能够为缝合提供操作空间，并降低缝合后的张力。

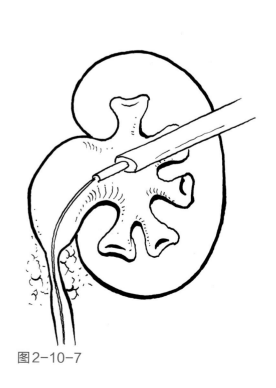

图2-10-7

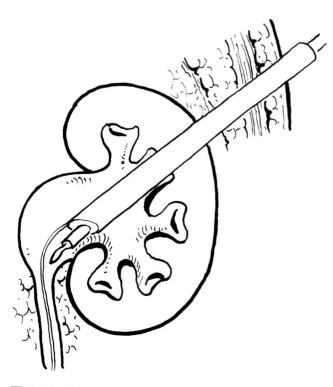

图2-10-8

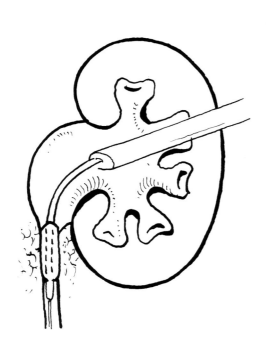

图 2-10-9

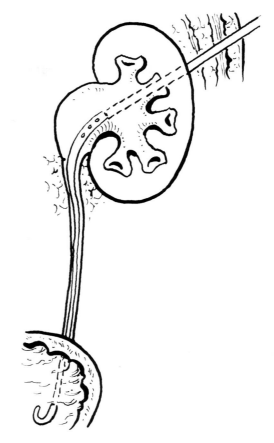

图 2-10-10

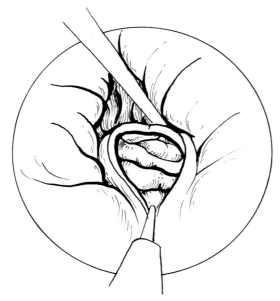

图 2-10-11

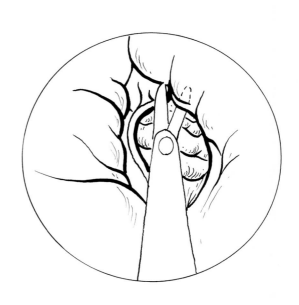

图 2-10-12

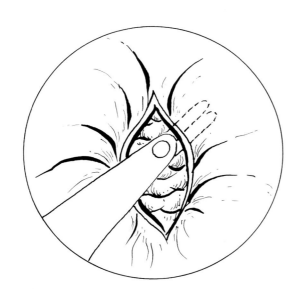

图 2-10-13

（5）将SewRite SR5内镜缝合器（图2-10-14）置入26Fr肾镜工作鞘内，在内镜下将纵向切口的远端和近端对合缝合，作为第1针，使切缘变为横向切口，以缝线为中心分为两半（图2-10-15），然后在第1针两侧继续缝合（图2-10-16），具体缝合针数由切口大小决定。

（6）缝合满意后冲出血凝块，放置7Fr双J管和肾造瘘管。

术中要点

❶ 狭窄处应全层切开直至见到管壁外的脂肪组织。

❷ 术中寻找肾盂输尿管连接部开口困难时可逆行注入亚甲蓝溶液辅助寻找。

❸ 术中注意防止损伤血管，术前行肾脏血管CTA检查可帮助判断梗阻部位有无血管压迫。

❹ 游离输尿管切缘周围组织对后面的缝合操作非常重要。

术后处理

❶ 静脉抗生素预防感染。

❷ 术后早期下床活动，3~7天复查腹部平片，了解双J管位置。

❸ 术后根据复查KUB结果决定是否拔出肾造瘘管，留置导尿6~7天，3个月后拔出双J管。

❹ 拔管后每3~6个月复查肾功能，泌尿系超声和IVU观察积水改善情况。

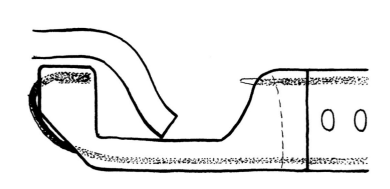

图2-10-14

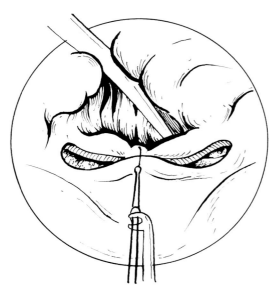

图2-10-15

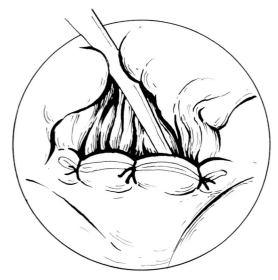

图2-10-16

三　腹腔镜肾盂成形术

适 应 证

❶ 原发性或继发性肾盂输尿管连接部梗阻，合并腰痛、肾积水、继发结石、感染，以及肾功能损害。

❷ 腔内治疗或保守治疗失败的肾盂输尿管连接部梗阻，肾脏积水加重，肾功能减退。

❸ 马蹄肾或盆腔异位肾合并肾盂输尿管连接部梗阻，引起相关并发症。

❹ 高位输尿管开口引起的肾积水。

❺ >6个月婴儿的肾盂输尿管连接部梗阻可行腹腔镜手术。

禁 忌 证

❶ 严重的凝血功能障碍。

❷ 严重的心、肺、脑等器官疾病，不能耐受麻醉和手术。

❸ 合并活动性感染及其他原因不能耐受手术者。

❹ 患侧肾和输尿管手术史，或外伤及慢性炎症病史导致肾脏周围粘连严重者为相对禁忌。

术前准备

❶ IVU或逆行肾盂输尿管造影、CTU或MRU检查明确梗阻部位和严重程度。

❷ 有感染者需行尿液细菌培养和药敏试验，术前抗感染治疗，无感染迹象者可术前预防性应用抗生素，保持术前尿常规基本正常。

❸ 可行放射性同位素肾动态显像了解分肾功能。

❹ 术前1天进流质饮食，术前晚清洁灌肠、备皮等。

麻　　醉

全麻。

体　　位

健侧卧位，抬高腰桥。

手术步骤

❶ 建立操作通道、制备腹膜后操作空间　于第12肋缘下2cm与腋后线相交处（C点）切开皮肤约2cm，切开皮下组织，分开背部肌肉及腰背筋膜，进入腹腔后间隙，用手指推开腹膜及腹膜外脂肪，放入扩张气囊，根据情况注气300~400ml，另外两个套管分别位于肋缘下2cm与腋前线交叉点（B点）和髂嵴上2cm与腋中线交叉点（A点），分别放置12mm和10mm套管，C点置入12mm套管，建立气腹，气腹压力设定为10~15mmHg。

❷ 确定肾盂输尿管连接部狭窄原因和部位　清理腹膜后脂肪，于腰大肌前方纵向切开肾周筋膜，打开肾周脂肪囊，锐性和钝性分离相结合游离肾脏背侧和下极，气腹的压力会使扩张的肾盂受压变小，如肾盂扩张明显，很容易找到肾盂，并沿肾盂向下游离找到上段输尿管，如肾盂扩张不明显，可先于肾下极下方和腰大肌前方找到上段输尿管，沿输尿管向上找到肾盂，清除位于肾盂、肾盂输尿管连接部和上段输尿管周围的脂肪，充分显露扩张的肾盂，明确狭窄原因及部位。

❸ 切开肾盂输尿管连接部狭窄段　从肾盂最低位向上弧形剪开肾盂，使肾盂口呈喇叭状，注意防止肾盏开口损伤，保持肾盂切口上角处不离断，沿拟切除的肾盂内侧角向下纵向剪开肾盂输尿管连接部的狭窄段，并向下继续切开1~2cm的正常输尿管。

❹ 肾盂输尿管吻合　用4-0可吸收线将肾盂的下角与输尿管切开处的最低部位间断缝合打结，吻合第一针。完成肾盂的裁剪，保留狭窄段作为钳夹部位，将针从吻合口后方拉到背侧，向上连续缝合吻合口后壁，每两针做一个锁边缝合收紧缝线，接近输尿管断端时切除狭窄段和多余的肾盂壁，取出标本，继续缝合完成后壁的吻合。然后用4-0可吸收线连续缝合关闭肾盂开口，每两针做一个锁边缝合，经吻合口于输尿管内向膀胱方向置入双J管，然后将双J管近端置入肾盂腔。最后用4-0可吸收线间断缝合吻合口前壁。

❺ 彻底止血，经腋中线切口留置腹膜后引流管1枚，关闭切口。可行膀胱软镜检查证实双J管一端位于膀胱内，留置尿管。

术中要点

❶ 在保证术野充分暴露及无张力吻合的情况下，尽量避免过多游离肾脏及输尿管上段。

❷ 遇到迷走血管时需观察其供血范围，尽量保留血管离断肾盂或输尿管。

❸ 吻合需注意黏膜对位良好，打结确切。

❹ 确保完全切除梗阻段，无张力、无扭转的情况下进行吻合。

术后处理

❶ 术后应用抗生素防治感染。

❷ 保持尿管通畅，如血尿比较明显可行膀胱持续生理盐水冲洗，避免尿管堵塞。

❸ 术后根据引流量拔出腹膜后引流管，可能发生吻合口漏尿，如漏尿量较大，需要检查KUB除外双J管脱落，如无脱落，保持尿管通畅，一般可自行愈合。

❹ 一般留置尿管7~10天，4周后拔出双J管。

❺ 术后每3个月和6个月复查肾功能，泌尿系超声和IVU观察积水改善情况和肾盂形态。

四　经输尿管镜逆行性肾盂内切开术

适应证

❶ 因肾盂输尿管连接部梗阻行肾盂成形术后效果不佳。

❷ 继发性肾盂输尿管连接部狭窄。

禁忌证

❶ 严重的凝血功能障碍。

❷ 严重的心、肺、脑等器官疾病，不能耐受麻醉和手术。

❸ 活动性尿路感染。

❹ 因尿道或输尿管狭窄、脊柱和关节畸形等导致输尿管硬镜或软镜无法置入者。

❺ 相对禁忌证为狭窄段周围有异位血管、合并肾结石、患肾残余功能<20%、狭窄段>2cm。

术前准备

❶ IVU或逆行肾盂输尿管造影、CTU或MRU检查明确梗阻部位和严重程度。

❷ 有尿路感染者需行尿液细菌培养和药敏试验，术前抗感染治疗，无感染迹象者可术前预防性应用抗生素，保持术前尿常规基本正常。

❸ 可行放射性同位素肾动态显像了解分肾功能。

❹ 术前1天进流质饮食，术前晚清洁灌肠、备皮等。

麻　　醉　椎管内麻醉或全麻。

体　　位　截石位。

手术步骤

❶ 经尿道置入输尿管硬镜，在导丝引导下置入输尿管硬镜达狭窄部位，通过狭窄段进入肾盂，不能通过时可用激光或冷刀切开，使导丝能通过狭窄部位，直至进入肾盂（图2-10-17）。

❷ 确定狭窄的长度，如有异位血管压迫输尿管，可以看到局部的搏动。置入冷刀、钬激光、绿激光或专门的输尿管电切镜，将肾盂输尿管连接部狭窄全层切开至能看见周围脂肪组织，切开长度需要达到两端各超过狭窄段1cm，完成切开后，可以沿导丝置入扩张球囊，低压扩张输尿管狭窄段，一般宜扩张至24Fr（图2-10-18，图2-10-19），最好在X线透视下顺行造影观察有无对比剂外渗，明确切开深度。

❸ 沿导丝放置7Fr的双J管（图2-10-20），留置尿管。

术中要点

❶ 输尿管狭窄处应全层切开直至见到管壁外脂肪组织。

❷ 术中注意防止损伤血管，术前行肾脏血管CTA检查可帮助判断梗阻部位有无血管压迫。

术后处理

❶ 术后静脉抗生素应用预防感染。

❷ 术后早期下床活动，3~7天复查腹部平片，了解双J管位置。

❸ 如无明显血尿，1天后可拔除尿管。

❹ 4~6周后拔出双J管。

❺ 拔管后每3~6个月复查肾功能，泌尿系超声和IVU观察积水改善情况。

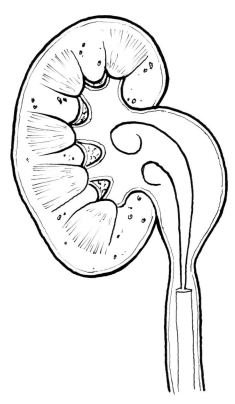

图2-10-17

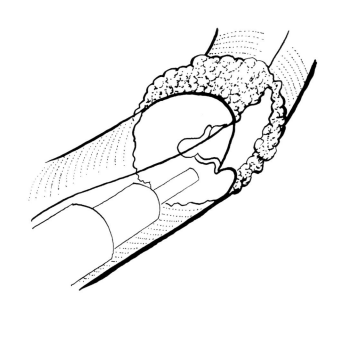

图2-10-18

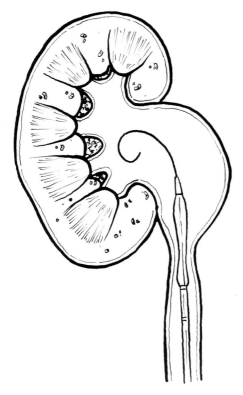

图2-10-19

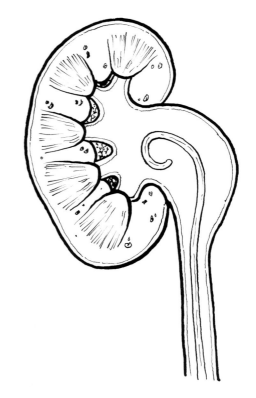

图2-10-20

第十一节　马蹄肾手术

一　开放手术

（一）马蹄肾肾盂输尿管交界处狭窄成形术

适 应 证	马蹄肾合并肾盂输尿管交界处狭窄，肾功能受损、继发肾结石或反复泌尿系统感染者。

禁 忌 证　❶ 严重心肺疾病等无法耐受全身麻醉和手术。

❷ 严重凝血功能障碍。

❸ 尿路感染。

术前准备　❶ 术前行CTU、逆行肾盂造影、肾图等检查。

❷ 控制尿路感染。

❸ 术前灌肠、留置尿管。

麻　　醉　全麻。

体　　位　平卧位或侧卧位。

手术步骤　❶ 可经腹部或经腰部切口，马蹄肾合并肾脏旋转不良，输尿管更为靠近腹侧，经腹部肋缘下横切口比较方便（图2-11-1）。

❷ 手术时可从输尿管前方分离至肾盂输尿管交界处，并充分游离肾脏下极

和输尿管上段，此时应观察有无异位血管压迫肾盂输尿管交界处造成肾积水，去除异位血管后（离断或游离），选择适合方法行肾盂输尿管交界处成形术，如离断式肾盂成形术和输尿管肾盏吻合术（图2-11-2，图2-11-3），可参考第十节。

术中要点	❶ 部分马蹄肾患者峡部与输尿管上段粘连也可能是积水原因，术中应充分游离输尿管上段。
	❷ 如马蹄肾峡部宽厚，无法在肾盂输尿管交界处内侧的肾盂裁取足够大的∨形瓣吻合时，可先行缝合肾盂切口并在缝合口上方裁取∨形肾盂瓣与劈开的输尿管上端做吻合。
术后处理	❶ 抗生素防治感染。
	❷ 连续3天引流量小于10ml可拔除引流管，若出现漏尿延迟拔除引流管。
	❸ 术后3个月拔除输尿管支架管。

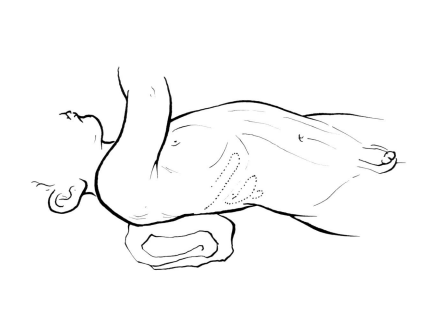

图2-11-1

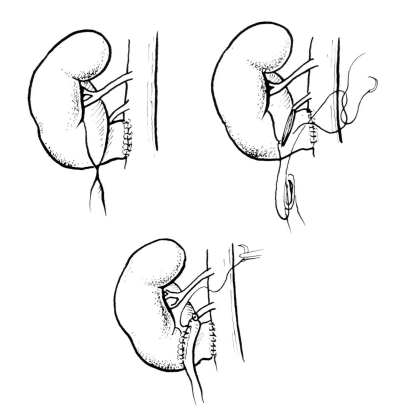

图2-11-2

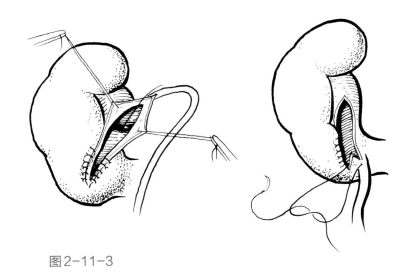

图2-11-3

（二）马蹄肾肾脏根治性切除术

适 应 证	马蹄肾合并T₁、T₂期肾脏恶性肿瘤，部分淋巴结转移或远处转移肾脏恶性肿瘤患者。

禁 忌 证

❶ 严重心肺疾病等无法耐受全身麻醉和手术。

❷ 严重凝血功能障碍。

❸ 肾脏恶性肿瘤伴全身广泛转移、脑转移或ECOG（美国东部肿瘤协作组）评分大于2分。

术前准备

❶ 肾脏增强CT、CTA、肾图、全身骨扫描或PET-CT等检查。

❷ 术前灌肠、留置尿管。

麻 醉　　全麻。

体 位　　平卧位或侧卧位。

手术步骤

❶ 可采用经腰途径或经腹腔途径，可根据肿瘤大小、位置等选择合适的切口，经腹腔途径更为直接暴露肾蒂，对于肾脏位置较低者可采用腹部横切口、腹正中切口或腹直肌旁切口。

❷ 经直肠旁沟进入肾周筋膜前层，仔细分离显露肾脏静脉，马蹄肾患者肾蒂方向并非水平，而是向下倾斜，倾斜程度与肾脏旋转的程度有关。找到肾蒂后先分离显露肾静脉，肾动脉一般位于肾静脉后方，可轻轻牵拉肾静脉后分离显露肾动脉，分别结扎肾动脉、肾静脉（图2-11-4）。

❸ 离断输尿管，注意处理马蹄肾峡部，尽量在峡部最细处离断，但应注意肿瘤与峡部位置关系，保证肿瘤切除范围，离断肾脏后应用2-0倒刺线缝合创面，放置引流管，关闭切口（图2-11-5）。

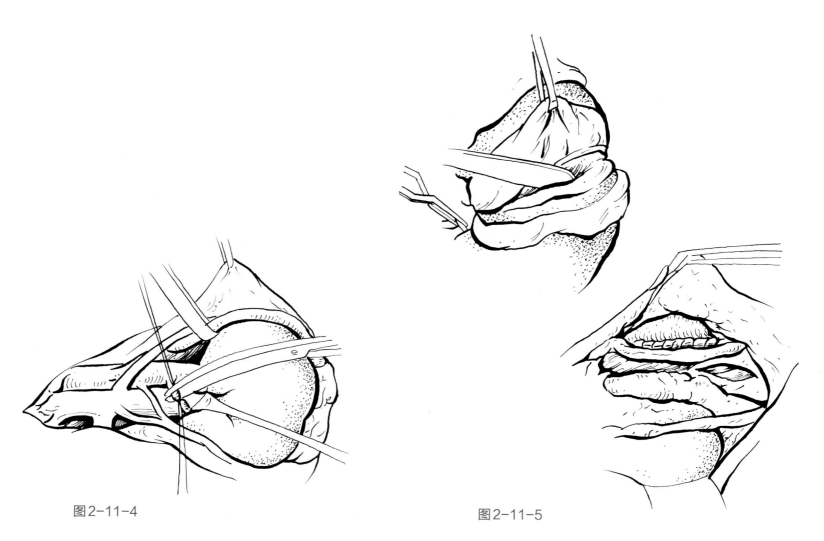

图2-11-4　　　　　　　　　　　　　　　图2-11-5

术中要点	❶ 经腰途径可避免肠道影响，便于游离肾蒂，手术时间相对较短，但在处理峡部及清扫淋巴结方面存在一定劣势；经腹腔途径空间优势明显，便于显露变异血管及峡部，易于行淋巴结清扫。
	❷ 马蹄肾患者存在肾蒂血管变异的可能性较大，故术前CTA应完善并仔细阅片，术中应注意变异血管。在峡部离断后，缝合应确切，此处是马蹄肾术后出血的重要原因。
术后处理	❶ 术后静脉抗生素应用3天。
	❷ 留置腹膜后引流管3~5天，连续3天引流量小于10ml可拔除引流管。
	❸ 根据病理情况行肿瘤辅助治疗。

（三）马蹄肾肾脏部分切除术

适 应 证	❶ 马蹄肾合并肾脏良性肿瘤、T_{1a}期恶性肿瘤。
	❷ 肾功能不全或对侧肾功能受损的T_{1b}期肿瘤。
	❸ 双侧肾脏肿瘤。
	❹ 马蹄肾峡部肿瘤。
禁 忌 证	❶ 严重心肺疾病等无法耐受全身麻醉和手术。
	❷ 严重凝血功能障碍。
	❸ 肾脏恶性肿瘤伴全身广泛转移。
术前准备	❶ 肾脏增强CT、CTA、肾图、全身骨扫描或PET-CT等检查。
	❷ 术前灌肠、留置尿管。
麻　　醉	全麻。
体　　位	平卧位或侧卧位。
手术步骤	❶ 可采用经腰途径或经腹腔途径，肿瘤的大小及位置是决定手术切口的关键，腹侧肿瘤、肾门部肿瘤及峡部肿瘤经腹腔途径更为合适，对于肾脏位置较低者可采用腹部横切口或腹直肌旁切口。
	❷ 经直肠旁沟进入肾周筋膜前层，马蹄肾患者肾蒂方向多为中线向外、下方向，找到肾蒂后先分离显露肾静脉，肾动脉一般位于肾静脉后方，可轻轻牵拉肾静脉后分离显露肾动脉。
	❸ 阻断钳阻断肾动脉，距离肾脏肿瘤边缘0.5~1.0cm完整切除肿瘤，3-0倒刺缝线缝合集合系统，2-0倒刺缝线缝合肾实质（图2-11-6，图2-11-7），取下肾动脉阻断钳，恢复肾脏血流，如肾脏出血可再次收紧缝线后上Hem-o-lok，放置引流管，关闭切口。
术中要点	❶ 马蹄肾手术选择入路切口很重要，应充分考虑肿瘤的大小和位置。
	❷ 术前应完善肾脏增强CT及CTA检查，特别要明确肾脏及肿瘤的血液供应，用以指导手术，可选择肾动脉阻断或分支动脉阻断，但靠近峡部的肿瘤应特别注意是否需要阻断峡部血供。
术后处理	❶ 术后静脉抗生素应用3天。
	❷ 留置腹膜后引流管3~5天，连续3天引流量小于10ml可拔除引流管。

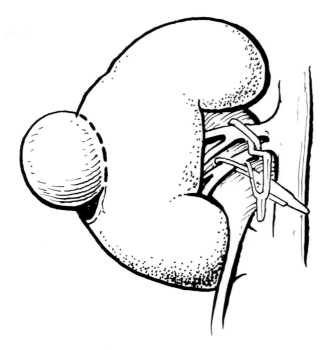

图 2-11-6

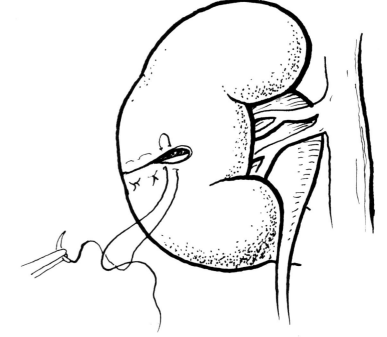

图 2-11-7

（四）输尿管软镜碎石取石术

适 应 证		马蹄肾肾内或输尿管上段结石，直径小于1.5cm。
禁 忌 证	❶	严重心脑血管疾病等无法耐受麻醉和手术。
	❷	泌尿系统感染。
	❸	凝血功能障碍。
	❹	输尿管狭窄。
术前准备	❶	行泌尿系统超声、KUB、CTU评估结石数量、大小、位置，评估输尿管走行、内径，马蹄肾肾盂内各小盏关系等。
	❷	留置患侧输尿管支架管1~2周。
	❸	控制尿路感染。
麻 醉		全麻或椎管内麻醉。
体 位		截石位。
手术步骤	❶	用输尿管镜探查尿道至膀胱腔内并观察膀胱，拔除留置的输尿管支架管。
	❷	输尿管硬镜（Fr8/9.8）直视下经导丝引导进入患侧输尿管，探查输尿管至输尿管上段或肾盂输尿管连接部，如存在输尿管结石可先行钬激光碎石，留置导丝进入肾盂，此时注意观察输尿管与肾盂间的位置关系，部分患者输尿管与肾盂间交角过大，影响输尿管软镜进出肾盂。
	❸	退出输尿管硬镜，沿导丝置入输尿管软镜镜鞘，此时应用手感知软镜镜鞘进入输尿管后前行的阻力，避免暴力操作，不应勉强要求镜鞘前端进入肾盂。如放置困难，可在X线辅助下定位置入。
	❹	置入输尿管软镜镜鞘后，撤出内芯及导丝，应用输尿管软镜探查输尿管上段，通过肾盂输尿管交界处后观察肾盂各盏，辨认肾盂及上、中、下各盏，对于部分患者尤其是肾下盏-输尿管交角过小的患者肾下盏可能无法完全探查。
	❺	找到结石后，经操作通道置入200μm钬激光光纤，设置功率为10~30W，

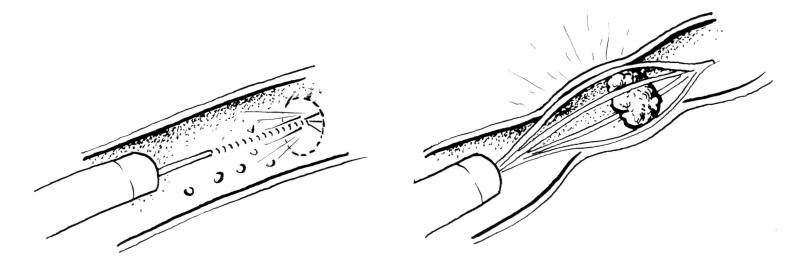

图2-11-8

将结石粉碎，应用取石网篮取出较大块结石，留置输尿管支架管和尿管（图2-11-8）。

术中要点

❶ 术前了解马蹄肾的解剖异常及掌握适应证较为关键。马蹄肾患者肾门旋转，输尿管高位连接并跨越峡部，部分患者存在肾盂输尿管连接部狭窄，整个肾盂肾盏顺时针旋转。

❷ 输尿管软镜处理结石一般应小于1.5cm，由于马蹄肾特殊解剖，部分下盏结石在肾下盏-输尿管交角小于30°时很难处理，不建议选用输尿管软镜。

❸ 建议术前放置输尿管支架管扩张输尿管，合并感染者先给予抗感染治疗。

❹ 术中必要时联合X线定位放置输尿管软镜镜鞘，宁浅勿深，避免暴力操作，不应勉强要求镜鞘前端进入肾盂，否则可能黏膜破损出血影响视野，甚至造成尿路穿孔。

❺ 术前CTU或IVP（静脉肾盂造影）检查较为关键，可明确肾盂内各盏关系及结石位置，指导术中操作。由于马蹄肾排石困难，手术尽量清除结石，降低术后复发风险，但同时应严格控制手术时间及肾盂内压力，避免感染等严重并发症。

术后处理

❶ 术中应用广谱抗生素，术后继续应用3天，如术后发热应根据细菌培养结果调整抗生素。

❷ 术后1~2天可查KUB观察有无残留结石及支架管位置。

❸ 4周左右膀胱镜下拔除双J管。

（五）经皮肾镜取石术及腔内手术

适 应 证　马蹄肾肾内或输尿管上段结石、肾盂输尿管交界处狭窄。

禁 忌 证

❶ 严重心脑血管疾病等无法耐受麻醉和手术。

❷ 泌尿系统感染。

❸ 凝血功能障碍。

术前准备	❶ 行泌尿系统超声、KUB+IVP、CTU评估结石数量、大小、位置，评估输尿管肾盂交界处位置及内径，马蹄肾肾盂内各盏关系等。
	❷ 控制尿路感染。
麻　醉	全麻。
体　位	先截石位，后俯卧位。
手术步骤	❶ 马蹄肾经皮肾镜碎石取石术

❶ 马蹄肾经皮肾镜碎石取石术

（1）取截石位，膀胱镜下经患侧输尿管口留置6Fr输尿管导管及留置尿管，然后改为俯卧位。

（2）超声探头观察马蹄肾集合系统形态及与结石的关系，同时助手经留置的输尿管导管注水造成人工肾积水，超声引导下应用18G肾盂穿刺针穿刺，与水平面呈30°~60°向目标肾盏进针，拔出针芯后可见尿液流出。顺穿刺针放入导丝，用尖刀切透皮肤及皮下，退出穿刺针并测量穿刺深度，助手注意固定导丝，顺导丝应用筋膜扩张器从8Fr扩张至16~18Fr，放入塑料外鞘建立微造瘘经皮肾通道。

（3）对于部分马蹄肾合并肾结石，可采用微通道方法使用输尿管硬镜直接碎石，也可应用套叠式扩张器扩大放入24Fr金属外鞘进行操作。经操作鞘放入肾镜（微通道选用输尿管镜），灌注泵生理盐水持续灌洗。观察到结石后，使用气压弹道、钬激光或超声碎石机进行碎石，此时可对照术前CT等检查有无结石残留，留置双J管及肾造瘘管并固定。

❷ 马蹄肾经皮肾镜肾盂输尿管连接部梗阻内扩张术

（1）先取截石位，膀胱镜下经患侧输尿管口留置6Fr输尿管导管及留置尿管，然后改为俯卧位。

（2）超声探头观察马蹄肾集合系统形态，选择通过较近距离到达肾盂输尿管连接部的位置建立通道，超声引导下应用18G肾盂穿刺针穿刺，拔出针芯后可见尿液流出。顺穿刺针放入导丝，用尖刀切透皮肤及皮下，退出穿刺针并测量穿刺深度，助手注意固定导丝，顺导丝应用筋膜扩张器从8Fr扩张至16Fr，放入塑料外鞘建立微造瘘经皮肾通道。

（3）置入输尿管镜寻找肾盂输尿管连接部，顺行引导下应用电刀或钬激光等切开狭窄段，可选择应用气囊扩张肾盂输尿管交界处至通畅，留置双J管及肾造瘘管并固定。

术中要点	❶ 术中采用X线或超声定位，超声的好处在于可显示马蹄肾的血管及与周围脏器的毗邻关系，避免血管或周围脏器的损伤。
	❷ 由于马蹄肾下极向中线移位，集合系统狭长，中盏的通道有时不能探及各个盏的结石，而且与肾盂输尿管连接部的角度较小，故通常选用上盏或中上盏建立通道。
	❸ 由于马蹄肾集合系统狭长，短而粗的肾镜不容易到达相应肾盏，可采用微造瘘，工作通道为16~18Fr，配合8/9.8Fr的输尿管硬镜，用气压弹道碎石器或钬激光碎石；也可使用输尿管软镜配合钬激光碎石，减少手术通道的数量。
	❹ 由于马蹄肾排石困难，所以手术尽量清除所有结石，降低术后复发风险。

术后处理	❶ 术中应用广谱抗生素，术后继续应用3天，如术后发热应根据细菌培养结果调整抗生素。
	❷ 术后1~2天可查KUB观察有无残留结石及支架管位置。
	❸ 4周左右膀胱镜下拔除双J管。

二　腹腔镜手术

（一）后腹腔镜马蹄肾肾盂输尿管交界处狭窄成形术

适 应 证	马蹄肾合并肾盂输尿管交界处狭窄，肾功能受损、继发肾结石或反复泌尿系统感染者。
禁 忌 证	❶ 严重心肺疾病等无法耐受全身麻醉和手术。
	❷ 严重凝血功能障碍。
	❸ 尿路感染。
	❹ 既往输尿管、肾盂手术史者为相对禁忌证。
术前准备	❶ 术前行CTU、逆行肾盂造影、肾图等检查。
	❷ 控制尿路感染。
	❸ 术前灌肠、留置尿管。
麻　　醉	全麻。
体　　位	平卧位或侧卧位。
手术步骤	❶ 经第12肋缘下1cm与腋后线相交处建立腹膜后间隙，建立12mm操作通道，于肋缘下2cm与腋前线相交处和髂前上棘上2cm与腋中线相交处留置第2个和第3个操作通道。
	❷ 清除腹膜外脂肪后，打开肾周筋膜，游离出肾脏后向腹侧游离可见输尿管，向上游离可见扩张的肾盂。沿输尿管向下方游离5cm左右，游离出肾下极及肾盂，确认狭窄部位。
	❸ 发现纤维条索或异位血管压迫肾盂输尿管交界处可夹闭后切断或移位，但是仍需行肾盂输尿管交界处成形术。可应用以下方法行肾盂输尿管交界处成形术：
	（1）Fenger非离断肾盂成形术：术者应用剪刀从肾盂至肾盂输尿管交界处以下1cm处纵向剪开，留置输尿管支架管后应用4-0可吸收缝线横行缝合纵向切口（图2-11-9，图2-11-10）。
	（2）FoleyY-V肾盂成形术：应用腹腔镜剪刀垂直剪开肾盂后，经肾盂输尿管入口处将切口延长至输尿管，形成宽基底的Ｖ形肾盂瓣，瓣的边长与输尿管切口等长，接着在近端输尿管前壁楔形切开1cm。置入输尿管支架管后，用4-0可吸收缝线将Ｖ形肾盂瓣的尖端与输尿管楔形尖端缝合，随后从Ｖ形片起始端间断或连续缝合至Ｖ形片尖端与输尿管楔形尖端，再缝合另一侧（图2-11-11~图2-11-13）。

065

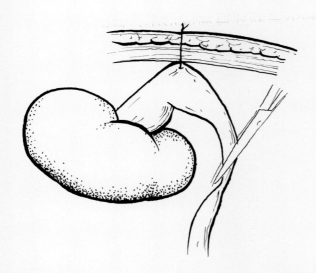

图2-11-9

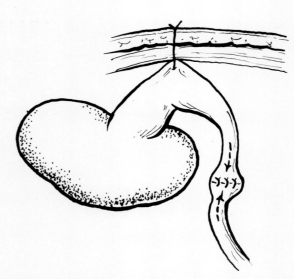

图2-11-10

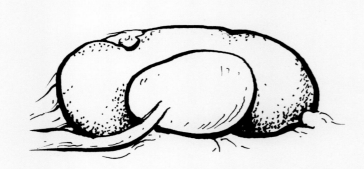

图2-11-11

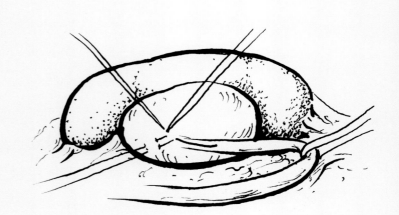

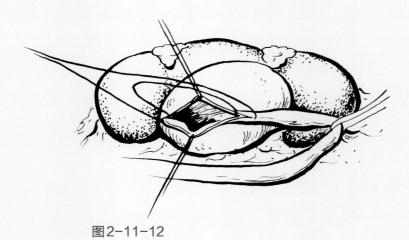

图2-11-12

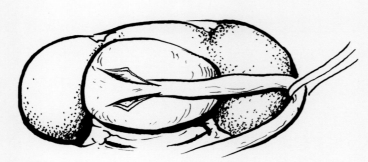

图2-11-13

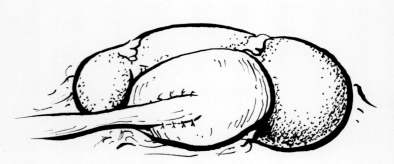

（3）Hynes-Anderson离断式肾盂成形术：在狭窄处上方环形切开肾盂，输尿管即与肾盂分离。在距狭窄处远端约0.5cm的正常输尿管环形切开，取出离断组织，将输尿管近端纵向切开1cm并剪成楔形，留置输尿管支架管。裁剪多余的肾盂，从肾盂切口上方应用4-0可吸收缝线连续缝合肾盂，保留肾盂下方开口1cm。将输尿管楔形最下端用4-0可吸收缝线与肾盂对应处缝合，输尿管支架管置入肾盂，先缝合后壁，可采用连续缝合或间断缝合，前壁采用连续缝合（图2-11-14~图2-11-16）。

术中要点

❶ 采用后腹腔镜途径时相比于普通患者，马蹄肾者输尿管偏向腹侧，肾下极呈水平位，马蹄肾峡部相对固定可能影响操作，可在腹侧再加一个操作通路协助暴露。

❷ 术中应充分游离输尿管上段，如马蹄肾峡部宽厚，无法在肾盂输尿管交界处内侧肾盂裁取足够大的Ｖ形瓣吻合时，可先行缝合肾盂切口并在缝合口上方裁取Ｖ形肾盂瓣与劈开的输尿管上端做吻合，吻合口应尽量保证通畅、无张力及漏斗状吻合。

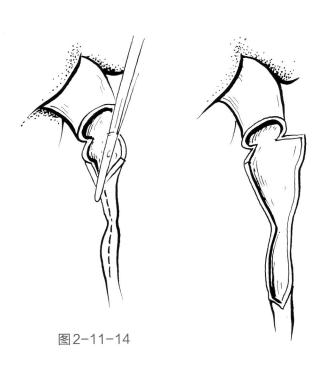

图2-11-14

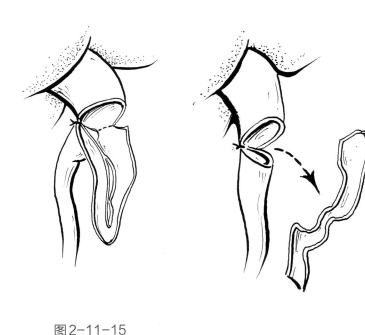

图2-11-15

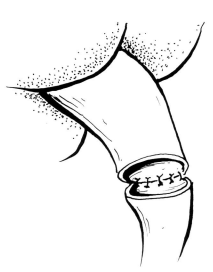

图2-11-16

术后处理	❶ 抗生素防治感染。
	❷ 连续3天引流量小于10ml可拔除引流管，若出现漏尿延迟拔除引流管。
	❸ 术后3个月拔除输尿管支架管。

（二）后腹腔镜马蹄肾肾根治性切除术

适 应 证	马蹄肾合并T₁、T₂期肾脏恶性肿瘤，部分淋巴结转移或远处转移肾脏恶性肿瘤者。
禁 忌 证	❶ 严重心肺疾病等无法耐受全身麻醉和手术。
	❷ 严重凝血功能障碍。
	❸ 肾脏恶性肿瘤伴全身广泛转移、脑转移或ECOG评分大于2分。
术前准备	❶ 肾脏增强CT、CTA、肾图、全身骨扫描或PET-CT等检查。
	❷ 术前灌肠、留置尿管。
麻 醉	全麻。
体 位	平卧位或侧卧位。
手术步骤	❶ 经第12肋缘下1cm与腋后线相交处建立腹膜后间隙，建立12mm操作通道，于肋缘下2cm与腋前线相交处和髂前上棘上2cm与腋中线相交处留置第2个和第3个操作通道，如术中操作困难可在第3个穿刺器前上5cm留置第4个操作通道。
	❷ 清除腹膜外脂肪，打开肾周筋膜，在脂肪囊外以腰大肌为标志向内侧游离，向上分离至膈肌，向下找到输尿管及肾下极，判断出肾脏中部后向深方游离可见搏动处为肾动脉。
	❸ 用超声刀打开肾动脉鞘并游离肾动脉，用Hem-o-lok夹闭肾动脉后离断，向后继续游离肾静脉，右侧应沿下腔静脉游离，左侧可游离出肾静脉分支，包括腰静脉、生殖腺静脉和肾上腺静脉后暴露肾静脉，游离出肾静脉后用Hem-o-lok夹闭后切断。
	❹ 在腰大肌前方偏腹侧找到输尿管后离断，然后游离肾脏，一般次序为背侧、上极、下极、腹侧，于腹侧可见马蹄肾峡部，游离至峡部最细处，离断肾脏后应用2-0倒刺线缝合创面，完整切除患侧肾脏，装入标本袋后取出，放置引流管，关闭切口。
术中要点	❶ 后腹腔镜途径便于游离肾蒂，手术时间相对较短，是常用的手术方法，但在处理峡部及清扫淋巴结等方面存在一定劣势，术中寻找和游离肾蒂是关键步骤，肾蒂的方向和肾脏位置角度有别于普通患者，通常肾蒂更向下倾斜，肾脏位置更低，术前CTA应完善并仔细阅片，术中注意变异血管。
	❷ 在峡部离断后，缝合峡部创面应确切，此处是马蹄肾术后出血的重要原因。
术后处理	❶ 术后静脉抗生素应用3天。
	❷ 留置腹膜后引流管3~5天，连续3天引流量小于10ml可拔除引流管。
	❸ 根据病理情况行肿瘤辅助治疗。

（三）后腹腔镜马蹄肾肾脏部分切除术

适 应 证	❶	马蹄肾合并肾脏良性肿瘤、T_{1a}期恶性肿瘤。
	❷	肾功能不全或对侧肾功能受损的T_{1b}期肿瘤。
	❸	双侧肾脏肿瘤。
	❹	马蹄肾峡部肿瘤。
禁 忌 证	❶	严重心肺疾病等无法耐受全身麻醉和手术。
	❷	严重凝血功能障碍。
	❸	肾脏恶性肿瘤伴全身广泛转移。
术前准备	❶	肾脏增强CT、CTA、肾图、全身骨扫描或PET-CT等检查。
	❷	术前灌肠、留置尿管。
麻 醉		全麻。
体 位		平卧位或侧卧位。
手术步骤	❶	经第12肋缘下1cm与腋后线相交处建立腹膜后间隙，建立12mm操作通道，于肋缘下2cm与腋前线相交处和髂前上棘上2cm与腋中线相交处留置第2个和第3个操作通道，如术中操作困难可在第3个穿刺器前上5cm留置第4个操作通道。
	❷	清除腹膜外脂肪，打开肾周筋膜，在脂肪囊外以腰大肌为标志向内侧游离，向上分离至膈肌，向下找到输尿管及肾下极，判断出肾脏中部后向深方游离可见搏动处为肾动脉。
	❸	用超声刀切断肾动脉周围结缔组织，游离肾动脉，根据术前影像学检查所提示的肿瘤位置游离，找到肾脏肿瘤，将肿瘤表面以及附近至少2cm范围内脂肪切除，完整暴露肿瘤，必要时配合腹腔镜下超声探头寻找肿瘤。
	❹	腹腔镜下用阻断钳阻断肾动脉，距离肾脏肿瘤边缘0.5~1.0cm完整切除肿瘤，3-0倒刺缝线缝合集合系统，2-0倒刺缝线缝合肾实质，取下肾动脉阻断钳，恢复肾脏血流，如肾脏出血可再次收紧缝线后夹上Hem-o-lok固定缝线，取出标本并缝合伤口。
术中要点	❶	术前CTA检查十分重要，一方面可了解肾脏的动脉走行及有无变异，另一方面能够明确肿瘤的血液供应，术中应根据术前CTA决定行肾动脉阻断或分支肾动脉阻断，必要时阻断或离断峡部。
	❷	大部分肾脏肿瘤可通过后腹腔镜完成，但腹侧、下极及峡部肿瘤可选择经腹腹腔镜。
术后处理	❶	术后静脉抗生素应用3天。
	❷	留置腹膜后引流管3~5天，连续3天引流量小于10ml可拔除引流管。

第十二节　肾损伤修复术

适 应 证

❶ 严重的肾裂伤、肾蒂伤和肾粉碎伤。

❷ 开放性肾损伤。

❸ 合并其他腹腔脏器损伤。

❹ 肾盂输尿管连接部断裂。

❺ 保守治疗效果不佳，血流动力学不稳定、血尿持续加重、血细胞比容不断下降，以及腰腹部肿块不断增大，提示活动性出血。

禁 忌 证

❶ 严重的凝血功能障碍。

❷ 严重的心、肺、脑等器官疾病，不能耐受麻醉和手术。

术前准备

❶ 备血，积极输血、输液，保持血流动力学稳定。

❷ 存在其他脏器损伤时需要协调多学科会诊手术。

❸ 经腹腔手术前留置胃肠减压管。

麻　　醉　全麻。

体　　位　平卧位或侧卧位。

手术步骤

❶ 选择切口、游离肾脏血管　肾脏损伤的探查手术最好经腹腔进行，可以同时探查腹腔内其他脏器损伤。如果术前检查明确单纯肾脏损伤，可以经腰部切口。在探查肾脏前需要首先显露并控制肾脏血管，以免在切开肾周筋膜后出现难以控制的大出血。一般向上推开横结肠，并将小肠向右上方翻开，显露后腹膜，在腹主动脉前方和肠系膜下动脉上方切开后腹膜，向上延长到Treitz韧带。显露主动脉以及左肾静脉，然后分离左肾动脉和右肾动脉，这个切口也可以显露右肾静脉，如果视野不理想，可以向内侧游离十二指肠降部，可以更好地暴露右肾静脉（图2-12-1）。如果血肿较大，可以将肠系膜下静脉作为标志，在其内侧切开，清除血肿后显露主动脉和左肾静脉（图2-12-2）。

❷ 显露肾脏　沿结肠旁沟切开后腹膜，沿肾周筋膜表面游离，切断脾结肠韧带或肝结肠韧带，切开肾周筋膜，在血肿中游离出肾脏，可以用心耳钳阻断肾蒂，在切开肾周筋膜前阻断肾蒂比较安全（图2-12-3）。

❸ 肾脏修复手术需要遵循以下原则　①充分游离肾脏；②清除无活力组织；③缝合血管断端止血；④缝合肾脏的集合系统；⑤缝合肾脏创口。肾脏血管和集合系统缝合可以采用3-0的可吸收线，肾被膜和肾实质的缝合用2-0的可吸收倒刺线。缝合肾脏创口前可以在创腔内填塞止血材料（图2-12-4）。

❹ 如肾上极或下极有严重损伤，缝合困难时可考虑行肾脏部分切除术，清除无活力组织，缝合出血的血管和集合系统，在缺损部位填塞止血材料。如果肾被膜不够覆盖创面，可以用大网膜包裹创面起到止血、防止尿外渗以及促进伤口愈合的作用，也可以使用可吸收网片、腹膜以及腹

膜外脂肪包裹覆盖（图2-12-5～图2-12-8）。肾脏的锐器伤，如刀刺伤，往往导致严重出血，但是肾组织破坏并不明显，用2-0可吸收倒刺线缝合肾脏创口，覆盖止血材料，肾实质缝合后集合系统的裂口一般可以闭合，不需要刻意缝合集合系统。

❺ 一些肾蒂血管损伤，特别是肾静脉比较局限的损伤，可以在探查时发现，阻断肾动脉后可以行破裂血管修补。游离出损伤的血管，采用血管外科手术器械阻断损伤处两端的血管壁，用4-0或5-0的血管线缝合后打开阻断钳观察缝合效果（图2-12-9～图2-12-11）。肾段血管损伤可以缝扎止血。

❻ 肾蒂血管损伤非常严重，在损伤不久后伤者很可能会因失血性休克而死亡，肾蒂血管损伤修补的成功率不高。如果术中发现严重的肾蒂血管损伤，或肾脏破碎严重不能修复，而对侧肾脏功能良好，应该考虑肾脏切除术。

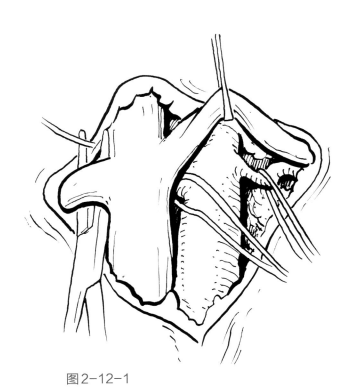

图2-12-1

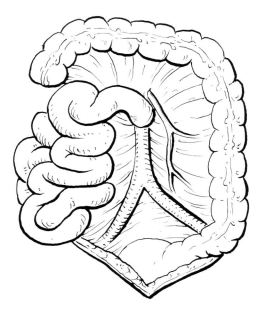

图2-12-2

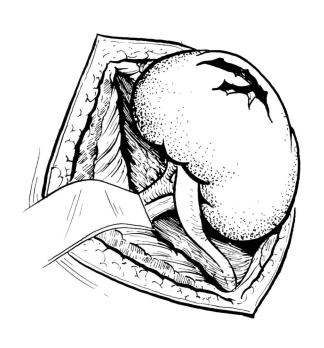

图2-12-3

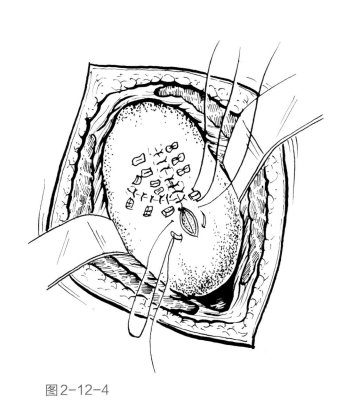

图2-12-4

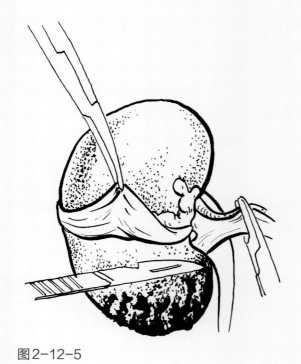

图2-12-5

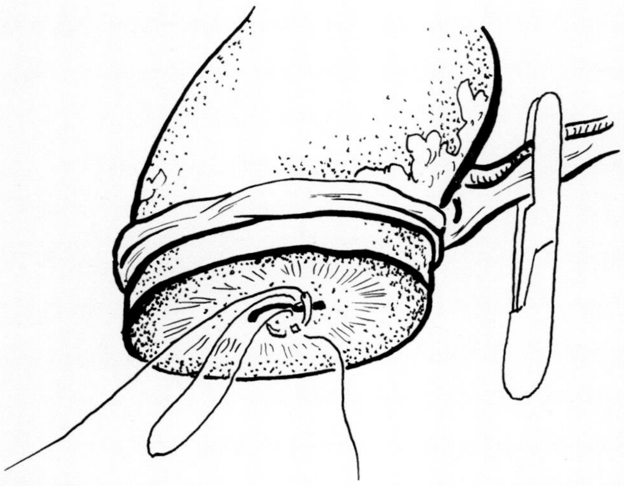

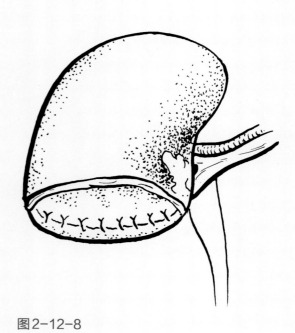

图2-12-6

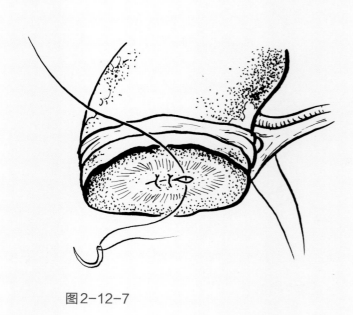

图2-12-7

图2-12-8

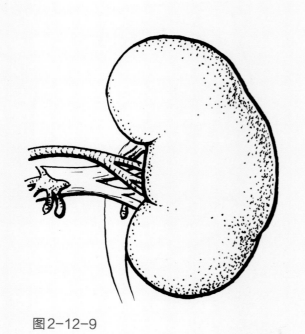

图2-12-9

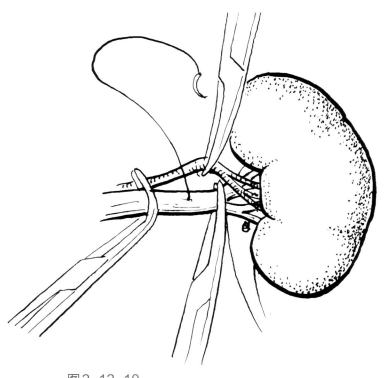

图 2-12-10

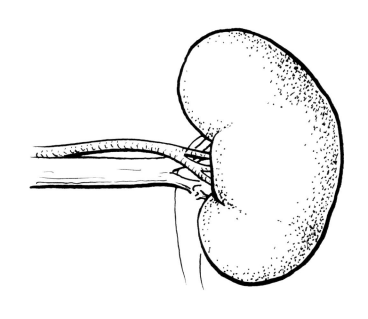

图 2-12-11

⑦ 如果有肾盂或者输尿管损伤，需要同时修补，并留置输尿管支架管。

⑧ 术区留置引流管，关闭切口。

术中要点

❶ 先游离肾蒂血管，在切开肾周血肿前阻断肾蒂。

❷ 清除坏死组织，确切止血。

❸ 关闭破裂的集合系统和肾实质，防止尿漏和继发出血。

❹ 注意其他腹腔脏器损伤。

术后处理

❶ 术后绝对卧床休息至少2周，待血尿消失后离床活动。

❷ 术后留置尿管并观察血尿变化情况。

❸ 给予广谱抗生素预防感染。

❹ 监测生命体征、血红蛋白水平和血细胞比容，观察引流量及其性状，及时处理继发性出血。

❺ 避免使用有肾毒性的药物。

❻ 如果术后腰部疼痛明显，可行肾脏血管超声以及增强CT检查排除肾脏血管血栓形成。

第十三节　经皮肾镜取石术

适 应 证

❶ 肾结石　①所有需开放手术治疗的肾结石；②完全性和不完全性鹿角形结石；③体积较大的肾结石（≥20mm）；④体外冲击波碎石术（ESWL）或输尿管软镜治疗失败的肾结石；⑤1.0~2.0cm的肾下盏结石单次经

皮肾镜取石术（PCNL）可获得相对较高的清石率，或作为输尿管软镜/ESWL治疗失败后的治疗方法。

❷ 输尿管结石　①L$_4$水平以上、体积较大（长径>1.5cm）或肾积水严重的输尿管上段结石；②ESWL或输尿管镜治疗失败的输尿管上段结石。

❸ 特殊成分结石　①质地坚硬的结石，如胱氨酸结石、一水草酸钙结石；②质地较软的结石，如基质结石、磷酸镁铵结石。

❹ 肾结石伴肾脏解剖结构异常　①孤立肾、马蹄肾或移植肾合并结石梗阻者；②肾盂输尿管连接部狭窄或结石远端梗阻的肾结石；③有慢性疼痛或肾功能恶化的肾盏或憩室内结石。

禁忌证

❶ 绝对禁忌证

（1）严重心、肺、脑等器官疾病，不能耐受麻醉和手术。

（2）严重的凝血功能障碍。

（3）患侧肾脏合并恶性肿瘤，对侧肾功能正常者。

❷ 相对禁忌证

（1）未经治疗的尿路感染。

（2）高血压病和糖尿病控制欠佳者。

（3）盆腔异位肾和肾后结肠者。

（4）脊柱严重后凸或侧凸畸形者。

（5）功能性或解剖性孤立肾肾结石合并同侧肾恶性肿瘤者。

（6）妊娠期结石：PCNL一般不推荐用于妊娠期患者，但有明显症状或积水进行性加重的妊娠期上尿路结石必须请妇产科协助诊治。

术前准备

❶ 控制尿路感染，根据尿液细菌培养和药物敏感试验结果选择药物。

❷ IVU或逆行肾盂输尿管造影、CTU＋CTA、MRU等相关检查明确结石性质、部位和周围情况，根据CT值可初步判断结石硬度。

❸ 可行放射性同位素肾动态显像了解分肾功能。

❹ 术前1天进流质饮食，术前晚清洁灌肠、备皮等。

❺ 对于肥胖或慢性心肺功能异常的患者，若选择俯卧位手术，术前3天开始进行适应性俯卧位锻炼。

麻醉　全麻、椎管内麻醉和局部麻醉，取决于患者情况及外科医生的技术水平。

体位

❶ 俯卧位

（1）常规俯卧位：患者俯卧，头部垫一软枕，头颈部位于正中，肩外展至90°，肘部弯曲至约90°，双手置于头部两侧，双腿伸直，压力点可放置软垫（肘部、髋部、膝部及踝部）。患者腹侧肾区可加软垫，以相对固定并托起肾脏，缩短穿刺距离（图2-13-1，图2-13-2）。

1）优点：①可以提供较大的穿刺区域，有利于多通道的建立；②易于在肾脏乏血管区域穿刺；③肾镜活动度大，且穿刺距离短（图2-13-3）；④便于肾上极穿刺，更易进入肾盂处理结石；⑤便于术中C臂机和超声的使用；⑥操作空间较大。

2）缺点：①需先截石位放置输尿管支架后再摆放俯卧位，增加手术时间；②将患者从截石位翻身至俯卧位的过程需多人配合完成，需格外小心，尤其是肥胖及麻醉欠佳的患者，存在颈椎损伤、角膜擦伤和肢体神经损伤等风险；③俯卧位全麻时气管导管存在脱落风险，不利于麻醉监控，一旦发生心脏停搏等意外，需改为仰卧位抢救；④下腹压易升高，导致膈肌活动受限，下腔静脉和髂静脉受压，呼吸及静脉回流容易受影响，部分肥胖者难以耐受；⑤术中工作鞘多数处于斜向上开口位置，水压冲出碎石的过程中可导致肾盂内压升高，手术时间较长，易增加尿源性脓毒症等感染并发症的风险。

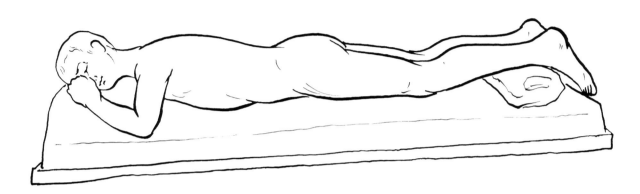

图 2-13-1

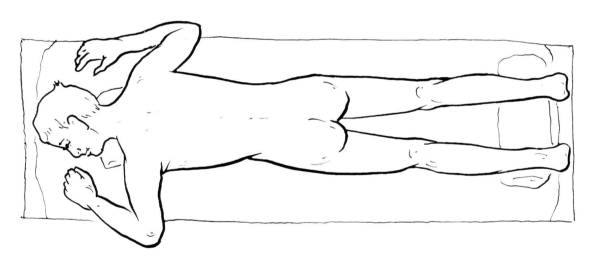

图 2-13-2

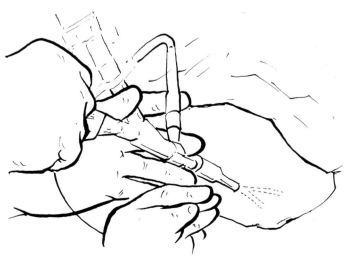

图 2-13-3

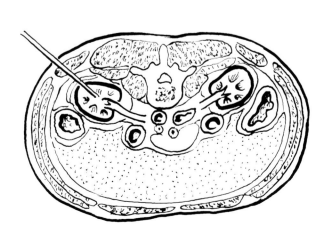

075

（2）俯曲位：患者俯卧，胸部放置软垫支撑，手术台腰部弯曲30°~40°，膝部跪于软垫，膝关节微屈约15°（图2-13-4）。优点是可增加第12肋与髂嵴之间的距离，可使手术操作空间进一步扩大，腰部角度变平可减少臀部对器械的影响，更便于肾上极的穿刺，并增大肾下极穿刺的灵活性。缺点是可能增加气道压力，增加维持麻醉的难度。

（3）分腿式俯卧位：患者俯卧，胸部和上腹部下可放软垫，双下肢置于软垫上，并向两侧展开最大至45°，生殖器位于手术台底部（图2-13-5），为经尿道逆行操作提供了空间，无须转换体位即可同时进行PCNL和逆行输尿管软镜，以及输尿管逆行插管，且无性别限制，一定程度上缩短了手术时间，降低了翻转患者身体的相关风险。缺点是俯卧位逆行输尿管软镜的操作具有挑战性，需有经验的医师完成。

（4）反向截石位：患者俯卧，大腿和膝盖置于模制塑料支架固定，小腿与臀部固定，双腿分开，保持舒适姿态，手术台尾端需尽量降低。主要用于女性，也可在俯卧状态下完成输尿管逆行插管，但和分腿式俯卧位相比没有明显优势。

❷ 仰卧位

（1）常规仰卧位：患者平卧，患侧腰部靠近手术台床边并垫高，同侧手臂置于上胸部，充分暴露腋后线及肩胛下角线，压力点加软垫，同侧下肢充分伸展，对侧肢体取舒适体位（图2-13-6，图2-13-7）。

1）优点：①便于术中气道管理及麻醉监测；②对呼吸、循环影响小；③麻醉后不需要再次搬运和翻身，消除了相应风险，缩短手术时间；④为联合逆行手术提供空间；⑤碎石易于冲出（图2-13-8），可以适当降低肾盂内压，减少了尿源性脓毒症的风险。

2）缺点：①肾穿刺及肾镜的活动度有限，不利于处理复杂性结石、多发性结石和鹿角形结石；②肾脏固定不佳，穿刺及通道扩大难度增加；③不利于肾上极结石的处理；④集合系统视野欠佳。

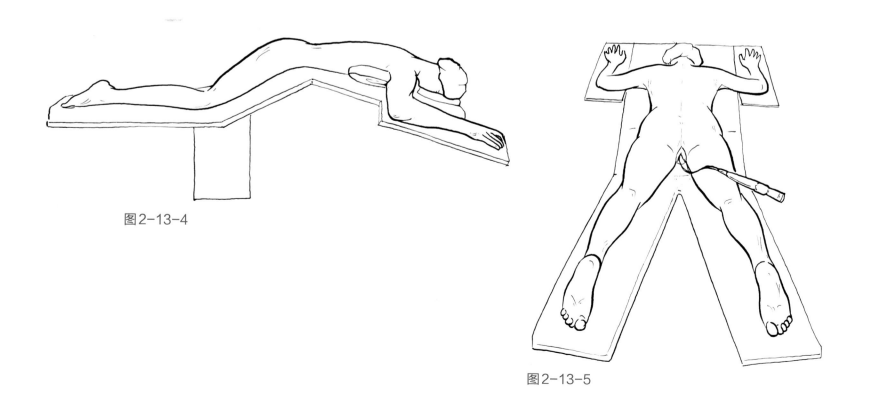

图2-13-4

图2-13-5

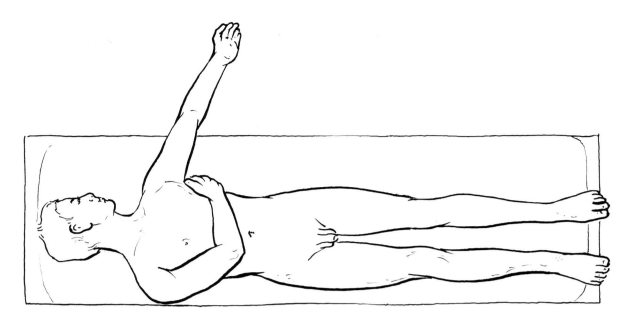

图2-13-6

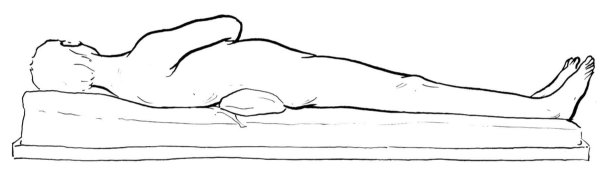

图2-13-7

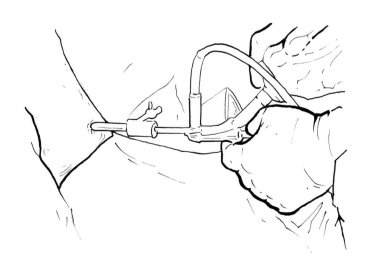

图2-13-8

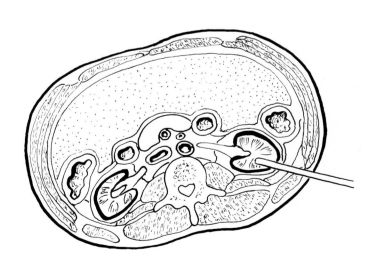

（2）斜仰卧-截石位：患者先仰卧，患侧肩部至臀部的区域垫以软垫固定，使躯体呈斜向上约45°，患侧腰部外侧缘尽量靠近床沿，双下肢截石位，患侧下肢充分伸展，健侧下肢屈膝屈髋外旋，充分暴露患侧腰部和会阴部（图2-13-9）。优点是体位舒适，便于麻醉管理；并提供较开阔的穿刺区域，工作鞘通过水平或向下倾斜，有利于冲出碎石，并保持较低的肾盂内压；斜仰卧时结肠因重力远离肾脏，降低穿刺损伤结肠的风险；特别是双下肢截石位为逆行输尿管镜提供了良好的操作空间，可同时进行两种碎石手术。缺点是增加了X线穿刺定位的难度，且肾脏活动度较大，通道建立难，术中肾盂肾盏视野欠佳。

此外，还有多种改良的仰卧位应用于临床，主要特点与斜仰卧-截石位类似，可以同时进行逆行输尿管软镜操作，主要是对双下肢的位置进行改变，如分腿式斜仰卧位等。

（3）侧卧位：患侧腰部朝上，健侧卧于手术床，垫高腰桥，两侧（头及双下肢）适当放低，充分暴露患侧腰部区域。患侧下肢伸直，健侧髋膝关节屈曲，双下肢之间加以软垫，固定患者身体避免晃动（图2-13-10，图2-13-11）。

1）优点：①适于肥胖者及脊柱后凸者；②相对便于麻醉监测及管理；③便于中转开放手术。

2）缺点：①肾脏活动度大，建立通道较困难；②碎石不易冲出，手术时间长易导致肾盂内压升高，增加尿源性脓毒症风险。

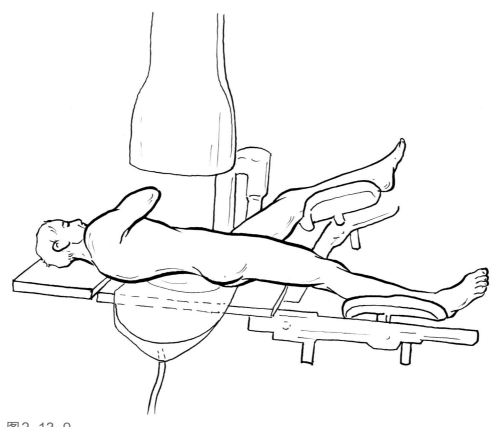

图2-13-9

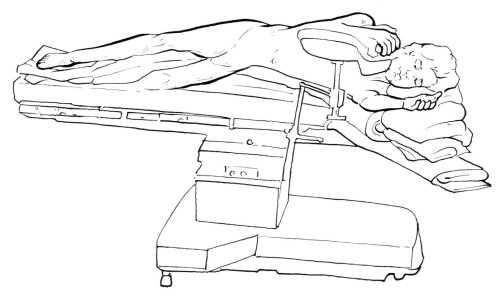

图2-13-10

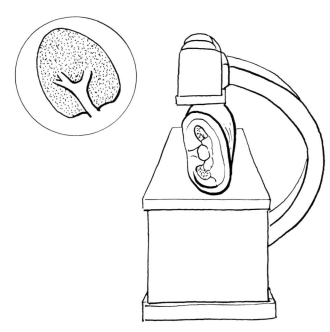

图2-13-11

手术步骤 ❶ 穿刺及定位是手术成功的关键，在X线透视或超声引导下准确完成对目标肾盏的穿刺可大大降低手术的操作难度，在提高结石清除率的同时减少手术并发症。

（1）X线透视定位穿刺：C臂X线透视定位是最早采用的定位方式，常配合术中逆行造影显示肾集合系统，目前最常用的穿刺定位方法包括靶心定位和三角定位。优点是不但可看到集合系统，特别是肾盏的分支情况，从而更好地选择穿刺肾盏，而且可以直接观察穿刺针的位置、扩张过程中导丝的位置以及扩张器的深度，避免和减少扩张过深和造成假道，另外可以直接观察残余结石情况。不足之处在于射线对人体有损害，需要防护射线的手术间及透射线的手术床，设备比较笨重，需要旋转C臂来更好地确定穿刺入路是否是肾盏穹窿部，无法显示肝、脾和肠管等肾脏周围脏器，穿刺扩张过程中可能造成副损伤。

1）靶心定位穿刺：靶心定位的核心关键是"牛眼征"。该方法是先将C臂机与患者长轴置于90°位置，通过逆行注入对比剂了解集合系统情况后选取目标肾盏，旋转C臂机，当穿刺针方向、X线方向及穿刺肾盏在同一直线上时，目标肾盏呈圆盘状，穿刺针呈点状，即可呈现"牛眼征"的特征影像（图2-13-12），进而调整X线角度与穿刺针达90°（图2-13-13），监视穿刺针进入深度，直至到达目标肾盏。

2）三角定位穿刺：该方式是以前后位透视和斜位透视双平面影像透视为指导进行穿刺，前者主要用于监视穿刺针向患者头端及脚端摆动的角度，判断穿刺针在该平面上的方向以及进针的深度。后者则用于判断穿刺针与目标肾盏的关系，监视穿刺针向腹侧或背侧摆动的角度。在麻醉医师的配合下控制患者呼吸有利于准确进入目标肾盏。

（2）超声定位穿刺：根据超声探头平面角度的不同，显影的区域也有所区别，常见的方式包括纵向平面穿刺和横向平面穿刺。超声最大的优势在于没有射线损害，设备小巧灵活，可以观察肾脏周围组织器官，了解肾实质厚度、集合系统、结石和肾脏积水等情况，可以较容易地观察肾盏穹窿部，完成目标肾盏的穿刺。特别适用于脊柱畸形、异位肾、肝脾大等情况下的辅助定位。部分超声探头配备有穿刺架（图2-13-14），有助于提高穿刺的成功率。而徒手穿刺的时候，保持穿刺针距离超声探头0.5cm有助于灵活调整进针的角度。但超声辅助穿刺定位对设备质量要求高，图像越差穿刺难度越高，此外，穿刺路径较长也会影响超声图像质量，比如在肥胖患者中不容易观察穿刺路径。当目标肾盏没有积水时也会增加穿刺难度。另外，超声定位较难监控导丝和筋膜扩张器进入的深度和位置，对残留结石的观察比较困难。需要建立多通道时，若肾周渗液较多、肾内有血块，可对超声影像产生影响。

1）纵向平面穿刺：超声探头纵向平面穿刺也称为平面内穿刺，从超声探头的头端（图2-13-15）或者尾端，通过矢状面图像观察肾脏并进行穿刺。主要特点在于穿刺过程中可以全程观察目标肾盏以及穿刺通路，即可以显示穿刺针的行程。

2）横向平面穿刺：超声探头横向平面穿刺也称为平面外穿刺，从超声探头的侧方进行穿刺，有利于术者从冠状面观察肾脏肾盏的情况，观察范围大，其不足在于无法全程观察穿刺针的行程，特别是靠近超声探头的穿刺针部分。

（3）超声联合X线透视定位穿刺：能利用两种技术的优势快速准确地完成穿刺。超声可清楚显示肾周脏器结构、快速获取肾脏后组肾盏及其穹窿部的图像，而且能够较精确地判断穿刺距离，同时借助X线透视通过逆行造影可明确肾盏情况以及监控穿刺和扩张的深度。当集合系统扩张严重、逆行造影无法显示肾盏结构，或者担心逆行造影加重感染时联合超声定位有助于选择目标肾盏。特别是患者肥胖、目标肾盏细小，以及肾脏结构异常时，如肾脏旋转不良、异位肾、马蹄肾，超声联合X线透视定位效果更佳，可减少穿刺针数，较少出现通道丢失和扩张意外等情况。

（4）可视化穿刺：可通过成像系统直接看到针尖所处的组织形态结构，让术者真正看到是否穿刺到集合系统乃至结石，从而提高穿刺成功率。可视化穿刺需要在X线或超声定位的引导下完成，从而保证从目标肾盏的穹窿部进行穿刺。在完成可视化穿刺后可不进一步扩大经皮肾通道，而是利用4.85Fr穿刺针鞘完成PCNL手术。

（5）CT引导定位穿刺：CT引导下的穿刺可以显示人体的横断面图像，对于复杂病例，如合并脊柱畸形、病态肥胖、内脏解剖异常和肾脏解剖异常（如异位肾、多囊肾、肾血管平滑肌脂肪瘤等）等情况时，可以帮助术者更加清晰地了解肾脏解剖和肾周相关组织结构，为精准穿刺提供更加准确的辅助，还可以及时了解术中肾脏周围渗出和结石残留等情况。

（6）输尿管软镜引导定位穿刺：输尿管软镜引导下的穿刺可通过输尿管软镜观察穿刺针是否从目标肾盏的穹窿部进入集合系统，从而提高穿刺的准确率和成功率。同时可联合输尿管软镜碎石，提高复杂肾结石的结石清除率。

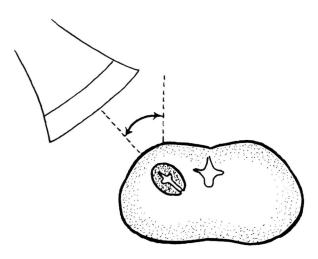

图2-13-12

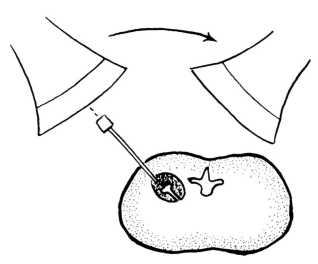

图2-13-13

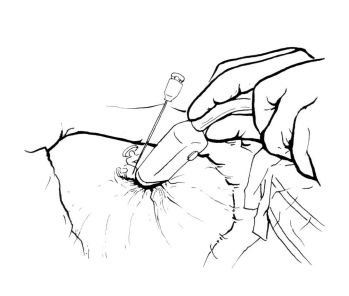

图2-13-14

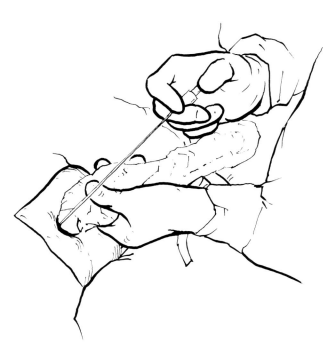

图2-13-15

❷ 通道的扩张及建立　经皮肾穿刺成功之后，经穿刺针置入安全导丝，在导丝的引导下进行通道的扩张，从而建立经皮肾通道是手术的另一个关键步骤。

（1）安全导丝：主要有疏水性超滑导丝和亲水性超滑导丝。以斑马导丝为代表的安全导丝属于典型的疏水性超滑导丝，疏水性涂层通过形成"蜡状表面"以减少摩擦，具有良好柔韧性，不易产生折曲，前端4~5cm是软的，不易导致穿孔、黏膜下损伤，后面的主体部分较硬，部分类型的导丝主体为金属材料，因此在扩张过程中具有良好的引导性，不易发生导丝的扭结和弯曲。泥鳅导丝属于典型的亲水性超滑导丝，表面有亲水性涂层，在导丝表面形成"凝胶状"外层，降低导丝通过的阻力。导丝头端柔软性极佳，使导丝更易进入没有积水的结石和肾盏黏膜间的间隙，同时降低了插到黏膜下的概率。对于直头导丝而言最好能将导丝放置到输尿管内再进行扩张，若导丝在肾集合系统内盘曲，置入长度应至少5~10cm，否则导丝容易在扩张过程中脱出。除了使用直头导丝也可以使用头端弯曲的导丝，如"J"型金属导丝，可以将头端钩在肾盏内。无论应用何种导丝引导，在扩张前都要确保导丝至少位于所穿刺的肾盏之内。

（2）扩张器

1）筋膜扩张器（图2-13-16）：最常用，由不透X线的聚乙烯材料制成，具有一定弹性和顺应性，一般由8Fr开始，以2Fr递增，12Fr以上配有peel-away薄鞘。使用时将筋膜扩张器套在导丝上，将导丝稍向后拉直避免导丝弯曲，旋转扩张器并向前推进，每次推进深度保持相等，避免推进过深穿破肾盂，扩张过程中遵循宁浅勿深的原则，并可以应用X线观察扩张器的位置。其优点是价格低廉，由于需要多次扩张，可能存在导丝移位脱出、通道丢失和集合系统穿孔的风险。

2）金属套叠扩张器：形如拉杆天线或伸拉式望远镜，质地坚硬，轴心为8Fr，以4Fr递增。使用方法与筋膜扩张器类似，在导丝引导下逐个套叠递增金属扩张器的管径，向集合系统推进，直至所需通道大小。金属扩张器可以重复使用，对既往术后出现严重的肾周纤维化或瘢痕组织也可以进行有效扩张。需要注意的是，在应用金属扩张器扩张的过程中同样存在导丝移位的风险，另外由于其硬度大、尖端较锐，扩张过程中施加的力量如控制不佳或操作不慎，易造成较大的集合系统损伤、穿孔和出血的风险，因此在扩张过程中需要同样遵循宁浅勿深的原则，必要时应用X线观察扩张器位置。

3）高压球囊扩张器（图2-13-17）：由1条7Fr球囊导管和1个24Fr或者30Fr的工作球囊及压力泵组成，一般球囊直径8mm，长度15cm，在X线或超声引导下将球囊扩张器沿导丝放置到集合系统，特别是在X线引导下有助于提高球囊扩张建立通道的成功率。将压力泵连接球囊导管后向球囊内注入生理盐水，可一次性建立通道。由于一次性完成通道的扩张，不易导致通道丢失，通道建立用时少，并可减少对肾组织的切割

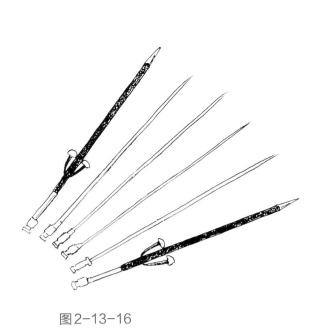

图2-13-16

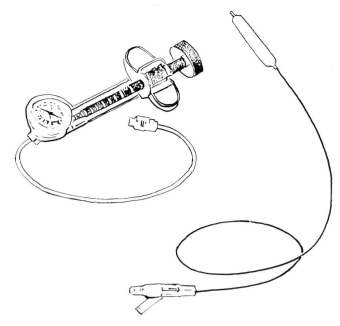

图2-13-17

损伤。缺点在于价格昂贵，不利于推广，若既往有开放性手术史，肾脏周围的瘢痕组织可能会影响球囊的效率。

（3）扩张方法：主要分为序贯扩张法（逐级扩张法）和一步扩张法等。

1）序贯扩张法：筋膜扩张器或金属套叠扩张器的扩张方式即为序贯扩张法。在导丝引导下将扩张器按从小到大的顺序依次进行扩张。反复更换扩张器进行扩张的过程增加了通道建立的时间，可能因反复切割肾脏组织造成出血，同时要注意导丝移位、扩张方向变化，以及通道丢失的风险。

2）一步扩张法：省去了传统方法反复更换扩张器的繁琐步骤，操作时在导丝引导下直接将通道扩张至所需管径，最常使用的是球囊扩张器。最大的优势在于通道建立时间短，可减少X线暴露时间，通道丢失率相对低。但对于空间狭小的肾盏结石以及存在肾周瘢痕组织时通道建立成功率略低。

❸ 腔内碎石与取石　通过已经建立的经皮肾通道，将集合系统内的结石击碎并取出是PCNL的一个重要步骤。常用的腔内碎石设备包括气压弹道碎石、超声碎石、超声联合气压弹道碎石清石系统，以及激光碎石等，可以根据术中情况选择不同的碎石装置。

（1）气压弹道碎石：气压弹道碎石机通过压缩气体击发弹道内子弹体，反复撞击碎石探针，通过脉冲式击打结石，利用机械能粉碎结石（图2-13-18）。优点：①不产热，无热损伤；②快速碎石，安全性能高；③几乎可以用于各种成分的结石碎石；④操作简单且维护成本低廉。缺点：①当集合系统空间较大、积水严重时，因碎石产生的冲击力较大而致结石移位，不易击碎；②较难击碎质地较坚韧（如一水草酸钙、胱氨酸结石）或者很软的结石（磷酸镁铵结石）；③易将黏膜甚至集合系统击穿。在使用过程中可以用通道鞘前端固定结石，从而避免在碎石过程中移位，另外，碎石过程中保证探针接触结石的最佳受力点，采用短促间断连击的方法碎石。

（2）超声碎石：原理是当电流流经压电陶瓷晶体时产生超声波，并使其在23~25kHz处产生共振。超声探针接触到结石时会引起结石共振并将其击碎。超声手柄同时连接负压吸引装置，将结石击碎的同时通过中空超声探针将碎石吸出体外（图2-13-19）。优点：①能够使用较大口径的超声探头同时击碎和清除结石；②非常适用于质地较为松脆的结石（如感染性结石）；③超声探杆和人体组织难以产生共振，不容易造成肾盂黏膜的损伤；④由于碎石的同时可以将灌注液吸出，有利于降低肾盂内压力，减少感染性并发症。但碎石过程中会产生热量，且高频振动超声探杆容易断裂，成本较高，对于胱氨酸、一水草酸钙等坚韧的结石碎石效果较差，此外超声探杆本身也会对黏膜造成损伤，并且通常需要建立较大的取石通道。因此在超声碎石过程中需要注意调节负压吸引的压力，保证吸引系统管道通畅，特别防止碎石堵塞负压吸引系统；如果结石较为坚硬，可以应用气压弹道碎石或者钬激光将坚硬的结石破碎成小块，再应用超声碎石。

（3）超声联合气压弹道碎石清石系统：整合了气压弹道能够击碎较坚硬结石和超声碎石边碎边吸的优势，碎石较单纯气压弹道或超声碎石更快，并可以在快速碎石的同时将结石清除，缩短了手术时间，兼有负压吸引系统可有效降低肾盂内压力的优势，降低了术后感染的风险。但使用的探杆口径更大，需要建立更大的经皮肾取石通道。

（4）激光碎石

1）钬激光碎石：通过在光纤末端形成空化气泡产生声光效应，当空泡塌陷时会产生冲击波，从而将结石击碎，还可以通过光热效应导致结石气化和解体。优点：由于钬激光能量主要被水吸收，因此对组织的损害小；可应用于所有成分的结石碎石，尤其适用于坚韧结石；可以通过能量调节将结石击碎成颗粒状或者粉末状；有不同直径的光纤，可联合所有腔镜使用。"摩西效应"碎石：通过特定的激光发射模式，激发的能量产生气泡将水分离，并将能量通过气泡传递到结石表面，称为"摩西效应"。摩西技术碎石能够减少结石的位移使碎石更高效、更安全。缺点：结石体积较大时相对气压弹道碎石时间会较长；碎石过程产热，需持续灌注，可能会增加术后感染的概率；由于钬激光的切割作用，直接接触黏膜会造成组织损伤；碎石过程中光纤距离腔镜太近时会造成腔镜损害；成本相对较高。使用钬激光碎石过程中需要注意：虽然功率越高碎石效果越好，但也增加了组织损伤的风险；保证激光光纤伸出腔镜

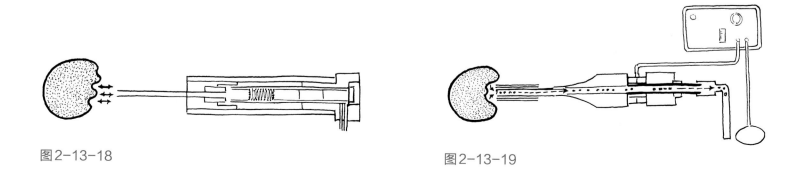

图2-13-18   图2-13-19

2mm以上并固定，避免损坏腔镜；根据结石的大小和硬度调节碎石的功率；质硬的鹿角形结石可先用钬激光多处打孔碎石，再联合气压弹道碎石，从而加快碎石速度。

2）铥激光碎石：具有良好组织汽化效能，主要用于前列腺增生的汽化切除术，但通过改变铥激光的激光脉冲发射方式，超脉冲铥激光通过低能高频模式可以快速粉碎结石，因能量较低、结石位移较小，且不会产生明显的热量，对组织的损伤也较钬激光小。

（5）电动液压碎石装置：电流通过两个电极之间的绝缘区域产生火花，火花可在电极周围形成水蒸气，产生气泡，在膨胀过程中产生冲击波。电动液压碎石价格低廉，在软硬镜均可使用，但碎石效率较低，尤其是难以粉碎坚硬的结石，快速膨胀使气泡产生的能量容易损伤尿路上皮组织，因而应用较少。

❹ 碎石的取出　传统的PCNL术中将结石击碎后再用取石钳钳出体外，但是当结石负荷较大时取石速度较慢，新的取石方式使取石速度更快，缩短了手术时间。

（1）脉冲式冲石：当使用的通道鞘较小（<20Fr）时，集合系统被灌注液充盈后快速将肾镜撤出到体外，碎石可随灌注液被冲出体外。应用脉冲式灌注泵能进一步提高脉冲式取石效率。冲石过程中尽量将扩张鞘贴近盏颈或局限在某一区域，形成狭小空间，以利于碎石进入到通道鞘内。如果集合系统扩张明显，或碎石所在位置空间较大，结石密度较大，则冲石效果会降低。另外，如果术中灌注压力过高，会导致术后感染风险增加。

（2）负压取石：在碎石的同时利用负压吸引装置吸出结石碎块，不但可以提高清石效率，而且与脉冲式冲石取石相比，可以保证较低的肾盂压力，降低术后感染的风险。目前采用负压吸引装置取出碎石的方法，一是碎石设备同时带有负压，如超声碎石清石系统，在击碎结石的同时，由于超声手柄连接负压，可以通过中空的超声探杆将碎石吸出。二是通道鞘连接负压，将负压系统与通道鞘连接负压部分相连，目前具有连接负压吸引的通道鞘多呈"Y"形，直接作为肾镜出入的通道，灌注泵与肾镜连接，斜部连接负压吸引，二者之间连接结石标本收集瓶，碎石过程中较小的结石碎片可经镜鞘间隙吸出，较大结石可通过后退镜体，将结石吸取到负压收集瓶中。值得注意的是，超微经皮肾镜取石术中应用的双侧负压吸引通道鞘，灌注泵既可以与肾镜的灌注通道连接，也可以与通道鞘连接（图2-13-20）。

术中要点　❶ 体位的选择　一般认为进行肾中极和肾下极穿刺时无论俯卧位还是仰卧位都可以达到相同效果，但俯卧位对于肾上极或者靠近脊柱的穿刺具有优势，此外，俯卧位时肾镜摆动范围更大，更适合复杂性结石。对于体位改变有困难的患者可以采取仰卧位，另外，虽然普遍认为仰卧位对呼吸、心血管影响小，但目前的研究认为并没有明显的优势。

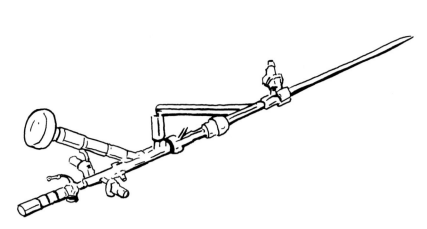

图2-13-20

❷ 辅助穿刺定位的方式　目前无论是X线、超声、CT，还是逆行内镜直视下联合穿刺，尚没有单一引导技术可以达到完美的穿刺效果。最重要的是保证穿刺成功，以便建立取石经皮肾通道。准确完成对目标肾盏的穿刺在提高结石清除率的同时能够减少并发症，因此需要熟悉各种穿刺定位方式，根据自己掌握的技巧和患者的具体情况选择不同方式。

❸ 穿刺入路及部位　理想的穿刺入路是肾盏穹窿部，沿着肾乳头中线进行扩张，可以减少血管损伤和出血。在设计穿刺入路时需要考虑结石的负荷及位置，以及肾脏解剖结构，特别是肾盏的分支构成等多种因素。一般认为肾上极入路可以更好地兼顾输尿管上段，而中盏入路到达肾脏的距离最短，特别是对于鹿角形结石，如果想尽快清除肾盂结石，可以选择中盏入路。当所穿刺肾盏和想要到达的肾盏夹角呈锐角时，要避免剧烈摆动肾镜，以免造成盏颈撕裂。另外使用的通道越大，肾镜的摆动越受限。需要注意的是即使初始穿刺位置非常理想，某些结石所在肾盏仍可能无法到达，需要建立新的经皮肾通道，或者联合逆行输尿管软镜碎石术。

❹ 多镜联合碎石术　PCNL是处理鹿角形肾结石、多发性肾结石、合并解剖结构异常的肾结石等复杂性上尿路结石的主要手术方式。但由于PCNL存在不可避免的局限性，如强行过度摆动镜体进入各个肾盏寻找结石，易导致肾皮质及肾盂肾盏撕裂造成严重出血，因此手术完全清除结石仍是临床中很棘手的问题。多镜联合碎石术是指同时或序贯联合应用输尿管软硬镜、软硬式肾镜、膀胱软镜等微创技术中的两种或以上技术方案，目的是实现最大程度的微创化，从而降低手术风险，提高手术安全性和结石清除率，是目前复杂性肾结石微创治疗的一种全新模式，也是复杂性肾结石治疗的发展趋势。

❺ 安全乃重中之重　术中如果发现脓尿，甚至脓肾，要及时终止手术，留置肾造瘘管充分引流，在控制感染的情况下择期手术。同时注意患者心率、血压、冲洗液的颜色以及手术时间等，对于结石负荷大、复杂的结石做到适可而止，不要一味追求结石的清除率。

术后处理　❶ 术后常规处理　完善实验室检查，包括血常规、凝血功能和血生化检查，包括降钙素原和超敏C反应蛋白等，及时发现出血、肾脏功能变化和感染。

❷ 根据尿液细菌培养结果选择敏感抗生素，术后如无感染性并发症，抗生素使用不可超过2天，但即使术前尿液细菌培养阴性或依据中段尿细菌培养结果应用了抗生素治疗，术后仍有可能发生感染，与术中结石内的细菌及细菌内毒素释放有关。因此，术后抗生素的使用可参考结石细菌培养的结果。

❸ 术后经造瘘管可引出不同程度的血尿，多为浅红色，不伴有或伴有少量小血块，一般应在48小时之内自然转清后即可拔除造瘘管。若造瘘管中有深红色或暗红色的血液缓慢流出，则考虑静脉性渗血，可通过夹闭肾造瘘管10~30分钟，待集合系统内形成血凝块可控制出血。若造瘘管引出鲜红色血液、夹闭造瘘管后血液持续从造瘘管周围渗出、夹闭造瘘管后患者同侧腰痛持续加重或局部肿胀，应警惕PCNL所致的动脉性血管损伤并发症，必要时可行肾动脉血管造影证实并行栓塞治疗。

❹ 输尿管内支架管可能引起尿频、尿急、血尿、膀胱输尿管反流和尿路感染等，一般术后4周拔除输尿管内支架管。对于无输尿管梗阻、无明显出血或集合系统穿孔、无残留结石，可以不留置输尿管内支架，或术后1~2周内即可拔除内支架管，以减少相关并发症的发生。

❺ 术后结石成分分析有助于患者的饮食指导、治疗及预防复发，推荐对所有的初发患者及结石完全清除后出现早期或远期复发的患者进行结石成分分析。

❻ 所有PCNL患者若无特殊情况，建议早期下床活动，尽早进食及拔除尿管，达到快速康复的目的。

第十四节　输尿管镜肾结石碎石术

适 应 证　❶　≤2cm的肾结石。

❷　>2cm的部分鹿角形结石。

❸　肾盏憩室结石。

❹　ESWL失败或PCNL术后残留的结石。

❺　严重肥胖、脊柱畸形或出血性疾病等不适合PCNL者。

❻　肾解剖异常如马蹄肾、异位肾、多囊肾、重复肾，以及髓质海绵肾等合并结石者。

❼　特殊人群如孕妇、婴幼儿及飞行员等合并结石者。

禁 忌 证　❶　未控制的泌尿系统感染。

❷　严重心、肺、脑等器官疾病，不能耐受麻醉和手术。

③ 严重的凝血功能障碍。

④ 严重尿道或输尿管狭窄，无法行腔内手术。

⑤ 严重髋关节畸形，无法截石位。

术前准备

① 控制尿路感染，根据尿液细菌培养和药物敏感试验结果选择药物。

② IVU、逆行肾盂输尿管造影，以及CTU检查明确结石性质、部位和周围情况，根据CT值可初步判断结石硬度。

③ 术前2周预置入4.8~7Fr的输尿管支架管，为手术置入输尿管镜做准备。

④ 术前1天进流质饮食，术前晚清洁灌肠、备皮等。

麻　　醉

椎管内麻醉或全麻。

体　　位

截石位。

手术步骤

① 经尿道将输尿管硬镜插入膀胱，向患侧输尿管口置入导丝，并在导丝引导下缓慢进入输尿管（图2-14-1），此过程的目的是主动扩张输尿管并探查输尿管全长，若发现输尿管内有结石、息肉和狭窄等可先期处理，此过程还有一个作用就是可以大致测量输尿管长度，以决定输尿管通道鞘的长度。

② 将安全导丝留置于肾盂，缓慢退出输尿管硬镜，沿导丝缓慢推送输尿管通道鞘，长度以输尿管硬镜测量的输尿管长度为标准，将输尿管通道鞘置入肾盂和输尿管连接部或稍下方，拔除输尿管通道鞘内芯，经输尿管通道鞘插入输尿管软镜至肾盂（图2-14-2）。

③ 应用输尿管软镜观察肾盂及各个肾盏，寻找结石，发现结石后置入钬激光光纤，调整角度，开始碎石，将结石粉末化，用取石网篮取出较大块结石，送结石分析（图2-14-3，图2-14-4）。

④ 将较大结石取出后，残余细小结石屑待术后自行随尿液排出，撤出光纤，置入导丝，退出软镜及输尿管通道鞘，在输尿管硬镜直视下沿导丝置入输尿管支架管，撤镜，留置尿管。

术中要点

① 术中灌注的方法有手工灌注法和输液法等，不建议使用灌注泵，注意灌注压力，尽量避免全身炎症反应综合征以及脓毒症的发生。

② 置入软镜时应采用加硬的超滑导丝，置入过程轻柔，保持鞘与导丝的同轴移动，避免使用暴力。

③ 如遇输尿管狭窄，输尿管硬镜或输尿管通道鞘无法通过时，可使用带有超滑涂层的输尿管通道鞘内芯预扩张或输尿管球囊扩张，或者留置输尿管支架管，2周后手术。

④ 激光的功率设定有高频低能和高能低频之分，如果结石较小，建议采用高能低频，将结石颗粒化，然后用取石网篮将结石取出，如果结石较大，一般采用高频低能，直接将结石粉末化。

⑤ 有时下盏结石由于肾盂肾下盏夹角过小，输尿管镜无法到达，可采用取石网篮将结石移至中盏或上盏进行碎石。

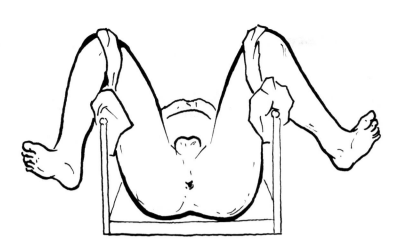

图 2-14-1

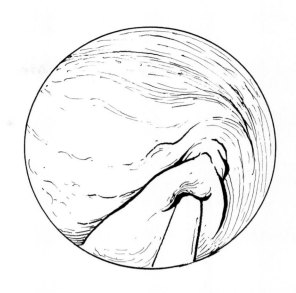

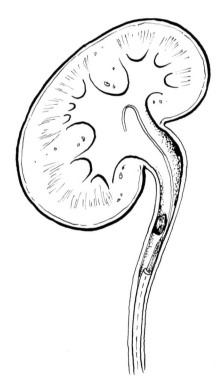

图 2-14-2

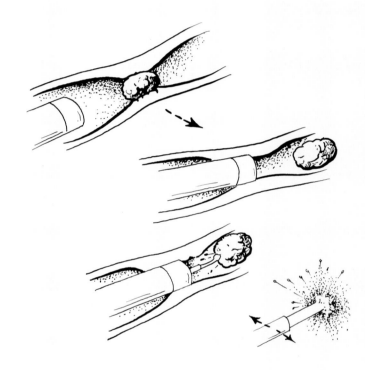

图 2-14-3

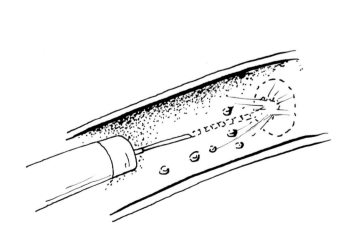

图 2-14-4

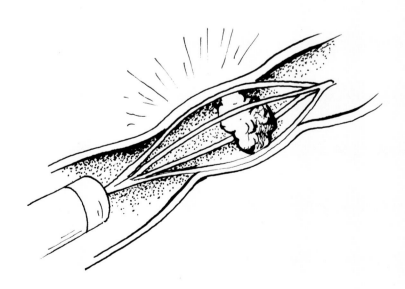

⑥ 输尿管损伤　常常由于操作手法粗暴造成，可见于插入导丝、进硬镜、置入输尿管通道鞘及置入软镜等各个阶段，按照损伤程度可分为黏膜损伤、肌层损伤、穿孔和断裂等，轻度损伤可继续手术，中度损伤可保留输尿管支架管1~3个月，重度损伤可能需要开放手术。

术后处理

❶ 术后6小时可下地活动，术后1天复查KUB，了解结石粉碎情况及输尿管支架管位置。

❷ 术后第2~3天根据患者恢复情况可以考虑出院。

❸ 术后1周或1个月复查KUB或CTU，了解结石排出情况，视术中情况决定拔出输尿管支架管的时间。

❹ 根据结石分析报告指导健康饮食。

❺ 术后3个月行CT检查，判断有无结石残留。

❻ 尿源性脓毒血症　一般是感染性结石或结石合并感染，手术中由于灌注压力造成细菌入血引起，表现为发热、寒战、心率加快、呼吸急促、血常规异常等，严重者可出现血压下降等感染性休克表现。应该预防为主，注意术前合理应用抗生素、术中控制手术时间和注水压力，以及避免激光损伤黏膜和减少出血。一旦出现脓毒血症，应立即更换碳青霉烯类药物，加强监护，防治休克和多器官衰竭。

❼ 肾被膜下血肿　表现为术后持续发热伴腰部疼痛，治疗以穿刺引流为主，但出血早期不宜引流，建议软镜手术10~14天后在超声引导下穿刺引流，引流液做细菌培养，根据引流量，引流管保留1~4周。如果出血量少、无发热等症状可不予处理。

❽ 石街梗阻　碎石排出过程中常见此并发症。治疗上可采用保守治疗、药物治疗、体外碎石或输尿管镜等手段。

第三章

输尿管手术

扫描二维码，
观看本书所有
手术视频

第一节 输尿管狭窄修复与松解术

一 回肠代输尿管术

适 应 证
❶ 长段输尿管狭窄无法行切除吻合。
❷ 膀胱病变无法采用膀胱瓣行输尿管狭窄或缺损修复。

禁 忌 证
❶ 肾功能不全，肌酐 >2mg/dl。
❷ 膀胱功能差或膀胱出口梗阻。
❸ 炎症性肠道疾病，放射性肠炎。
❹ 严重凝血功能障碍。
❺ 严重的心、肺、脑等器官疾病，不能耐受麻醉与手术者。

术前准备
❶ 明确输尿管狭窄原因，通过CTU等各种检查明确输尿管狭窄位置和长度。
❷ 尿流动力学检查明确膀胱的顺应性以及逼尿肌功能。
❸ 上尿路积水严重，存在感染或肾功能减退者可行肾造瘘或双J管内引流缓解症状。
❹ 尿路感染者选用敏感抗生素治疗，一般情况稳定后手术。
❺ 术前充分肠道准备。
❻ 术晨留置胃肠减压管。
❼ 术前可于患侧输尿管内留置导丝或输尿管导管帮助术中辨认输尿管。

麻 醉 静脉吸入复合全麻或椎管内麻醉。

体 位 平卧位。

手术步骤
❶ 经腹部正中切口，切开皮肤、皮下组织及腹白线，切开腹膜，进入腹腔，沿结肠旁沟切开与狭窄侧输尿管同侧的侧腹膜，将结肠向内侧游离，显露输尿管（图3-1-1）。
❷ 找到并游离狭窄段输尿管，分离狭窄段近端的正常输尿管，确定狭窄段输尿管的长度，如输尿管狭窄已经累及输尿管全长，肠管需要与肾盂吻合。可以向下游离肾脏，并采用膀胱悬吊和膀胱壁瓣技术缩短所需的肠管长度。在狭窄段输尿管近端或者肾盂输尿管连接部水平切断输尿管。
❸ 距回盲瓣至少15cm截取与狭窄段输尿管长度相同的回肠用于替代输尿管，缝支持线标记肠管的近端。截取回肠段后，反复冲洗，去除肠内容物。4-0可吸收线连续缝合吻合肠管，并用4-0可吸收线间断缝合浆肌层加固，注意吻合口的血运良好，然后间断缝合肠系膜开口。
❹ 切开同侧结肠系膜，大约5cm，将回肠段经系膜窗置于外侧结肠后方（图3-1-2），用3-0可吸收线连续或间断全层缝合，将肠段近端与肾盂吻合，并用间断缝合加固（图3-1-3），可以经肾造瘘管注入无菌生理盐水证实没有漏尿。于一侧膀胱顶部切开，长度与肠管宽度相似，用3-0可

吸收线间断全层缝合，吻合肠管远端与膀胱壁（图3-1-4，图3-1-5），间断缝合加固，输尿管内放置7Fr的双J管，并用5-0可吸收线将其缝合固定于肠段的近端和远端肠壁。留置三腔气囊尿管，充盈膀胱，证实膀胱和肠管吻合口没有漏尿。如有部分正常上段输尿管，可以将回肠近端用4-0可吸收线缝合关闭，将输尿管和回肠壁端侧吻合，将近段回肠壁用3-0可吸收线缝合固定于腹后壁。对于右侧输尿管狭窄可以将盲肠和降结肠向内上方分离，避免结肠系膜开窗。

⑤ 彻底止血，分别于上下两个吻合口附近留置引流管，关闭切口。

术中要点

❶ 裁取回肠的远端应距离回盲瓣15cm以上，并充分保证截取肠段血供。

❷ 对于肾内型肾盂或者肾盂瘢痕化毁损严重者，可以切除部分肾脏下极实质后近端行回肠肾盏吻合。

❸ 肠管蠕动方向必须与尿液输送方向一致。

❹ 可以向下游离肾脏，并采用膀胱悬吊和膀胱壁瓣技术缩短所需的肠管长度，减少代谢并发症和黏液。

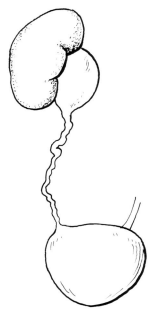

图3-1-1

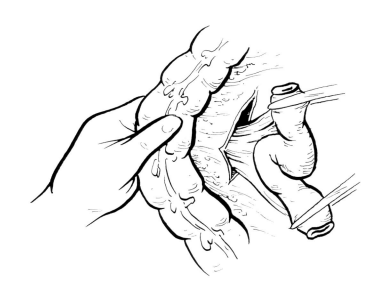

图3-1-2

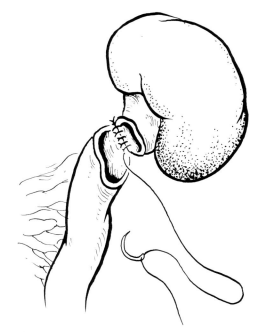

图3-1-3

093

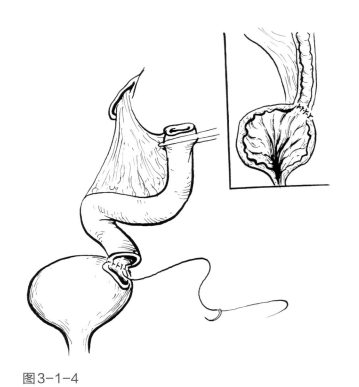
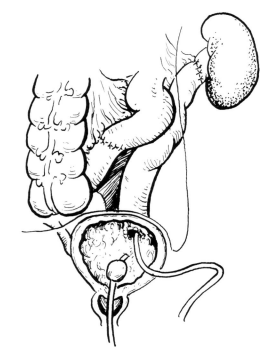

图3-1-4　　　　　　　　　　　　　　　　　　　　　　图3-1-5

术中要点	游离肠管时要保证肠段的血运，肠系膜需要切开较深，使肠段有足够的活动性，如回肠的活动性不够，可以截取同侧的结肠用于替代输尿管。对于因炎症挛缩的肾内肾盂，需要将回肠与扩张的肾下盏吻合。
术后处理	❶ 应用抗生素预防感染。
	❷ 注意引流量变化，一般术后2周拔除尿管和引流管，拔管前最好进行顺行或逆行造影除外漏尿，引流液每天<10ml，其肌酐水平与血浆肌酐水平一致。
	❸ 术后8周拔除双J管。
	❹ 顺行肾盂造影显示无梗阻，且夹闭肾造瘘管1周后无梗阻症状，拔除肾造瘘管。

二　输尿管松解术

适 应 证	腹膜后纤维化等疾病导致的周围组织压迫输尿管，导致输尿管和肾盂扩张，以及肾功能受损。
禁 忌 证	❶ 严重凝血功能障碍。
	❷ 严重的心、肺、脑等器官疾病，不能耐受麻醉与手术者。
	❸ 严重慢性肾病。
	❹ 恶性肿瘤导致的腹膜后纤维化表现。
术前准备	❶ 通过CTU等各种检查明确输尿管狭窄位置、长度。
	❷ 存在感染或肾功能减退者可行肾造瘘或双J管内引流缓解症状。
	❸ 术前肠道准备。
	❹ 尿路感染者选用敏感抗生素治疗，一般情况稳定后手术。

⑤ 术晨留置胃肠减压管。

⑥ 术前于患侧输尿管内留置导丝或输尿管导管帮助术中辨认输尿管。

麻　　醉　　全麻或椎管内麻醉。

体　　位　　平卧位。

手术步骤　　输尿管松解术可以行开放手术也可以在腹腔镜下手术，但考虑到手术的复杂程度，开放手术仍被认为是"金标准"。尽管腹膜后纤维化常导致一侧肾积水，但原则上应当手术处理双侧输尿管。

① 经腹部正中切口，从剑突向下，绕脐至耻骨联合，逐层切开，进入腹腔（图3-1-6）。

② 沿两侧结肠外侧Toldt线切开侧腹膜，将升结肠和降结肠内翻暴露腹膜后纤维化组织（图3-1-7，图3-1-8），术中取冰冻活检除外恶性病变。

③ 沿术前置入的导丝或输尿管支架管走行辨识输尿管位置，首先找到梗阻段上方和下方的输尿管，将其游离后用胶带提起，分别从梗阻段输尿管上方和下方两个方向游离。上端通常位于肾盂输尿管连接部下方，下端一般跨过髂总动脉至盆腔。用直角钳挑起输尿管腹侧前方的纤维化组织，用剪刀锐性切开纤维组织，游离输尿管。输尿管与周围纤维组织之间通常相对血管稀少（图3-1-9）。

④ 输尿管的重置及保护有3种方法：①将输尿管向外侧移位，将后腹膜固定到腰大肌，输尿管置于腹膜外侧；②将后腹膜在输尿管后方关闭，使输尿管位于腹腔内；③将输尿管用大网膜包裹后放置于腹腔。最常用的方法是第3种，修剪大网膜并包裹游离输尿管（图3-1-10）。

⑤ 术前双J管置入失败者，可以术中经膀胱镜置入双J管，留置导尿管、双侧腹腔引流管，关闭切口。

术中要点　　① 仔细游离输尿管，保护输尿管外膜及血供，游离输尿管时锐性切开其表面的纤维组织块，一旦误伤输尿管需要及时用可吸收线缝合。

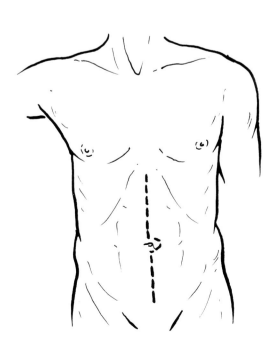

图3-1-6

❷ 如果大网膜不能使用，则可以考虑将肾周脂肪或结肠周围脂肪组织固定在输尿管和纤维组织之间。

❸ 术后输尿管内放置双 J 管，起到支架作用，引流尿液促进愈合。

❹ 如果术中发现腹膜后纤维化严重无法松解输尿管，可以考虑自体肾移植。

❺ 如果肾积水严重损伤肾功能可考虑行患肾切除。

❻ 被纤维组织包裹的输尿管被松解后可见血运改善，输尿管被完全松解后可以术中进行 Whittaker 试验证实有无输尿管梗阻，并再次在纤维组织深部活检进行病理检查。即使手术时仅一侧输尿管被纤维组织包裹，也应该考虑同时行对侧输尿管松解术。

术后处理 　❶ 抗生素预防感染。

❷ 术后 3~5 天拔除引流管，7 天拔除尿管。

❸ 术后可给予激素治疗预防复发。

❹ 术后 4~6 周拔除输尿管支架管。

❺ 术后复查肾功能，定期行肾图及 CT 检查随访。

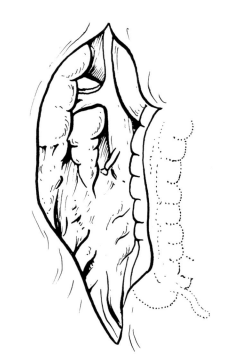

图 3-1-7

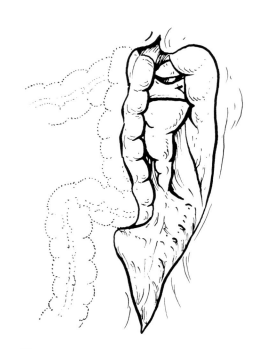

图 3-1-8

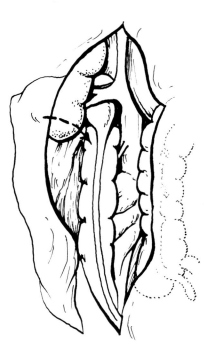

图 3-1-9

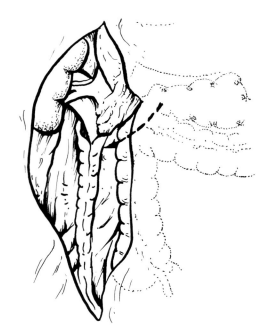

图 3-1-10

第二节　输尿管狭窄的内镜治疗

一　输尿管狭窄球囊扩张术

适 应 证	输尿管狭窄严重影响肾脏功能，输尿管狭窄段长度<2cm。
禁 忌 证	❶ 输尿管狭窄段过长。
	❷ 严重凝血功能障碍。
	❸ 严重的心、肺、脑等器官疾病，不能耐受麻醉与手术者。
	❹ 活动性泌尿系统感染。
	❺ 因尿道或输尿管狭窄、脊柱畸形等导致输尿管硬镜或软镜无法置入者不能进行逆行性球囊扩张术。
	❻ 因瘢痕、脊柱畸形等导致无法建立经皮肾通道者不能进行顺行性球囊扩张术。
术前准备	❶ 逆行肾盂输尿管造影、CTU或MRU检查明确梗阻部位和严重程度。
	❷ 应用抗生素控制尿路感染。
	❸ 可行放射性同位素肾动态显像了解分肾功能。
	❹ 术前1天进流质饮食，术前晚清洁灌肠、备皮等。
	❺ 向患者及家属交代球囊扩张的优势以及再狭窄的可能。
麻　　醉	静脉吸入复合全麻。
体　　位	逆行性球囊扩张术采用截石位，顺行性球囊扩张术采用俯卧位或侧卧位。

逆行性球囊扩张术

【**手术步骤**】（1）经尿道置入膀胱镜或输尿管镜，直视下于患侧输尿管内置入输尿管导管，并行肾盂输尿管造影判断输尿管狭窄的位置和长度（图3-2-1）。

（2）经患侧输尿管口置入斑马导丝或超滑导丝，也可采用前端有开口的输尿管插入输尿管内，然后沿输尿管导管的管腔内插入导丝，撤出输尿管导管。

（3）沿导丝置入输尿管扩张球囊，将球囊放置在输尿管狭窄处，明确狭窄位置位于球囊的两端之间，可以在X线引导下或者在输尿管镜直视下放置球囊，扩张时可见狭窄处的"蜂腰征"（图3-2-2）。

（4）按照扩张球囊使用说明中的参数进行操作，球囊内注入无菌生理盐水加压，并保持压力约10分钟后放出球囊中的生理盐水，沿导丝撤出球囊。

（5）沿导丝置入双J管，通常使用7Fr的双J管，留置三腔气囊尿管。

【**术中要点**】（1）术中导丝球囊的置入要确保到位，可以通过输尿管镜直视或者X线监视下放置。

（2）使狭窄段于球囊的两端之间，X线监视下可以看见球囊"蜂腰征"，即狭窄处压迫球囊，球囊内注入生理盐水后可见"蜂腰征"逐渐消失，以保证扩张的效果。

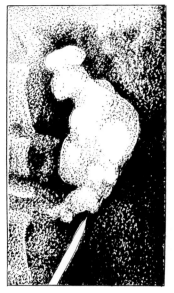

图 3-2-1

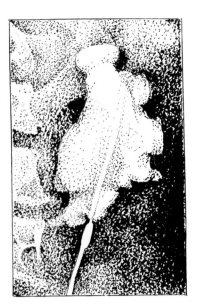

图 3-2-2

（3）球囊注水完成后保持扩张时间要充足。

（4）如果在X线监视下手术，注入球囊的生理盐水中应含对比剂，如15%的复方泛影葡胺，以便通过X线动态观察球囊扩张情况。

顺行性球囊扩张术

【手术步骤】　（1）行患侧经皮肾造瘘术，建立皮肾通道，参考第二章第八节，一般经已有的经皮肾通道进行手术。

（2）X线监视下顺行肾盂输尿管造影明确输尿管狭窄位置及长度。

（3）输尿管内置入斑马导丝或超滑导丝，沿导丝置入扩张球囊，使狭窄段位于球囊的两端之间。

（4）按照扩张球囊使用说明中的参数进行操作，球囊内注入无菌生理盐水加压，并保持压力约10分钟后放出球囊中的生理盐水，沿导丝撤出球囊。

（5）沿导丝置入双J管，通常使用7Fr的双J管。

（6）留置三腔气囊尿管及肾造瘘管，关闭切口，固定肾造瘘管。

【术中要点】　（1）经皮肾造瘘时如果发现肾脏积脓，需要放置肾造瘘管引流尿液，待感染控制后二期手术。

（2）严重肾积水影响肾功能者，经皮肾造瘘后需放置肾造瘘管引流尿液，观察肾脏功能恢复情况。

（3）如果在X线监视下手术，注入球囊的生理盐水中应含对比剂，如15%的复方泛影葡胺，以便通过X线动态观察球囊位置及扩张情况。

术后处理　❶　如无明显出血，术后第2天KUB检查，明确双J管位置良好后夹闭肾造瘘管24小时，然后可以拔除肾造瘘管。

❷　逆行性球囊扩张一般术后如无明显血尿尽早拔除尿管，顺行性球囊扩张术后，在肾造瘘管拔除后如无明显血尿，可拔出尿管。

❸　抗生素预防感染。

❹　术后4周拔除双J管。

二 输尿管镜输尿管狭窄内切开术

适 应 证

❶ 输尿管狭窄严重影响肾脏功能，输尿管狭窄段长度<2cm。

❷ 输尿管完全闭锁适用于顺行和逆行结合输尿管镜下内切开术。

禁 忌 证

❶ 输尿管狭窄段过长，因缺乏血供及难于肌层再生，即使切开也难以恢复狭窄段输尿管的蠕动功能，不适合腔内切开手术。

❷ 严重凝血功能障碍。

❸ 严重的心、肺、脑等器官疾病，不能耐受麻醉与手术者。

❹ 未经控制的泌尿系统感染。

❺ 因尿道或输尿管狭窄、脊柱畸形等导致输尿管硬镜或软镜无法置入者不能进行逆行性内切开术。

❻ 因瘢痕、脊柱畸形等导致无法建立经皮肾通道者不能进行顺行性内切开术。

❼ 输尿管壁外因素压迫所致的狭窄，如横跨血管和输尿管周围纤维化。

❽ 肿瘤性输尿管狭窄。

术前准备

❶ 逆行肾盂输尿管造影、CTU或MRU检查明确梗阻部位和严重程度。

❷ 抗生素治疗控制尿路感染。

❸ 可行放射性同位素肾动态显像了解分肾功能。

❹ 术前1天进流质饮食，术前晚清洁灌肠、备皮等。

❺ 向患者及家属交代输尿管镜内切开术的优势以及再狭窄的可能。

麻 醉

椎管内麻醉或全麻。

体 位

逆行性输尿管狭窄内切开术采用截石位，顺行和逆行结合输尿管狭窄内切开术采用侧卧位，30°倾斜，以便同时操作。

手术步骤

❶ 逆行性输尿管狭窄内切开术

（1）经尿道置入输尿管镜，直视下于患侧输尿管内置入导丝，穿过狭窄段进入肾盂。

（2）原位保留导丝，撤出输尿管镜，在导丝旁再次经输尿管口置入输尿管镜至狭窄处。

（3）采用输尿管镜下专用的冷刀、电切环或者钬激光切开输尿管狭窄环。目前应用广泛的是输尿管软镜下钬激光内切开技术，从腔内将输尿管壁全层切开至输尿管周围脂肪组织，切开范围包括狭窄段两侧各2~3mm的正常管腔。在某些情况下需要用球囊扩张后才能达到内切开的部位，如果内切开后输尿管腔仍较狭窄可以考虑球囊扩张进一步扩大狭窄段输尿管腔。输尿管内切开的位置与狭窄段的高度有关，对于下段输尿管狭窄，切开部位在前内侧，以避开髂血管，中段输尿管的切开部位在前壁和前内侧壁，上段输尿管狭窄的内切开部位在外侧或后外侧，以远离大血管。

（4）内切开完成后留置导丝，退出输尿管镜，沿导丝置入较粗的输尿管支架管，如7Fr以上的双J管，留置尿管。

❷ 顺行和逆行结合输尿管狭窄内切开术

（1）经尿道置入膀胱镜，患侧输尿管插管，分别于肾造瘘管和输尿管导管注药进行逆行性和顺行性造影，确定狭窄段范围和程度。

（2）经尿道置入输尿管镜，直视下于患侧输尿管内置入导丝，沿导丝置入输尿管镜，至狭窄段下方，经肾造瘘管通道顺行置入输尿管软镜至闭锁处，直视下置入导丝通过狭窄处。

（3）采用输尿管镜下专用的冷刀、电切环或者钬激光切开输尿管狭窄环，当输尿管完全闭锁时可以将一侧输尿管镜光源关闭，对侧经输尿管置入钬激光等切割设备对照亮光进行切割，至完全通过闭锁段输尿管，将导丝通过狭窄段，继续切开或者球囊扩张狭窄段管腔。

（4）留置导丝，退出输尿管镜，沿导丝放置7Fr的双J管或者更粗的输尿管支架管，留置尿管。

术中要点

❶ 考虑到不同部位输尿管与周围血管及组织的解剖关系与安全性，中段及下段输尿管狭窄切开的位置位于前方和内侧，而上段输尿管狭窄切开的位置位于外侧及后外方。切开范围要足够大，通常纵行切开狭窄段至远近端正常输尿管组织2~3mm，以保证完全切断瘢痕以及输尿管腔变得足够宽大。

❷ 用激光等设备打通输尿管闭锁时注意保护对面的输尿管镜。

❸ 视情况采用输尿管硬镜或软镜，输尿管上端狭窄也可顺行置入肾镜进行操作。

❹ 内切开可能切开不彻底，在切开狭窄段后再应用球囊导管扩张至24Fr，甚至28Fr，确保狭窄段输尿管全层裂开。

❺ 扩张后放置内引流管，常选择2根6Fr双J管、7~9Fr双J管或12Fr成形支架（海马管）支撑内引流。

术后处理

❶ 应用广谱抗生素抗感染治疗，静脉给药5~7天，之后改为口服药物治疗。

❷ 术后留置尿管，持续引流尿液，防止膀胱输尿管反流，KUB明确双J管位置良好，患者如无发热和明显的血尿，一般在术后2~3天拔除尿管，如血尿明显或高热时，尿管拔除时间应延后。

❸ 术前或术中如留置肾造瘘管，可减少尿外渗造成的输尿管周围瘢痕形成，可以在术后3~5天拔除肾造瘘管。拔管前可先行顺行肾盂输尿管造影，确定无尿外渗时即可拔除。

❹ 术后早期嘱患者卧床休息，多饮水。

❺ 术后6~8周拔除输尿管支架管。有肾造瘘管的患者可同时行顺行肾盂输尿管造影评估输尿管通畅状况，夹闭肾造瘘管后如果无症状，1~2周后拔除肾造瘘管。

❻ 如果术后发现尿漏，输尿管周围有明显积液，一般1周左右能自行缓解。如尿漏量大、时间长，多有输尿管梗阻，如双J管位置不当或者堵塞，应作相应处理。如支架管拔除后出现持续腹痛或腰痛，多为尿漏所致，应尽快置入输尿管支架管引流。

❼ 输尿管狭窄处瘢痕注射激素类药物或一些免疫调节剂可能降低局部狭窄的复发率。

第三节　输尿管镜肾盂成形术

适　应　证　❶ 肾盂输尿管连接部狭窄长度<2cm者。

❷ 有梗阻的症状，尿路感染，进行性肾功能受损。

❸ 开放或腹腔镜肾盂成形术失败再发狭窄者。

禁　忌　证　❶ 狭窄段>2cm，因缺乏血供及难于肌层再生，即使切开也难以恢复狭窄段的蠕动功能，不适合腔内切开手术，而应选择开放或腹腔镜肾盂成形术。

❷ 患侧肾脏残存功能<20%，即使进行腔内狭窄切开引流，也很少达到恢复肾功能的目的。

❸ 严重的凝血功能障碍。

❹ 急性尿路感染。

❺ 输尿管壁外因素压迫所致的狭窄，如横跨血管或输尿管周围纤维化。

❻ 肿瘤性输尿管狭窄。

❼ 严重的心、肺、脑等器官疾病，不能耐受麻醉与手术者。

术前准备　❶ IVU或逆行肾盂输尿管造影、CTU、CTA或MRU检查明确梗阻部位、严重程度，以及周围血管情况。

❷ 有感染者需行尿液细菌培养和药敏试验，术前抗感染治疗，无感染迹象者可术前预防性应用抗生素，保持术前尿常规基本正常。

❸ 术前2周置入4.8~7Fr的输尿管支架管，输尿管支架管置入困难者可放置肾造瘘管，目的是引流梗阻的肾脏，防止急性肾绞痛，控制感染，为手术置入输尿管镜做准备。

❹ 术前1天进流质饮食，术前晚清洁灌肠、备皮等。

麻　　醉　静脉吸入复合全麻。

体　　位　截石位。

手术步骤　❶ 膀胱镜或输尿管镜下取出预置的输尿管支架管。

❷ 经尿道插入输尿管镜，患侧输尿管置入导丝，沿导丝向上推进进入输尿管口，行输尿管镜检查，观察狭窄段或闭锁处，如导丝无法通过狭窄段，可经肾造瘘管注入亚甲蓝溶液观察狭窄段管腔有无蓝色液体流出。如亚甲蓝溶液不能通过，估计狭窄段很短时，也可试行内切开，否则应考虑开放或腹腔镜肾盂成形术。

❸ 如狭窄段管腔直径大于2mm，可直接行经尿道输尿管镜下肾盂成形术，将6Fr的球囊扩张管置入肾盂输尿管交界处的狭窄段，扩张至24Fr，压力维持在20~25atm，持续30秒~2分钟，直视下进行扩张（图3-3-1）。如狭窄孔闭锁或管腔直径小于2mm，可保留导丝，超滑超硬导丝引导下应用输尿管Toflon扩张器将狭窄段扩张至6~8Fr后，再进行球囊扩张。如输尿管扩张器阻力较大，无法扩开至6Fr，则可试行输尿管镜下

内切开术，可以联合应用输尿管软镜和钬激光。观察肾盂输尿管连接部有无搏动，若无搏动可在其后外侧方向输尿管近心端用钬激光1.0J功率切割，切割至管腔直径2mm以上即可，无须看到输尿管周围脂肪。导丝引导下应用球囊扩张管进行扩张，方法同上。

❹ 扩张后行输尿管镜检查，观察狭窄瘢痕有无裂开，并上行检查肾盂，扩张后操作时间不宜过长，应尽快撤镜再放入1根导丝至肾盂，沿2根导丝同时放入2根6Fr双J管，留置8周，以避免尿液外渗造成输尿管周围瘢痕形成。

❺ 撤出输尿管镜，留置尿管。

术中要点

❶ 球囊扩张时尽可能在输尿管镜直视下观察球囊，体外用手稍用力牵拉固定球囊，防止球囊扩张后移位至肾盂。

❷ 肾盂成形术后继发性肾盂输尿管交界处狭窄适用于输尿管镜下肾盂成形术，因为肾盂已重建，横跨血管已处理，CTA证实没有横跨血管，可直接在狭窄段后壁切开或球囊扩张，可获得较高的成功率。

❸ 肾脏畸形、异位或移植肾患者出现肾盂输尿管交界处狭窄，术前应仔细观察肾脏增强CT，在输尿管镜直视下仔细切开，防止损伤周围组织。

❹ 横跨血管所致的肾盂输尿管交界处狭窄者术中腔内切开时容易出现大出血，且成功率只有42%。

❺ 高位肾盂输尿管交界处狭窄手术成功率为63%~75%，虽然不是腔内切开术的禁忌证，但其成功率低于低位肾盂输尿管交界处狭窄。

❻ 扩张后放置内引流管，常选择2根6Fr双J管、7~9Fr双J管或12Fr成形支架（海马管）支撑内引流。

术后处理

❶ 应用广谱抗生素抗感染治疗，静脉给药5~7天，之后改为口服药物治疗。

❷ 术后持续导尿、引流尿液，防止膀胱输尿管反流，一般在术后2~3天拔除尿管，血尿明显或高热时，尿管拔除时间应延后。

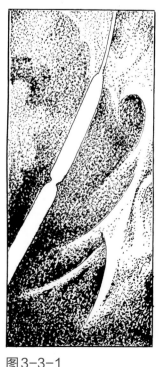 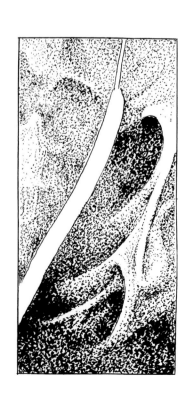

图3-3-1

❸ 术前或术中如保留肾造瘘管，可减少尿外渗造成输尿管周围瘢痕形成，常在术后3~5天拔除肾造瘘管。拔管前可先行顺行肾盂输尿管造影，确定无尿外渗时即可拔除。

❹ 术后早期嘱患者卧床休息，多饮水。

❺ 术后应常规放置内支架管引流，由于输尿管肌层纤维需6~8周才能跨过裂孔闭合，切开段输尿管的蠕动功能在2~4个月后才能恢复，因此，留置内支架管的时间以6~8周为宜。

第四节　输尿管输尿管吻合术

适应证

❶ 较短的中上段输尿管损伤或输尿管狭窄。

❷ 局限性高分化输尿管肿瘤的姑息手术治疗。

❸ 腔静脉后输尿管。

禁忌证

❶ 长段输尿管狭窄，切除后不能行无张力吻合。

❷ 泌尿系统感染未能有效控制。

❸ 严重凝血功能障碍。

❹ 严重的心、肺、脑等器官疾病，不能耐受麻醉与手术者。

术前准备

❶ 明确输尿管狭窄原因，通过造影等各种检查明确输尿管狭窄的位置和长度。

❷ 上尿路积水严重，存在感染或肾功能减退者可行肾造瘘或双J管内引流缓解症状。

❸ 尿路感染者选用敏感抗生素治疗。

麻　醉　　全麻或椎管内麻醉。

体　位　　输尿管上段吻合术可采用侧卧位或斜仰卧位，中下段输尿管吻合术可以采用平卧位。

手术步骤

❶ 切口选择　选择靠近输尿管狭窄位置的切口，如上段输尿管狭窄可选择经腰部切口，中下段输尿管狭窄可以选择Gibson切口、下腹部正中切口或下腹部斜切口。逐层切开皮肤、皮下组织及肌层，进入腹腔，需要向内游离腹膜，分离腹膜外间隙。

❷ 进入腹膜后间隙后，确定狭窄段输尿管位置，狭窄段输尿管上方的输尿管一般明显扩张、迂曲，比较容易辨认，沿扩张的输尿管向下分离，可以方便地找到输尿管的狭窄部位。在狭窄段输尿管的上方和/或下方分离，在输尿管前壁缝支持线，并用橡皮条绕过正常输尿管的后方，提起

输尿管，分离狭窄段，并进一步向两侧游离正常输尿管，使游离的输尿管长度在狭窄段切除后可以做到无张力吻合，分离正常输尿管时注意保护输尿管外膜以及血供。

❸ 切除输尿管狭窄段，分别于两侧输尿管断端的前后壁剪开输尿管断端约5mm（图3-4-1），如近端输尿管扩张比较明显，一般不需要剖开，两个断端的管径应该相似，以便吻合，用4-0可吸收线间断全层缝合两侧的输尿管断端，在输尿管腔外打结。注意缝合时防止黏膜脱出，一般缝合6~7针即可完全吻合。

❹ 在输尿管吻合完成前需要置入双J管，一般采用单盲的双J管，根据吻合口下方的输尿管长度决定向膀胱方向插入的长度，避免双J管不能进入膀胱，用4-0可吸收线间断全层缝合两侧的输尿管断端，完成输尿管吻合（图3-4-2，图3-4-3）。

❺ 彻底止血，留置腹膜后引流管一枚，关闭切口。可以行膀胱镜检查确认双J管一端位于膀胱内，留置三腔气囊尿管。

术中要点

❶ 术中尽量保护健康输尿管组织，特别是外膜血供，游离输尿管的长度足够，能够达到无张力吻合，注意保护输尿管，尽量不要钳夹。

❷ 分别在相反方向剪开吻合口两侧的输尿管断端，能够使输尿管斜行吻合，充分扩大吻合口的直径，如近端输尿管扩张比较明显，一般不需要剖开，吻合口两侧的输尿管管径应该相似。

❸ 引流管放置不要紧贴吻合口处，往往不利于愈合。

❹ 适当游离肾脏，可以使其下移，减少吻合口两端的距离。

术后处理

❶ 保持引流管通畅，观察有无尿外渗和出血，一般术后5天拔除，如有漏尿，应该保持引流管和尿管通畅，一般能自行愈合。

❷ 抗生素预防感染。

❸ 术后留置尿管7~10天。

❹ 双J管一般在术后4~6周后拔除。

❺ 抗胆碱能药物，如索利那新，可以缓解术后膀胱痉挛引起的尿液反流以及局部不适感。

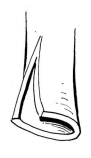
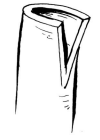

图3-4-1

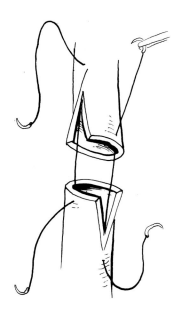

图3-4-2

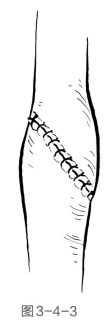

图3-4-3

第五节　输尿管镜输尿管结石碎石术

适应证

❶ 广义上适用于各段输尿管结石，通常认为输尿管中、下段结石是输尿管硬镜碎石的最佳选择。

❷ 体外冲击波碎石术（ESWL）失败后的输尿管上段结石。

❸ 各种原因所致"石街"。

❹ 停留时间长的嵌顿性结石而ESWL困难者。

❺ 结石并发可疑有尿路上皮肿瘤。

❻ X线阴性的输尿管结石。

禁忌证

❶ 严重的心、肺、脑等器官疾病，不能耐受麻醉和手术者。

❷ 严重的凝血功能障碍。

❸ 未经控制的尿路感染。

❹ 严重的尿道和输尿管狭窄，腔内手术无法进行。

❺ 双侧髋关节畸形，无法摆截石位。

术前准备

❶ 控制尿路感染，根据尿液细菌培养和药物敏感试验结果选择药物。

❷ IVU或逆行肾盂输尿管造影、CTU检查明确结石部位和周围情况。

❸ 术前1天进流质饮食，术前晚清洁灌肠、备皮等。

麻醉

椎管内麻醉或全麻。

体位

多选取膀胱截石位，或采用健侧下肢抬高，患侧下肢下垂。

手术步骤

❶ 输尿管硬镜插入方法　输尿管硬镜的顺利插入是输尿管镜碎石最关键的步骤，根据是否需要导丝引导和进行输尿管扩张将输尿管硬镜插入术分为三种进镜法。

ER 3-5-1
经尿道输尿
管软镜激光
碎石取石术

（1）直接进镜法：选用较细的输尿管硬镜，多用尖端为7~8.5Fr，镜体涂上润滑液，经尿道进入膀胱，沿输尿管间嵴找到患侧输尿管口，将镜体靠近输尿管口，在液压灌注泵持续灌注下如无变异可冲开输尿管口，输尿管镜尖端紧贴管口下缘，挑起输尿管口上唇，镜体与输尿管膀胱壁内段平行，借助间断水流冲击，使管腔间断开闭，找到管腔直接进镜（图3-5-1）。由于输尿管壁间段内径较细，长约1.5cm，没有排石和扩张的输尿管口多有紧束感，需适度用力，镜体经过输尿管膀胱壁内段时，手上常有"突破感"，然后可见清晰的输尿管管腔，再向外上方继续进镜，离开膀胱后缓慢上行2~3cm开始爬坡，镜尾下压，前端抬高，沿输尿管管腔前行，在接近血管处，可见输尿管后壁外的搏动，进入输尿管上段时，可观察到输尿管随呼吸移动。

（2）导丝引导下进镜法（图3-5-2）：根据导丝与输尿管镜的位置，又可分为输尿管镜镜体内引导插入术和输尿管镜镜体外引导插入术。先将导丝经输尿管镜鞘上的操作孔，通过输尿管口送入输尿管腔，视输尿管口位置选用导丝或输尿管导管，导丝无须插入太深，以防推动结石上移，

105

一般经过输尿管壁间段后再向上插入2~3cm即可。输尿管镜镜体内导丝引导比较方便，可直视输尿管腔内导丝经过输尿管口，向上推送输尿管镜即可。但对于输尿管镜尖端难以插入输尿管口者，可以将导丝插入得略深一些，再退出输尿管镜，注意不要随镜体带出导丝，改为输尿管镜镜体外引导。也可输尿管镜镜体内外双引导插入输尿管镜，利用两根导丝的张力，打开输尿管口进镜（图3-5-3）。

（3）输尿管扩张进镜法：若输尿管硬镜较粗或输尿管开口细小，输尿管镜尖端不能插入时，可先行输尿管壁间段的充分扩张。输尿管扩张分为主动扩张法和被动扩张法，根据扩张器的不同，主动扩张法包括金属橄榄头扩张器扩张法、Toflon扩张器扩张法、输尿管气囊导管扩张法等，这些扩张方法均在膀胱镜下完成。需要注意的是在扩张过程中有输尿管断裂或撕脱的风险（图3-5-4）。被动扩张法是在输尿管镜碎石前10~14天，在膀胱镜下先留置输尿管支架管引流尿液和扩张输尿管。各种原因导致进镜困难，或因输尿管损伤无法正常完成碎石手术时留置输尿管支架管，改为二期手术，既可以帮助患者缓解症状保护肾功能，又能够被动扩张输尿管，为二期手术创造条件。

❷ 输尿管硬镜取石术　输尿管镜通过壁间段后，减少灌注水流的速度和压力，放缓进水，以免结石上移或被水流冲入肾盂。发现结石后，<0.5cm的结石可直接用输尿管取石钳夹紧结石，连同输尿管镜一起退镜，将结石放入膀胱内或直接取出。也可采用套石篮直接取出结石（图3-5-5），经输尿管操作通道放入收紧的套石篮，从结石与输尿管壁缝隙通过结石上方，张开网篮完全套入结石，收紧套石篮，随输尿管镜一起退出。在此过程中应格外小心，避免夹带输尿管黏膜和暴力牵拉，从而引起输尿管断裂等严重的并发症。如果结石较大，可以先用碎石器将其击碎，再用套石篮取出。

❸ 输尿管镜碎石术　一般>0.5cm的结石需要借助气压弹道碎石器、超声碎石器，以及激光碎石器等击碎结石。采用气压弹道碎石时，需将探杆直接接触结石，对于小的结石或者位置较高的结石，为了防止结石因探杆冲击上移，应避开正面撞击结石，可用探杆将结石压在输尿管壁上，连续脉冲震碎结石。对较大、嵌顿或形成"石街"的结石，水流量适当调大，可带走粉碎结石时产生的粉尘，使视野清楚，加快手术进度，一旦结石粉碎后立即调小水流量，输尿管腔完全通畅后，结石上方的积液迅速流出，水流清亮时继续碎石至结石呈小块状，如结石上方的积液为浑浊的脓液，尽快结束手术，留置输尿管支架管，以防败血症和脓毒血症的发生。还可以选用激光碎石法，选用200μm、365μm或550μm的钬激光光纤，调节功率（设定为0.5~1.5J/8~15Hz）进行碎石，尽量使结石粉末化，有利于结石排出。碎石时应将光纤轻触结石，采用边缘蚕食法、中央钻孔法和侧面开凿法粉碎结石。直视下先将光纤对准结石中央，抵靠住结石开始碎石，采用间断发射脉冲法，裂解成几块大结石后，再分别用同法将结石粉碎至可以排出的细小颗粒。绝大多数碎石后

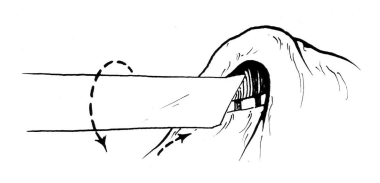

图3-5-1

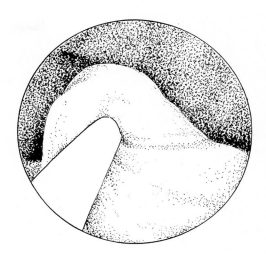

图3-5-2

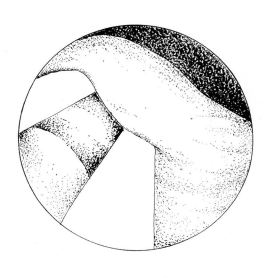

图3-5-3

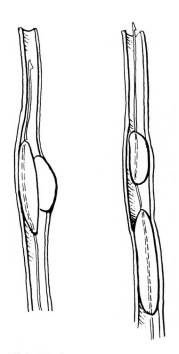

图3-5-4

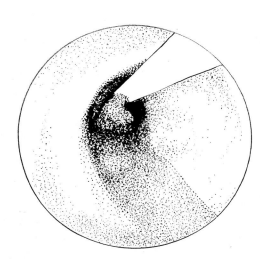

图3-5-5

需留置输尿管支架管，起到引流、排石和防止狭窄的作用，只有在结石比较小、取石顺利、无结石残留，以及无输尿管黏膜损伤时可以不放输尿管支架管。

术中要点

❶ 术者应熟悉患者输尿管走行特点，进镜和碎石过程在直视下完成，动作应轻巧。

❷ 控制好灌流液的速度和压力，在保证视野清晰的情况下尽量减小水流，以免结石上移或者增加肾盂内压力，引起术后感染。

❸ 正确使用腔内碎石器，防止探针击打结石造成输尿管壁损伤，钬激光碎石时如光纤露出太少，可能造成镜面损伤。

❹ 如果在碎石过程中结石上方的输尿管畅通后有脓液流出，宜缩短手术时间或留置输尿管支架管终止手术。

❺ 对于结石较大、输尿管有损伤，或预计碎石时间长时，视术中具体情况适时改变手术方式，降低手术风险，减少并发症的发生。

❻ 术中并发症及处理

（1）输尿管黏膜下穿孔及假道形成为最常见的并发症，输尿管壁间段肌层较薄且以纵行纤维为主，在插入导丝、扩张和进镜时易形成假道和穿孔，亦可发生于输尿管镜经过输尿管狭窄和转角处，以及结石嵌顿伴息肉包裹的地方。发现穿孔及假道后，调整导丝位置，直视下进入正确的输尿管腔，待碎石结束后，留置输尿管支架管4~6周，多数不需要特殊处理。对于支架管无法越过穿孔处、结石残留过多、穿孔较大，无法置入输尿管支架管时，应及时终止手术操作，避免腹膜后感染及严重尿外渗，立即改为开放或腹腔镜手术探查修补输尿管并取出结石。

（2）输尿管断裂或撕脱为最严重的并发症，多发生在进出镜阻力较大、操作过程中输尿管已经有损伤者，一旦出现"抱镜"现象，向上推送或向外撤出输尿管镜时突然有了落空感，常提示有输尿管断裂和撕脱。也可发生在套石篮套取较大结石的情况下，在经过输尿管转角或输尿管壁间段时套石篮容易被嵌顿，无法张开，强行拉出结石可致输尿管断裂或撕脱。现在碎石过程中有各种形状的阻石篮可供选择（图3-5-6），结合激光碎石器碎石，这种并发症可以避免。一旦发生，应减少进一步损伤，尽快恢复输尿管的连续性，视输尿管断裂严重程度及位置，采取留置输尿管支架管4~8周、输尿管膀胱再植术、输尿管膀胱瓣成形术、肾造瘘术、肠代输尿管和自体肾移植术等。

（3）结石上移是常见的并发症，结石离肾盂越近，碎石过程中越容易将结石推入肾盂。气压弹道碎石探杆机械性伸缩最容易将结石推入肾盂，激光碎石器具有瞬间峰值输出功率很高，但脉冲持续时间很短的特点，因此，对结石产生推力的作用不大，发生结石上移的概率要小得多。结石上移后可通过留置输尿管支架管待结石自然排出、体外碎石、输尿管软镜碎石和经皮肾取石进行处理。

（4）术中出血：常见的出血原因有输尿管黏膜损伤、结石较大、手术时间长、输尿管壁水肿、包裹性结石，以及处理结石包裹物，如息肉等。

输尿管梗阻突然解除后肾盂内压力骤降，有可能造成肾小球过滤性出血。输尿管镜碎石过程中常伴有不同程度的出血，小的黏膜出血会自行停止，经冲洗后颜色可变淡，一般不需特殊处理。术中出血影响视野时需要保持冲洗通畅，间断放水，避免盲目操作引起其他损伤。少量出血留置输尿管支架管保持输尿管引流通畅即可，若出现血块，为防止急性输尿管梗阻，可以用取石网篮将其取出。对于输尿管黏膜撕脱和输尿管断裂等原因引起的持续性出血，应果断改为腹腔镜或开放手术处理。

（5）肾及膀胱的损伤偶有发生，肾损伤发生在肾脏重度积水后皮质变薄、水流灌注压力过高或放置硬质导丝、导管和支架管时，因推入过深而穿出肾皮质。膀胱损伤一般为手术时间过长、术中未留置尿管造成膀胱过度充盈所致。

术后处理

❶ 未留置输尿管支架管者可以当天或第2天拔出尿管，感染相关检查结果正常后可以出院。

❷ 一般卧床休息6小时，第2天离床活动。

❸ 预防性使用抗生素。

❹ 有持续血尿者可以多饮水，一般能够自愈，如出血量较多，需要应用利尿药和止血药，必要时进行膀胱持续冲洗，防止形成血凝块堵塞尿管。

❺ 术后2~3天常规行KUB检查，了解有无结石残留和支架管位置，如残石较大，建议在2~4周后选择输尿管硬镜或输尿管软镜进行治疗，还可以考虑体外碎石治疗。

❻ 术后可能出现发热和感染，多由于术前感染控制不佳、手术时间较长、术中含菌尿液反流、感染性结石中细菌或毒素释放等，术前控制尿路感染和术中放置输尿管支架管引流十分重要，如出现感染加重，须加强抗感染治疗，避免加重。

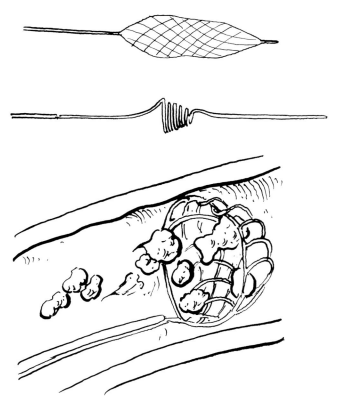
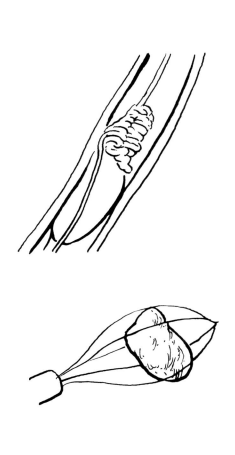

图3-5-6

适 应 证	❶ 输尿管上段结石，直径>1cm，尤其是单个结石，经多次体外碎石失败者。
	❷ 输尿管畸形或严重迂曲狭窄，不宜行输尿管镜者。
	❸ 结石嵌顿致输尿管严重梗阻、结石周围息肉包裹或合并上尿路感染等情况。
禁 忌 证	❶ 有腰部手术史，腹腔后间隙严重粘连者。
	❷ 严重凝血功能障碍。
	❸ 严重的心、肺、脑等器官疾病，不能耐受麻醉与手术者。
	❹ 过度肥胖属相对禁忌证，尤其在开展腹腔镜的早期。
	❺ 活动性尿路感染。
术前准备	❶ 麻醉前拍摄X片做结石定位。
	❷ 控制尿路感染。
	❸ 常规术前准备，备血、灌肠、留置尿管。
麻　　醉	全麻。
体　　位	侧卧位。
手术步骤	❶ 套管放置　第1个穿刺点选在腋后线与骶棘肌（竖脊肌）外侧缘夹角外1cm交叉点，放置12mm套管；第2个穿刺点选在肋缘下1~2cm与腋前线交叉点，大约11肋尖的前缘，放置5mm或12mm套管；第3个穿刺点位于腋中线髂嵴上2cm，放置10mm套管，用作观察镜通道。绝大多数手术可以通过3个通道完成，如操作困难，可在第3个穿刺点向腹侧旁开2~4cm，约与第2个穿刺点平齐的位置，放置第4个套管，协助完成手术。首先在第1个穿刺点处沿肋缘方向做长度2cm的切口，切开真皮层，用大弯钳逐层钝性分离肌层至腰背筋膜后戳开（有突破落空感），然后用示指确认为后腹腔间隙，推开腹膜及腹膜外脂肪，放入自制气囊，根据情况注气400~800ml，3~5分钟后取出气囊，放入12mm套管，建立气腹，气腹压力设定为12mmHg，然后在直视下放置其他2个套管。
	❷ 游离输尿管　在腰大肌前方切开肾周筋膜，脂肪较少的患者，沿腰大肌向下分离即可见到迂曲、扩张、积水的输尿管，脂肪多的患者在右侧常常要分离至下腔静脉。在肾下极与腰大肌之间分离更容易找到输尿管。找到输尿管后，先在结石上方游离输尿管，防止结石移动进入肾盂。可见结石以上输尿管迂曲、扩张，输尿管结石所在处膨大，用弯钳钳夹膨大处，如感觉质地较硬，间接可以佐证是输尿管结石的位置（图3-6-1）。
	❸ 取出结石　用无创抓钳在结石上方夹住输尿管，避免结石逆行进入肾盂，在结石膨大处上2/3处纵行切开输尿管管壁（图3-6-2），注意要切

透输尿管壁，见到尿液流出，避免使用电钩等热能量设备，防止损伤输尿管。用弯钳取出结石，观察是否有碎渣残留。结石可经第1个套管取出，若结石过大，可最后置入标本袋后取出。

❹ 放置输尿管支架管　采用单盲的双J管，将导丝插入双J管中，将双J管经第1个套管插入，用抓钳将双J管的盲端向下方插入输尿管开口，当双J管末端在输尿管外仅余1~2cm时，抽出导丝，再将双J管上端用两把弯钳插入肾盂内。或者先将导丝插入输尿管内，向膀胱方向引导，然后再沿着导丝置入双J管，剩余1~2cm时，抽出导丝，余操作与前者相同（图3-6-3）。

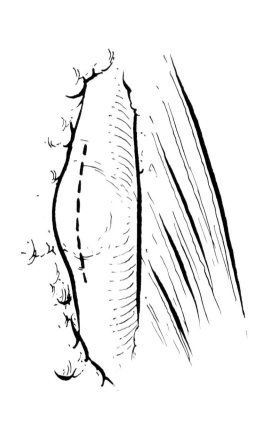

图3-6-1

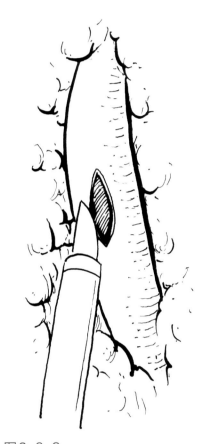

图3-6-2

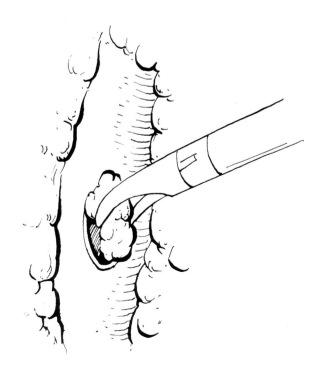

图3-6-3

❺ 缝合输尿管切口　用4-0可吸收线间断缝合输尿管，针距3~5mm，边距1mm，注意要缝住输尿管全层，带上黏膜层，一般缝合2~4针，缝合经验少者，可将针略掰直，便于缝合（图3-6-4，图3-6-5）。

❻ 插入引流管、缝合切口　将气腹压降到5mmHg，检查有无活动性出血。转换到腋后线处套管进镜，直视下从髂嵴上套管置入引流管，放在输尿管切口下方，拔出套管，固定引流管，缝合切口，也可以经第1个穿刺孔切口在手指引导下将引流管从髂嵴上套管置入。

术中要点

❶ 如何准确找到输尿管结石是手术成功的关键。首先应熟悉局部解剖，其次术前KUB和CT检查可大致确定结石位置及其与肾下极的关系，术中在腰大肌前切开侧锥筋膜，分离肾周脂肪囊后，依据结石和肾下极的解剖关系，在腰大肌前分离，找到结石上方扩张的输尿管，并用无创抓钳固定，防止结石上移。如脂肪过多，可向上顶起肾下极，牵拉输尿管，在肾下极与腰大肌之间分离可找到输尿管。如仍未找到输尿管，可以先游离出肾脏下极，由此向下游离，可找到输尿管及结石。生殖腺静脉与输尿管在肾下极水平交叉，交叉以下，输尿管位于腔镜视野中生殖腺静脉前外下方，看到生殖腺静脉时，向肾下极方向游离即可找到输尿管。

❷ 根据结石大小严格掌握适应证，若结石太小，术中可能无法明确具体切开处，使自己和患者处于被动风险中。

❸ 若结石靠近肾盂且肾盂明显扩张者，术中极易出现结石移位至肾盂，故此类患者应选择经皮肾镜手术。

术后处理

❶ 当引流量连续3天少于10~15ml时拔除引流管。若引流量较多时，可保持尿管通畅，待引流减少后每次向外拔出1~2cm，以利于局部组织愈合。

❷ 在引流管拔除后，一般在术后第7天以后拔尿管，嘱患者3~7天内不长时间内憋尿。

❸ 双J管根据术中情况1~2个月后拔除。

❹ 术后第1、3、6个月复查超声，了解术后恢复情况，及时发现输尿管狭窄等并发症。

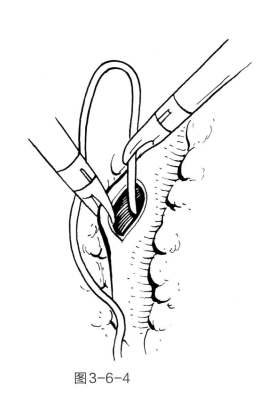

图3-6-4

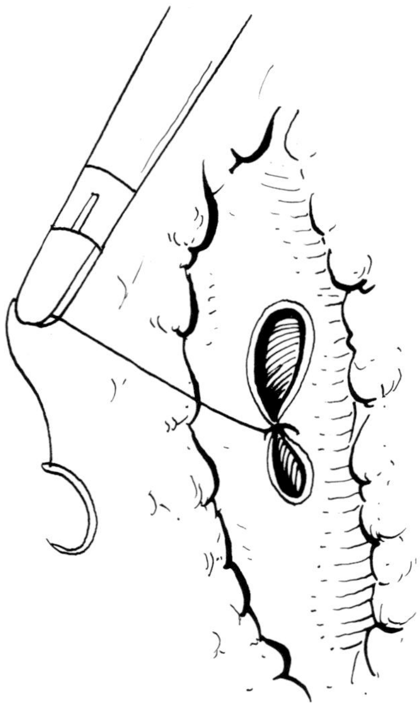

图3-6-5

第七节 输尿管膀胱吻合术

适 应 证　　儿童膀胱输尿管反流、原发性梗阻性巨输尿管症、下段输尿管损伤以及下段输尿管狭窄等。

禁 忌 证
❶ 输尿管狭窄段过长。
❷ 严重凝血功能障碍。
❸ 严重的心、肺、脑等器官疾病，不能耐受麻醉与手术者。
❹ 活动性泌尿系统感染。
❺ 挛缩膀胱，膀胱周围粘连严重无法分离。

术前准备
❶ 术前24小时清淡、少渣饮食。
❷ 控制尿路感染。
❸ 明确输尿管狭窄原因，通过CTU等各种检查明确输尿管狭窄位置和长度。
❹ 必要时行尿流动力学检查结合膀胱镜检查明确膀胱的顺应性以及逼尿肌功能情况，如果明确存在神经源性膀胱以及膀胱出口梗阻等情况需要预先处理。

麻　　醉　　全麻或椎管内麻醉。

体　　位　　仰卧位。

手术步骤
❶ 经膀胱手术
（1）采用耻骨联合上方Pfannenstiel切口，依次切开皮下组织、筋膜和肌层，使用电刀纵行切开膀胱，吸净膀胱内尿液，显露膀胱后壁和三角区。向输尿管内插入3.5Fr或5Fr的输尿管导管，用3-0丝线将其缝合固定在邻近的膀胱组织上，缝线要环绕固定输尿管导管。用电刀环绕输尿管口切开膀胱黏膜，保留输尿管口周围环状膀胱黏膜。在Waldeyer鞘内锐性分离并牵拉输尿管，一旦将输尿管和膀胱肌纤维分离开，将膀胱外的输尿管与邻近的组织分离。
（2）膀胱内联合膀胱外技术（Politano-Leadbetter技术）：分离壁内段输尿管后钝性分离膀胱外输尿管下段，在膀胱后壁选定新的输尿管通道，用电刀切开，避免将新通道开在原通道的外侧，将输尿管远端转移至新的通道处。使用3-0可吸收线间断缝合原输尿管口的膀胱壁开口。用组织剪从新的通道向原输尿管口位置锐性分离出一个黏膜下隧道，隧道与输尿管直径的比例为3:1，甚至5:1。将远端输尿管通过黏膜下隧道自新通道向原输尿管口拉出。修整输尿管口，组织剪切开末端输尿管前壁，使用4-0可吸收线分别于6点、5点和7点位置将输尿管远端全层与新输尿管口处的膀胱黏膜及肌层缝合，将输尿管远端后壁固定在新的输尿管开口处，确保输尿管无扭曲、无张力。然后继续用4-0可吸收线间断缝合，将新的输尿管口与切开的膀胱黏膜和肌层缝合，4-0可吸收线间断缝合新通道处的膀胱壁和输尿管壁，留置双J管（图3-7-1～图3-7-4）。

113

（3）改良膀胱内联合膀胱外技术（改良Politano-Leadbetter技术）：此技术将原输尿管口处的膀胱壁充分切开，允许直视下进行膀胱后方的游离，新的输尿管通道可以在膀胱外直视下切开，新通道和原输尿管开口采用4-0可吸收线间断缝合。需要注意的是关闭新的裂隙不能过紧，以防止输尿管在此处发生梗阻。

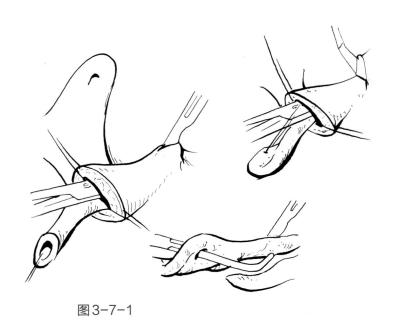

图3-7-1

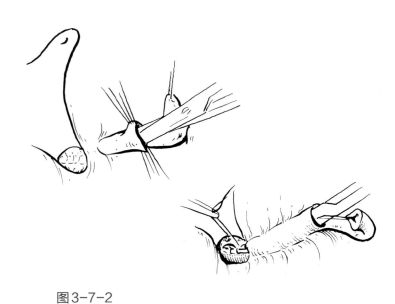

图3-7-2

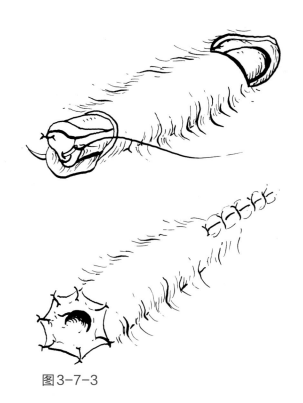

图3-7-3

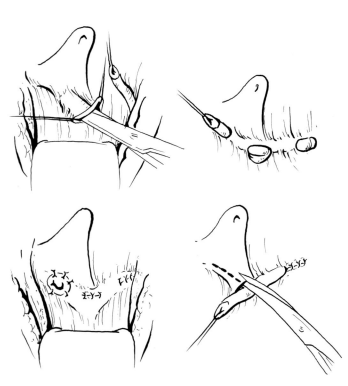

图3-7-4

（4）Glenn-Anderson输尿管膀胱再植术：按照以上步骤游离足够的输尿管后，向膀胱颈部锐性分离出一个黏膜下隧道。在膀胱后壁自原输尿管切口处向头侧切开部分膀胱壁，将输尿管向头侧提升。在输尿管下方，自原输尿管口处向头侧用2-0可吸收线间断缝合膀胱壁，缝合时需注意防止过分压迫输尿管。将远端输尿管经黏膜下隧道向足侧移位。输尿管膀胱吻合的技术与前述的膀胱内联合膀胱外技术相似，采用4-0可吸收线连续缝合输尿管表面覆盖的膀胱黏膜。经输尿管口插入双J管，使其经过隧道近端的裂隙，防止输尿管在行程中出现打折或弯曲而引起输尿管梗阻。该术式将输尿管口下移固定在三角区，起到显著的防止反流作用，输尿管口易于插管（图3-7-5）。

（5）经三角区技术（Cohen技术）

1）单侧输尿管膀胱再吻合术：完全游离需要再植的输尿管，用2-0可吸收线间断缝合关闭膀胱后壁切口，避免输尿管受压变窄，确保输尿管可移动。从需要再植的输尿管口至对侧输尿管口的头侧锐性分离出一个黏膜下隧道，将输尿管自黏膜下隧道经三角区转移至对侧，采用4-0可吸收线将输尿管全层组织和膀胱黏膜间断缝合（图3-7-6）。

2）双侧输尿管膀胱再吻合术：在游离双侧输尿管后采用2-0可吸收线间断缝合关闭双侧松弛的原输尿管口处膀胱壁切口。从左侧输尿管切口向右侧输尿管口的头侧锐性分离出一个黏膜下隧道，将左侧输尿管自黏膜下隧道经三角区转移至右侧，用4-0可吸收线将输尿管全层组织和膀胱黏膜间断缝合。从右侧输尿管切口向左侧原输尿管开口锐性分离出一个黏膜下隧道。将右侧输尿管自黏膜下隧道经三角区转移至左侧。如前述吻合输尿管和膀胱，采用4-0可吸收线连续缝合关闭覆盖在输尿管上方的膀胱黏膜，经双侧输尿管口插入双J管（图3-7-7）。

（6）乳头状输尿管膀胱吻合技术：直接从膀胱游离将近2cm长的输尿管，采用4-0可吸收线将输尿管的浆肌层与原输尿管开口的膀胱肌层间断缝合。切开远端输尿管，将远端输尿管腔翻转，用4-0可吸收线将输尿管远端边缘和原输尿管口膀胱黏膜间断缝合。在近端输尿管表面用4-0可吸收线再次将切开的输尿管间断缝合，经输尿管口插入双J管（图3-7-8）。

（7）用1-0可吸收线连续缝合膀胱前壁切口，膀胱侧方留置引流管一枚，留置三腔气囊尿管引流尿液，关闭切口。

❷ 膀胱外手术

（1）输尿管膀胱壁抗反流吻合术：在膀胱侧后壁做斜行切口，长2~3cm，切过肌层深达黏膜层，但勿切开黏膜，稍加分离后在切口底端将黏膜切开，其口径与输尿管口径相当，在膀胱外将输尿管黏膜与膀胱黏膜吻合。但缝针宜穿过膀胱全层，用4-0可吸收线间断缝合5~6针，缝合完毕将输尿管末端置于膀胱壁之内，然后用3-0可吸收线缝合膀胱切口，将末端输尿管埋藏于切口之内，在切口之上的两侧再用4-0可吸收线将输尿管与膀胱壁固定2针。使吻合后的输尿管无张力，膀胱后壁的切口高度事先应做适当选择（图3-7-9）。

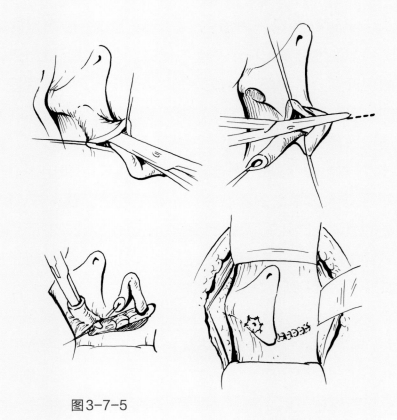

图3-7-5

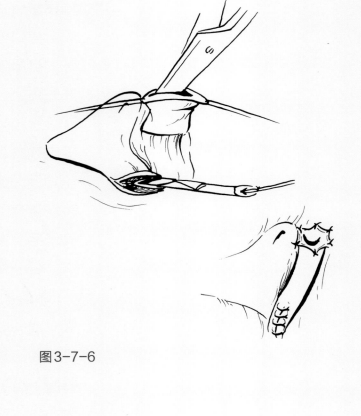

图3-7-6

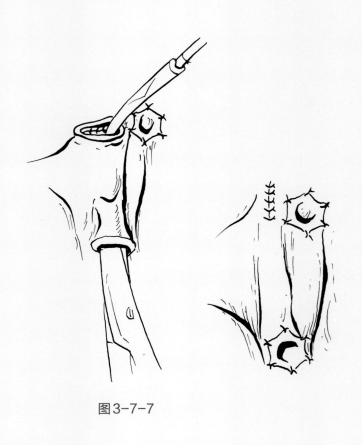

图3-7-7

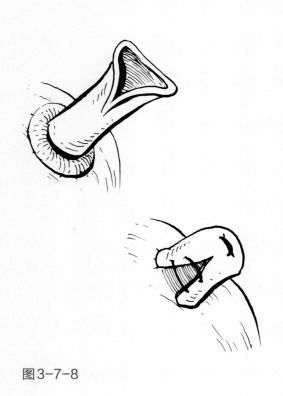

图3-7-8

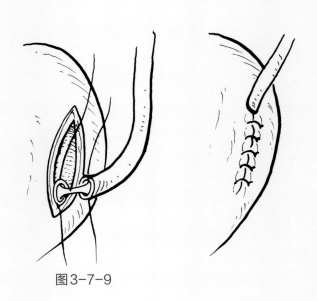

图3-7-9

（2）外部隧道技术（Barry技术）：暴露膀胱，放置一根牵引线向头侧和内侧牵拉暴露预定的再吻合位置。做两个2cm长穿透浆肌层到达黏膜层的横向切口，间距3cm。在两切口间经黏膜下间隙插入直角钳，撑开直角钳，在两切口间建立宽约2cm的黏膜下隧道，锐性切开下方切口下的黏膜。切开需要再植的输尿管，从头侧的切口经黏膜下隧道穿向足侧。使用4-0可吸收线将输尿管与尖部、3点和9点处的膀胱黏膜缝合固定。在12点位置，采用4-0可吸收线从膀胱浆膜层开始全层水平褥式缝合，采用3-0可吸收线间断缝合关闭足侧切口的浆肌层。

（3）膀胱悬吊输尿管膀胱吻合术：如盆腔段输尿管切除太多，残留输尿管较短，不能与膀胱顶部再吻合，或估计吻合后输尿管可因受到牵拉而有张力，可将膀胱后壁广泛游离，将膀胱一侧顶部向外方牵拉，与腰大肌用丝线固定缝合2~3针，将顶部拉高，缩短与输尿管断端的距离后再吻合，最好也行潜行抗反流吻合法（图3-7-10）。

（4）膀胱顶部纵行劈开、输尿管膀胱吻合术：如输尿管切除太多或切除部位较高，可将膀胱壁在顶部纵行劈开至三角区，顶部切开后膀胱呈兔耳状，如将患侧膀胱壁向上牵拉，亦可缩短与输尿管近心断端的距离3~4cm，使吻合后输尿管无张力，吻合方法同样采取抗反流措施。双侧输尿管同时被切除一段而且部位较高，亦可采用同样方式处理，但膀胱纵行劈开后两侧膀胱壁的长度较短，缩短距离较少（图3-7-11，图3-7-12）。

（5）膀胱瓣输尿管成形术（Boari手术）：这是一种替代性输尿管成形术，不是单纯的膀胱输尿管吻合，整个盆腔段输尿管都可以代替，并可上达盆腔边缘。例如在其他手术中意外损伤或切除盆腔段输尿管，需立即进行修补。下段输尿管尿瘘，末端输尿管常常埋藏在纤维化或炎症组织中，并可能与血管紧密粘连，没有必要向下分离试图结扎或切除，只需于瘘口稍上方切断输尿管后行此种术式吻合。正确设计的膀胱壁瓣不作牵拉也常常可以到达骨盆边缘高度。管状壁瓣应尽可能长，吻合后应无张力。平行的切口前端可达膀胱颈部，而膀胱后壁的切口可达膀胱基底三角区以上。此处具有良好的血液供应，有利于创口愈合。膀胱壁瓣的基底应比顶端稍宽，平均宽度1.5~2.0cm，总长度可根据输尿管近端的高度适当调整。正常的膀胱壁瓣可达10~15cm，多余的壁瓣可以修剪，使管壁瓣的尖端口径与输尿管口径相当，然后行端端吻合，尖端缝线需穿过肌层。吻合后用一根较粗的导管自膀胱向上插至肾盂以引流尿液，术中、术后可以保持局部无尿液浸渍（图3-7-13~图3-7-16）。

（6）彻底止血，在关闭膀胱之前，留置三腔气囊尿管，膀胱侧方放置引流管，关闭切口。

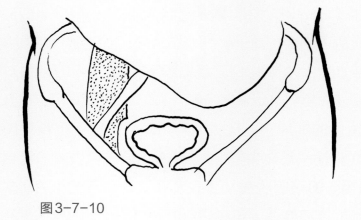
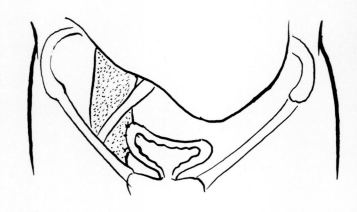

图 3-7-10

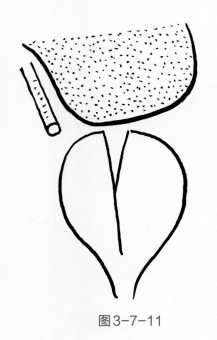
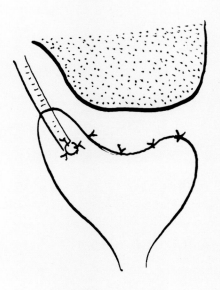

图 3-7-11

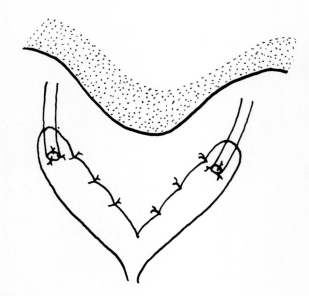

图 3-7-12

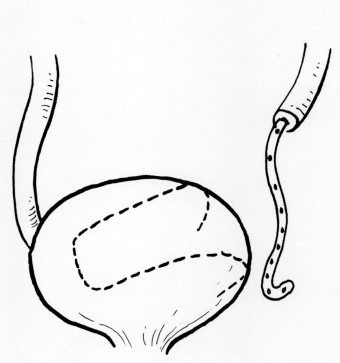

图 3-7-13

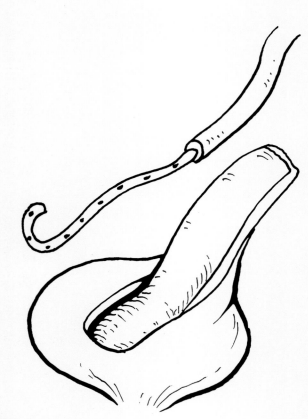

图 3-7-14

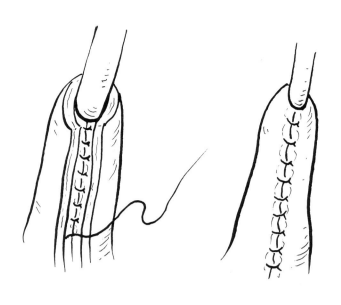

图3-7-15

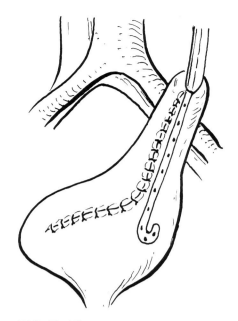

图3-7-16

术中要点

❶ 术中适当游离输尿管，保护好输尿管外膜，保证输尿管的血运，否则容易出现输尿管狭窄或坏死。

❷ 制作黏膜下隧道长度与输尿管直径为3：1~5：1，确认输尿管走行无紧张、弯曲、成角或打折。

❸ 保证膀胱输尿管吻合口血液循环良好，无张力，输尿管无扭曲、成角及打折。

❹ 输尿管内需要留置双J管引流尿液，同时具有支架作用防止梗阻。

❺ 经膀胱手术方式的选择　选择何种经膀胱手术方式与需要修复输尿管的管口位置相关。当输尿管口位于正常位置时，膀胱内联合膀胱外技术更适于恢复正常输尿管壁内段解剖。将输尿管通道的位置向头侧移位，可以建立纵向的黏膜下隧道。同样，如果输尿管开口异位偏向头侧，采用Glenn-Anderson输尿管膀胱再植术也可以建立纵向的黏膜下隧道。然而，如果输尿管口异位靠外，那么膀胱内联合膀胱外技术和Glenn-Anderson输尿管膀胱再植术都是禁忌。如果采用膀胱内联合膀胱外技术，将输尿管通道移位至更加头侧的位置，将会导致输尿管进入膀胱时弯曲或打折。如果采取Glenn-Anderson输尿管膀胱再植术，将输尿管开口向足侧移位至更靠近膀胱颈处时，将无法提供合适的黏膜下隧道长度。因此，这种靠外的异位输尿管口需要采用经三角区技术进行再植，虽然这种技术无法恢复正常的输尿管壁内段解剖，但是它可以得到适当的黏膜下隧道长度，也不会出现解剖性梗阻。

术后处理

❶ 监测生命体征、引流量以及尿液颜色，保持尿管通畅，如血尿较重，可用生理盐水行膀胱持续冲洗，防止尿管堵塞。

❷ 静脉应用抗生素防治感染。

❸ 术后第1天可进流食。

❹ 根据引流情况术后3~5天可拔除引流管。

❺ 通常术后4周拔除双J管，定期复查超声和静脉肾盂造影，观察长期效果。

第八节　膀胱输尿管反流的内镜治疗

适 应 证	膀胱输尿管反流。

禁 忌 证

❶ 严重的心、肺、脑等器官疾病不能耐受手术者。

❷ 严重的凝血功能障碍。

❸ 未经控制的尿路感染。

❹ 严重的尿道狭窄，腔内手术无法进行。

❺ 双侧髋关节畸形，无法摆截石位。

术前准备

❶ 控制尿路感染，根据尿液细菌培养和药物敏感试验结果选择合适药物。

❷ 排尿性膀胱尿道造影、超声和CTU检查明确诊断。

❸ 可行放射性同位素肾动态显像了解分肾功能。

❹ 如果有肾脏功能不全，需要药物治疗。

❺ 膀胱功能障碍者需要进行膀胱功能训练和药物治疗，如M受体和α受体阻滞剂等。

❻ 术前1天进流质饮食。

麻　　醉	全麻。
体　　位	截石位。

手术步骤

❶ 经尿道置入膀胱镜，要求膀胱镜的远端≥9.5Fr，最小操作通道4Fr，可以在直视下置入注射针。

❷ 评估双侧输尿管开口，将灌注液生理盐水置于耻骨联合平面以上1m，使水流的冲击力量足够大，用膀胱镜的前端对准输尿管口，利用水流的冲击对输尿管口进行水扩张，根据输尿管口的扩张程度分为四级。H0：输尿管口未扩张；H1：输尿管口轻度开放，不能看到管腔；H2：能看到输尿管口内的输尿管管腔，不能看到膀胱外输尿管管腔；H3：能用输尿管镜看到膀胱外输尿管管腔。

❸ 先用生理盐水冲洗注射针，在针道注入填充剂。注射过程中需要膀胱充盈程度不超过其容量的一半，防止逼尿肌张力过高。必须做到在注射过程中能够一直看到管腔内的注射部位，并能够评估注射过程。将注射针与输尿管管腔保持平行状态，注射针经输尿管口刺入输尿管管腔底部的6点位置，进入黏膜下2~4mm，在水扩张过程中水流的冲击可以帮助调整针的位置和深度，注射针被置于准确的位置后，停止液体灌注，少量（<0.1ml）填充剂注射到预定的注射部位。

❹ 继续注射，术者注意控制填充剂的体积和注射的压力，直到能看到产生明显的凸起，从而修复逼尿肌通道。第一次注射（近端注射）后应该使输尿管口变成略扩张（H1）或无扩张（H0）状态。

❺ 第二次注射（远端注射）在输尿管管腔内的最远端，将针恰好放在输尿管口内的黏膜下2~4mm，缓慢注射直到输尿管口闭合，使输尿管口的

位置升高到第一次注射后输尿管管腔隆起的高度，两次注射后应该达到输尿管口完全闭合的程度。如果注射效果满意，应该产生一个明显的隆起，使输尿管口呈月牙形，位于隆起的顶端。

❻ 输尿管水扩张的程度与需要注射的填充剂体积相关，一般每个输尿管需要1.3ml填充剂，如果输尿管扩张严重，可能需要更多。每次注射后都要进行水扩张检测输尿管口的形状变化，可能需要多次注射才能够形成输尿管管腔和管口的理想状态，如果输尿管黏膜下注射没有达到输尿管口完全闭合的状态，需要进行经典的输尿管下注射聚四氟乙烯。

❼ 操作结束后撤出膀胱镜，留置尿管。

术中要点

❶ 注射填充剂后在拔出针尖前需要在原位保持30~60秒，以防止填充剂外溢。

❷ 可以使用的填充剂包括硅胶粒（Macroplastique）、聚四氟乙烯（Teflon）、戊二醛交联的牛胶原（Contigen）和自体脂肪等。

❸ 注射过程中需要膀胱充盈程度不超过其容量的一半，防止逼尿肌张力过高。

❹ 必须做到在注射过程中能够一直看到管腔内的注射部位，能够评估注射过程。

术后处理

❶ 一般卧床休息6小时，第2天离床活动。

❷ 术后第1天拔出尿管。

❸ 静脉应用抗生素。

❹ 术后可能会有手术侧腰疼伴恶心、呕吐，可以用止痛药缓解症状。

第九节　　输尿管囊肿内镜切除术

适 应 证

❶ 单纯型输尿管囊肿，伴有相应临床症状，无上尿路重复畸形。

❷ 输尿管囊肿导致肾积水或继发性结石。

禁 忌 证

❶ 未经控制的尿路感染。

❷ 严重的心、肺、脑等器官疾病，不能耐受麻醉与手术者。

❸ 严重的凝血功能障碍。

❹ 异位或重复输尿管畸形者，尤其是儿童患者，内镜下治疗并不能完全解决。

❺ 肾积水情况，且多合并有膀胱输尿管反流。

术前准备

❶ 术前通过CTU等检查明确输尿管囊肿的位置、大小，了解上尿路有无合并积水和结石等。

❷ 有感染者需行尿液细菌培养和药敏试验，术前抗感染治疗，无感染迹象者可术前预防性应用抗生素，保持术前尿常规基本正常。

❸ 术前1天进流质饮食，术前晚清洁灌肠、备皮等。

麻　　醉　　　　椎管内麻醉或全麻。

体　　位　　　　截石位。

经尿道输尿管囊肿切开术

【手术步骤】

（1）经尿道置入电切镜，观察膀胱和尿道，确定输尿管囊肿大小、尿道内是否有输尿管异位开口、是否存在重复肾和重复输尿管，注意同侧另外一个输尿管开口和对侧输尿管开口的位置。应该在膀胱不同充盈程度的情况下反复观察，膀胱充盈时输尿管囊肿受压变小，更容易看到其他输尿管开口。注意输尿管囊肿是局限在膀胱内（图3-9-1），还是向尿道方向延伸（图3-9-2）。应该在膀胱不同充盈程度的情况下反复观察，膀胱充盈时输尿管囊肿受压变小，更容易看到其他输尿管开口。

（2）应用针状电极，在膀胱充盈不完全、囊肿壁张力高时找到囊肿表面的输尿管开口，将针状电极插入管口内切开（图3-9-3），将囊肿部分敞开至囊肿根部，在直视下完成弧形切开（笑脸样切开）（图3-9-4）。切开的长度可根据囊肿大小适当调整，可完全切开至囊肿的两端，也可以切开一个切口，宽度以一个电切环的宽度为宜。

（3）当输尿管囊肿延伸至尿道内时，需要另外进行切开，可应用针状电极，在膀胱内T形切开输尿管囊肿切口和囊肿的尿道部分（图3-9-5），以避免尿液在囊肿的尿道部分积存，造成继发性膀胱出口梗阻。

（4）若术中发现囊肿内合并结石，可用电切环将其拉到膀胱内，行气压弹道或钬激光碎石后取出。

（5）观察输尿管开口情况，创面彻底止血，撤出电切镜。

（6）术后常规留置三腔气囊尿管。

【术中要点】

（1）切开应等待输尿管口喷尿和囊肿充盈时，避免误切其他部位或损伤对侧输尿管口，如果囊肿较小，术前检查较明确，但术中未能发现囊肿，可适当应用利尿剂，再次观察以明确。

（2）许多输尿管囊肿囊壁厚，多次切开才能完全穿透囊壁，应尽可能在直视下自输尿管口切开，以保证囊壁完全切开，尽量应用单纯切割模式，保证切缘整齐。

（3）囊肿充分切开后镜下可观察到囊肿塌陷，可看到输尿管管腔，否则说明切开范围不够，切口应进一步扩大。

（4）应用钬激光或其他激光行囊肿切开时方法与电切类似，但激光光纤较软，掌握切开的方向和深度相对困难。

（5）注意轻柔操作，减少输尿管黏膜损伤，避免术后输尿管狭窄，用电切镜严密止血。

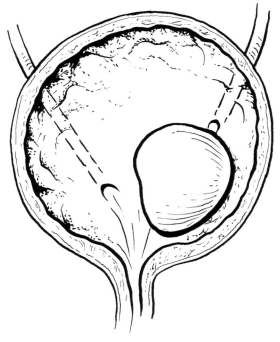

图3-9-1

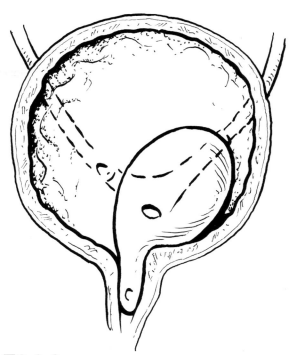

图3-9-2

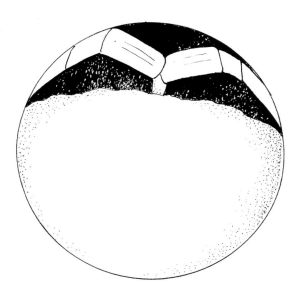

图3-9-3

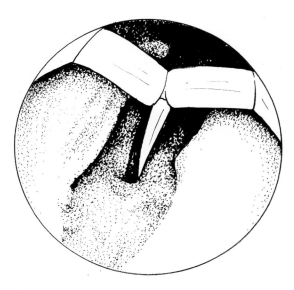

图3-9-4

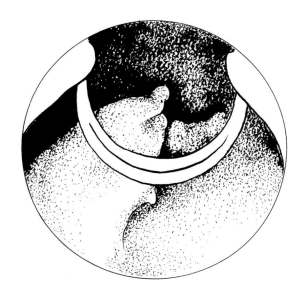

图3-9-5

经尿道输尿管囊肿部分切除术

【手术步骤】

（1）经尿道置入电切镜，观察膀胱和尿道，确定输尿管囊肿大小、是否完全在膀胱内、尿道内是否有输尿管异位开口、是否存在重复肾和重复输尿管，注意同侧另外一个输尿管开口和对侧输尿管开口的位置。应该在膀胱不同充盈程度的情况下反复观察，膀胱充盈时输尿管囊肿受压变小，更容易看到其他输尿管开口。

（2）应用针状电极，于囊肿低位切开囊肿壁，更换环状电极，沿切口将囊肿下部的囊壁切除1/3~2/3，使囊肿成为一个倒置的口袋状（图3-9-6）。如果囊肿较小（直径<1cm），也可应用环状电极于囊肿低位行囊壁部分切除，使之开窗，直径为2~3mm。

（3）若术中发现囊肿内合并结石，可用电切环将其拉到膀胱内，行气压弹道或钬激光碎石后取出。

（4）观察输尿管开口情况，创面彻底止血，撤出电切镜。

（5）术后常规留置三腔气囊尿管。

【术中要点】

（1）术中应避免损伤周围的脏器组织。囊壁一旦切开后，常发生回缩现象，囊肿塌陷，难以辨认囊壁。此时盲目深切，极易造成膀胱壁损伤，应使用电切环挑起囊壁，辨认清楚后再行切开，使囊肿充分敞开后再切除囊壁组织。如果术中发现膀胱穿孔，破口较小时，可继续手术，术后留置尿管，破口较大时，应及时转开放手术，并探查膀胱外脏器组织是否受损。

（2）术中可置入输尿管导管，起到导引作用。但术中应注意避免电切环将输尿管导管切断。

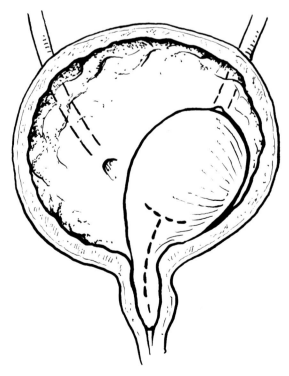

图3-9-6

（3）应注意尽量行囊肿部分切除，保留囊肿上部，保留膨出的部分组织片，使囊肿成为倒置口袋状，这样在一定程度上可以起到抗反流的作用。

（4）囊壁切缘止血非常重要，切缘出血可导致术后大出血而需要手术止血。

术后处理　　❶　术后3天拔除尿管。

❷　应用抗生素预防感染治疗。

❸　术后1个月复查尿常规、膀胱镜和静脉肾盂造影等，观察肾积水是否缓解，若有输尿管口狭窄或反流，可能需要手术处理。

第四章
膀胱手术

扫描二维码，
观看本书所有
手术视频

第一节　经尿道膀胱肿瘤切除术

适应证
❶ 膀胱良性尿路上皮肿瘤。
❷ 非肌层浸润性膀胱癌（Tis、T_a、T_1期）。

禁忌证
❶ 严重的心脑血管疾病。
❷ 凝血功能异常。
❸ 严重的尿道狭窄。
❹ 泌尿生殖系统急性炎症。
❺ 脊柱疾病无法平卧。

术前准备
❶ 术前常规行膀胱镜检查了解肿瘤大小、形态、部位及数量。
❷ 适当应用抗生素控制感染。
❸ 术前禁食水。
❹ 术晨做局部皮肤准备。

麻　醉
根据手术时长及患者状态可选择全身麻醉和椎管内麻醉。

体　位
采取截石位，双腿尽量分开。

手术步骤
❶ 切除膀胱肿瘤前的注意事项

ER 4-1-1
经尿道膀胱
肿瘤激光切
除术

（1）经尿道膀胱肿瘤电切术多采用5%的甘露醇灌注膀胱，使膀胱皱襞展开并保持一定张力，应注意的是液体灌注量维持稳定，以免肿瘤距离及膀胱壁厚度改变过大，增加手术的难度。

（2）行膀胱肿瘤电切前应全面检查尿道及膀胱黏膜，了解肿瘤的大小、形态、部位及数量，根据具体情况选择适当的手术方法。

❷ 根据肿瘤的大小及形态选择手术方式

ER 4-1-2
经尿道膀胱
肿瘤电切术

（1）肿瘤较小，表浅且有蒂，一般采用顺行切除法，将电切环跨过肿瘤达远侧蒂下方，通过控制电切环的收回，由远及近从基底部进行切割（图4-1-1）。

（2）肿瘤较大，基底部因肿瘤遮盖暴露不清时，可采用逆行切除法，将电切环置于肿瘤近端，由近及远切割肿瘤。但前推电切环时难以掌控切除深度，因此造成膀胱穿孔的风险较大。

（3）肿瘤体积较大而基底部较细，应先将肿瘤顶部切除，充分暴露基底部后，根据蒂实际大小切除基底部直达深肌层（图4-1-2）。

（4）肿瘤体积较大，基底部较宽且暴露清楚，可先于基底部进行电灼，充分阻断肿瘤血运后行瘤体切除，以免直接切除肿瘤顶部而造成出血较多，影响手术视野。

❸ 根据肿瘤的位置及数目选择手术方式

（1）位于膀胱前壁的肿瘤，可用手压迫耻骨上方腹部或调整手术台倾斜程度，使肿瘤到达电切环切除范围（图4-1-3）。

（2）位于输尿管口附近的肿瘤，可将肿瘤及管口内壁一起切除以达到完整切除肿瘤的目的。此处采用电凝灼烧易造成术后输尿管口瘢痕性狭窄，应尽量避免电凝，可以留置双J管防止输尿管口狭窄。

（3）位于膀胱顶部的肿瘤，可采用垂直切除法，根据膀胱顶部的弧度，操作电切环上下或左右摆动切除肿瘤。

（4）膀胱多发肿瘤的切除原则是先切除体积较小的肿瘤，再切除大肿瘤；先切除操作困难部位的肿瘤，再切除容易切除部位的肿瘤。以免术中出血或出现术中并发症后，影响操作困难部位肿瘤的切除或遗漏小肿瘤。

❹ 肿瘤切除的范围及深度　术中应完全切除肿瘤瘤体及基底部，深度应达膀胱肌层，切除范围应达瘤体周围1cm左右正常膀胱组织。肿瘤切除后应对基底部组织进行活检，以明确无残留肿瘤组织及肿瘤的病理分期。

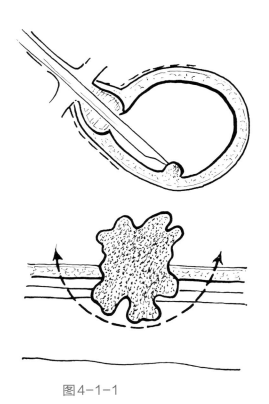

图4-1-1

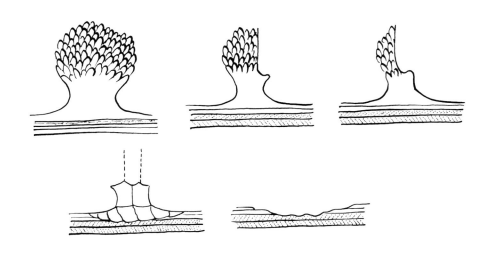

图4-1-2

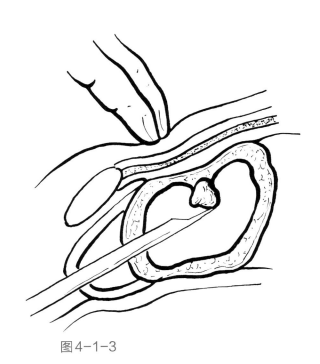

图4-1-3

术中要点	❶ 根据膀胱肿瘤的大小、形态、部位和数量选择适宜的手术方式。
	❷ 完整切除肿瘤，同时注意切除深度、液体灌注速度及闭孔神经反射，避免造成膀胱穿孔，采用全麻且肌松效果良好的情况下可以避免出现闭孔神经反射。
术后处理	❶ 适当补液，术后6小时可进流食。
	❷ 常规留置导尿管引流膀胱，根据术中创面大小及深度留置3~7天。
	❸ 根据术中出血情况及术后尿液颜色决定是否行膀胱持续冲洗。
	❹ 术后应给予适量抗生素预防感染。
	❺ 术后24小时内行术后即刻膀胱灌注，术后4~8周每周1次膀胱灌注，之后每月1次维持灌注，共6~12个月。
	❻ 根据术后病理肿瘤恶性程度，每3~6个月复查膀胱镜。

第二节　膀胱部分切除术

适应证	❶ 广基或体积较大、浸润范围较局限且距离膀胱颈较远的单个肌层浸润性膀胱肿瘤（T_2、T_3期），拟行保留膀胱治疗。
	❷ 膀胱憩室肿瘤。
	❸ 严重尿道狭窄无法行TUR-BT（经尿道膀胱肿瘤切除术）的膀胱肿瘤。
	❹ 晚期膀胱癌（T_3、T_4期）的姑息性治疗。
	❺ 肠道肿瘤侵及膀胱需切除粘连部分膀胱者。
禁忌证	❶ 严重的心脑血管疾病或全身状态较差无法耐受手术者。
	❷ 凝血功能异常。
术前准备	❶ 控制血尿，纠正贫血。
	❷ 备血。
	❸ 术前禁食水，做肠道准备。
	❹ 术晨做局部皮肤准备。
麻　　醉	全身麻醉或椎管内麻醉。
体　　位	仰卧位，臀部垫高。
手术步骤	❶ 术前夹闭导尿管或注入少量生理盐水使膀胱充盈。
	❷ 做下腹部正中切口或弧形切口（图4-2-1），逐层打开腹壁，显露膀胱周围组织及腹膜反折，向上轻推分离腹膜，充分显露膀胱达肿瘤处。
	❸ 打开尿管并排净膀胱内液体，距肿瘤边缘2cm处切开膀胱，完整切除肿瘤及肿瘤周围2cm的正常膀胱壁（图4-2-2）。若膀胱肿瘤侵及一侧输尿

管口，应将肿瘤连同该侧输尿管膀胱连接处一同切除，行输尿管膀胱吻合术，并留置输尿管支架管。切除过程操作应轻柔避免肿瘤细胞扩散。

④ 蒸馏水冲洗术区并吸净，检查有无出血点并确切止血，经尿道置入三腔导尿管，以便术后引流与冲洗膀胱。

⑤ 用2-0可吸收线连续缝合全层膀胱壁，再以2-0可吸收线连续缝合膀胱肌层，缝合时注意避开导尿管（图4-2-3）。

⑥ 在耻骨后膀胱前间隙留置引流管，逐层缝合腹壁切口。

术中要点

① 膀胱稍充盈有利于分离膀胱，分离时注意保护腹膜，充分显露膀胱。

② 肿瘤切除的范围应足够，注意观察其余膀胱黏膜有无异常。

③ 膀胱壁行双层缝合，术中可以进行膀胱测漏试验，避免术后出血及漏尿。

术后处理

① 常规留置导尿管引流膀胱，根据术中创面大小及深度留置尿管7~10天；引流物较少后可拔出引流管。

② 根据术中出血情况及术后尿液颜色决定是否行膀胱持续冲洗。

③ 术后应给予适量抗生素预防感染。

④ 术后24小时内行术后即刻膀胱灌注，术后4~8周每周1次膀胱灌注，之后每月1次维持灌注，共6~12个月。

⑤ 肌层浸润癌可以进行化疗和放疗。

⑥ 术后每3个月复查膀胱镜及盆腔CT。

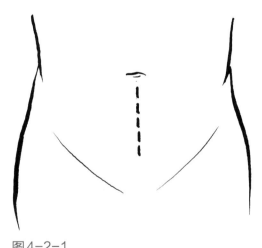
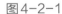
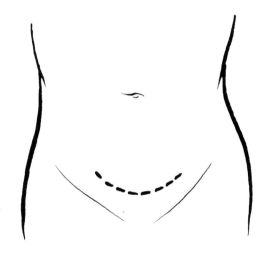

图4-2-1

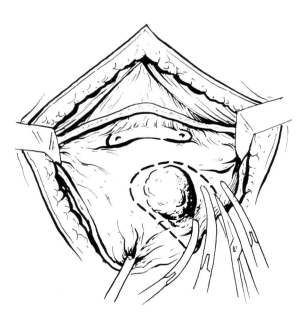

图4-2-2

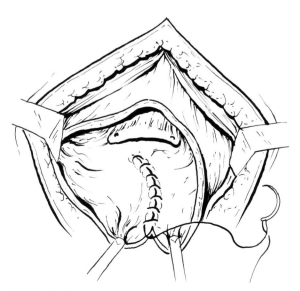

图4-2-3

第三节 开放性男性根治性膀胱切除术

适 应 证	❶ T$_{2\sim4a}$N$_{0\sim x}$M$_0$ 期的浸润性膀胱癌。
	❷ 高危的非浸润性膀胱癌，卡介苗（BCG）治疗失败的原位癌。
	❸ 反复复发的非浸润性膀胱癌，尤其是累及膀胱颈部、前列腺和尿道。
	❹ 膀胱非尿路上皮癌。
	❺ 同时行尿道切除的指征　肿瘤侵及膀胱三角区、膀胱颈部或前列腺部尿道；术中冰冻切片证实尿道切缘或前列腺部尿道阳性；膀胱多发肿瘤，肿瘤细胞分化不良或有原位癌；同时合并有肾盂或输尿管上皮性肿瘤等。
禁 忌 证	❶ 严重的凝血功能障碍。
	❷ 严重的心、肺、脑等器官疾病，不能耐受手术。
	❸ 远隔转移。
	❹ 相对禁忌证为广泛的腹腔手术史。
术前准备	❶ 术前行IVU、CTU和膀胱镜检查，除外上尿路肿瘤。
	❷ 改善患者一般状态，如存在贫血，则应先纠正，必要时输血。
	❸ 如行回肠导管或原位膀胱手术，则需行肠道准备。
	❹ 术区备皮、消毒、留置导尿管引流尿液。
	❺ 穿弹力袜预防下肢深静脉血栓。
	❻ 控制尿路感染。
麻　　醉	全麻。
体　　位	仰卧位。
手术步骤	❶ 经下腹正中切口，逐层切开皮肤及皮下组织，切开腹直肌前鞘，钝性分离腹直肌及锥状肌。分离膀胱与前列腺、骨盆之间的间隙，左侧输尿管常被乙状结肠遮挡，需要于乙状结肠外侧切开其与侧腹膜之间的粘连，向内分离乙状结肠和左半结肠，以便显露左侧髂血管和输尿管。向上推开肠管，显露盆腔血管及输尿管，于双侧输尿管跨越髂血管处切开后腹膜，找到并游离双侧中下段输尿管，沿输尿管向下继续分离至膀胱壁，注意保护输尿管系膜及其血管，于输尿管下段外侧可见脐动脉和膀胱上动脉，分别切断结扎。于膀胱表面切断结扎输尿管，可将切缘送术中冰冻病理检查（图4-3-1）。
	❷ 切开膀胱顶部的腹膜，切断结扎脐正中韧带，提起脐正中韧带，向下切开其两侧的腹膜至膀胱壁（图4-3-2），沿膀胱壁表面继续向膀胱侧方切开腹膜，分离膀胱侧方的间隙，切断结扎双侧输精管，继续向下分离直达膀胱底部（图4-3-3）。
	❸ 在精囊和输精管壶腹水平切开其表面的腹膜，提起双侧输精管和精囊，同时下压直肠，伸展Denonvillier's筋膜，使其保持一定的张力，于靠近精囊处将其横行切开，可见直肠前方的脂肪组织（图4-3-4），靠近前列腺向两侧分离前列腺与直肠之间的间隙，直到前列腺尖部（图4-3-5）。

132

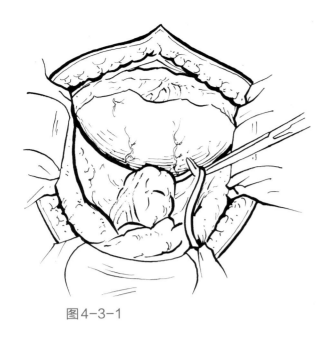

图4-3-1

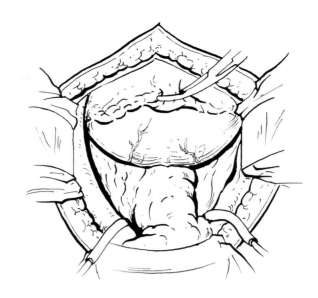

图4-3-2

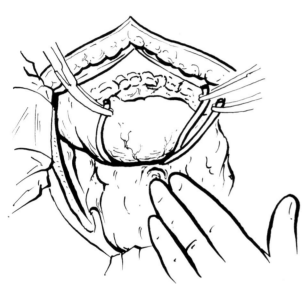

图4-3-3

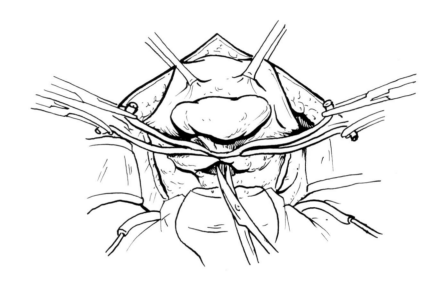

图4-3-4

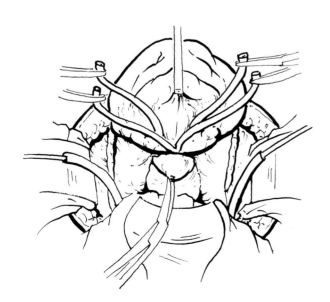

图4-3-5

❹ 向内上方提起膀胱，显露并进一步分离膀胱侧血管蒂，使其保持一定张力，分束钳夹、切断并贯穿缝扎，逐步切断膀胱侧血管蒂至靠近前列腺处（图4-3-6，图4-3-7），或者用LigaSure逐步切断膀胱侧血管蒂。

❺ 向内上方提起输精管和精囊，显露并进一步分离前列腺侧血管蒂，使其保持张力，分束钳夹、切断并贯穿缝扎，逐步切断前列腺侧血管蒂（图4-3-8），或者用LigaSure靠近前列腺逐步将其切断。切开两侧的盆底筋膜和耻骨前列腺韧带，推开肛提肌，分离前列腺尖部两侧，显露阴茎背深静脉复合体（图4-3-9）。"8"字缝合阴茎背深静脉复合体，靠近前列腺将其切断，游离尿道，拔出尿管，提起前列腺侧面，分离尿道背侧，保证尿道后方完全与直肠分离，于前列腺尖部钳夹尿道，用电刀切断尿道，完整切除膀胱、前列腺、双侧精囊和部分输精管（图4-3-10）。如欲行原位新膀胱术，应尽量多保留尿道以便与新膀胱吻合。

❻ 清除双侧的髂外淋巴结、髂内淋巴结和闭孔淋巴结，以及双侧的髂总淋巴结和骶前淋巴结。行尿流改道手术。

❼ 彻底止血，放置盆腔引流管，逐层关闭切口。

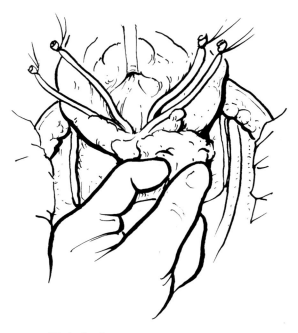

图4-3-6

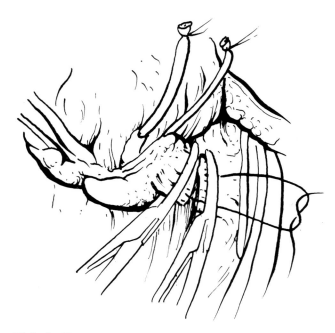

图4-3-7

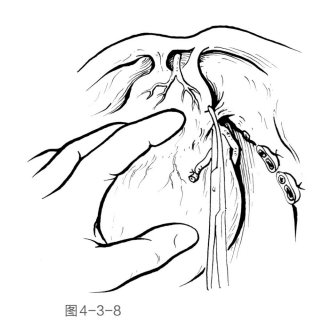

图4-3-8

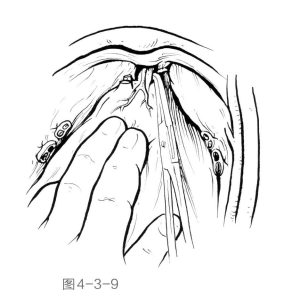

图 4-3-9

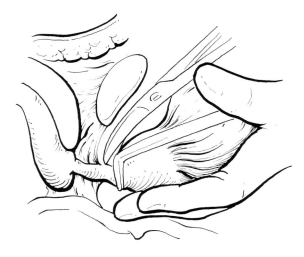

图 4-3-10

术中要点	❶ 处理膀胱侧血管蒂和前列腺侧血管蒂时可以采用LigaSure将其离断，确切止血。
	❷ 分离膀胱时避免使膀胱破裂造成种植转移。
	❸ 切开Denonvillier's筋膜时注意向上提起输精管和精囊，并下压直肠，使Denonvillier's筋膜保持一定张力时横行切开，防止直肠损伤。
术后处理	❶ 保持引流管和输尿管支架管的通畅，防止堵塞和脱落。
	❷ 注意引流量，及时发现继发性出血。
	❸ 根据尿流改道方式进行相应处理，在禁食期间注意营养支持。

第四节 开放性女性根治性膀胱切除术

适 应 证	❶ 同男性根治性膀胱切除术。
	❷ 女性尿道癌侵犯尿道后段。
禁 忌 证	同男性根治性膀胱切除术。
术前准备	❶ 同男性根治性膀胱切除术。
	❷ 术前3天用200ppm聚维酮碘（碘伏）溶液每天1~2次冲洗阴道。
麻　　醉	全麻。
体　　位	仰卧位，臀下垫枕。
手术步骤	❶ 靠近骨盆游离卵巢悬韧带，切断及结扎卵巢悬韧带（图4-4-1）。分离膀胱与骨盆之间的间隙，切开膀胱顶部的腹膜，切断脐正中韧带，提起脐正中韧带，向下切开其两侧的腹膜至膀胱壁，沿膀胱壁表面继续向膀胱侧方切开腹膜，分离膀胱侧方的间隙，切断结扎双侧子宫圆韧带（图4-4-2），

135

继续向下分离直达膀胱底部。左侧输尿管常被乙状结肠遮挡，需要于乙状结肠外侧切开其与侧腹膜之间的粘连，向内分离乙状结肠和左半结肠，以显露左侧髂血管和输尿管。

❷ 于双侧输尿管跨越髂血管处切开后腹膜，找到并游离双侧中下段输尿管，沿输尿管向下分离至膀胱壁，注意保护输尿管系膜及其血管，于输尿管下段外侧可见脐动脉和膀胱上动脉，分别切断结扎。于膀胱表面切断结扎输尿管，可将切缘送术中冰冻病理检查（图4-4-3）。

❸ 显露子宫血管和主韧带，靠近盆壁将其结扎切断（图4-4-4），或用LigaSure、百克钳双极电凝后将其切断。向前提起子宫、附件和膀胱，向上推开肠管，可以清楚地显露直肠子宫陷凹并触及子宫颈部（图4-4-5），切开阴道后穹隆表面的腹膜，用剪刀或电刀切开阴道壁，显露子宫颈部，沿子宫颈部边缘向两侧继续切开阴道壁（图4-4-6）。分离膀胱侧血管蒂，保持张力，逐步用LigaSure或百克钳双极电凝后切断膀胱侧血管蒂和阴道侧壁至靠近膀胱颈部。如果没有这些器械，可以在靠近髂内动脉处分束钳夹、切断和贯穿缝扎子宫血管和膀胱侧血管蒂。

❹ 显露耻骨尿道悬韧带和阴蒂背深静脉复合体。切断耻骨尿道悬韧带，切断缝扎阴蒂背深静脉复合体，游离尿道，分离尿道和阴道之间的间隙，拔出尿管，钳夹尿道后将其切断，完整切除膀胱、子宫、双侧附件和部分阴道壁。可以保留尿道和膀胱颈部下方的阴道壁以降低阴道缝合时的张力。可吸收线缝合尿道断端及阴道壁开口。清除双侧的髂外淋巴结、髂内淋巴结和闭孔淋巴结，以及双侧的髂总淋巴结和骶前淋巴结。行尿流改道手术。

❺ 彻底止血，放置盆腔引流管，逐层关闭切口。

术中要点　　卵巢悬韧带内血管丰富，需要确切结扎。

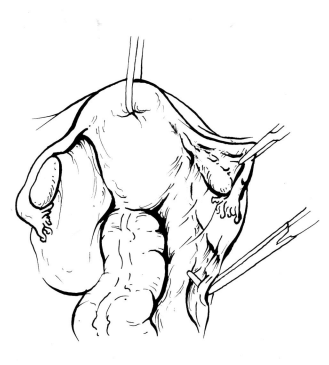

图4-4-1

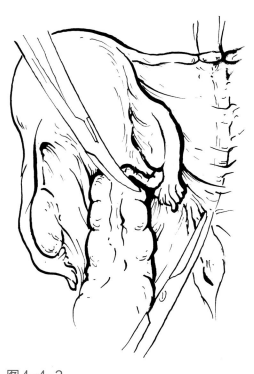

图4-4-2

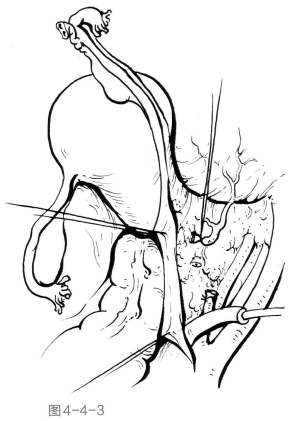

图4-4-3

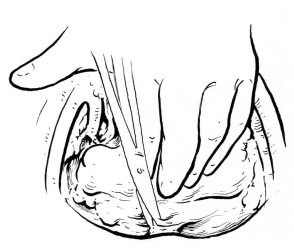

图4-4-4

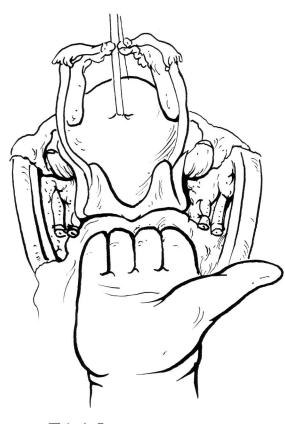

图4-4-5

图4-4-6

适 应 证　❶ $T_{2\sim4a}N_{0\sim x}M_0$ 期的浸润性膀胱癌。

❷ 高危的非浸润性膀胱癌，BCG治疗无效的原位癌。

❸ 反复复发的非浸润性膀胱癌，尤其是累及膀胱颈部、前列腺和尿道。

❹ 膀胱非尿路上皮癌。

禁 忌 证　❶ 严重的凝血功能障碍。

❷ 严重的心、肺、脑等器官疾病，不能耐受手术。

❸ 远隔转移。

❹ 相对禁忌证为广泛的腹腔手术史。

术前准备　❶ 术前行IVU、CTU和膀胱镜检查，除外上尿路肿瘤。

❷ 改善患者一般状态，如存在贫血，则应先纠正，必要时输血。

❸ 如行回肠导管或原位膀胱手术，则需行相关肠道准备。

❹ 术区备皮、消毒、留置导尿管引流尿液。

❺ 穿弹力袜预防下肢深静脉血栓。

❻ 控制尿路感染。

麻　　醉　全麻。

体　　位　仰卧30°头低足高位，可以采用低截石位，方便术中进行会阴部的处理。双侧上肢收于身体两侧，可以在背部放置棉垫防止患者术中滑动，一般不需要肩部挡板（图4-5-1）；术中可行血气分析或者CO_2浓度监测，防治高碳酸血症。

手术步骤　❶ 放置套管　可以采用4孔或者5孔进行操作，于正中线脐缘切口，穿刺置入Veress针，建立气腹，CO_2气腹压力12~15mmHg，然后于正中线脐上做一个切口，穿刺置入10mm套管。或者直接于正中线脐上切口，采用Hasson技术逐层切开腹壁后置入10mm套管。经套管插入30°腹腔镜，直视下分别于脐下两横指水平的腹直肌两侧切口，穿刺置入12mm套管，然后于一侧或者两侧的髂前上棘内侧切口，穿刺置入5mm套管（图4-5-2）。

ER 4-5-1
腹腔镜根
治性膀胱
切除术

❷ 游离输尿管　观察盆腔解剖情况，于双侧输尿管跨越髂血管处切开后腹膜，找到并游离双侧中下段输尿管（图4-5-3），左侧输尿管常被乙状结肠遮挡，需要于乙状结肠外侧切开其与侧腹膜之间的粘连，向内分离乙状结肠和左半结肠，以显露左侧髂血管和输尿管。沿输尿管向下分离至膀胱处，靠近膀胱壁时可见输精管，用超声刀慢档切断。注意保护输尿管系膜及其血管。游离输尿管后可行双侧盆腔淋巴结清扫，或者在切除膀胱后进行淋巴结清扫。清除双侧的髂外淋巴结、髂内淋巴结和闭孔淋巴结（图4-5-4～图4-5-6），以及双侧的髂总淋巴结和骶前淋巴结。

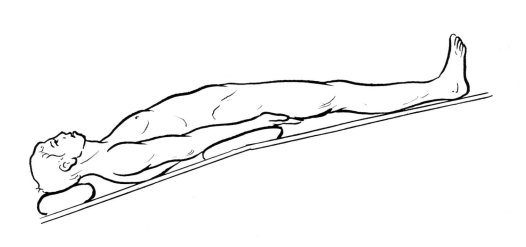

图 4-5-1

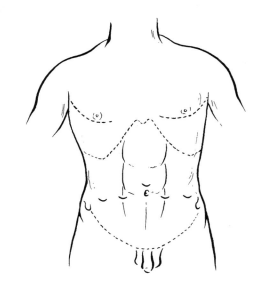

图 4-5-2

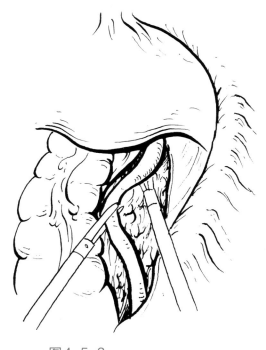

图 4-5-3

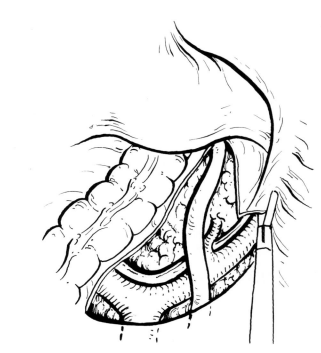

图 4-5-4

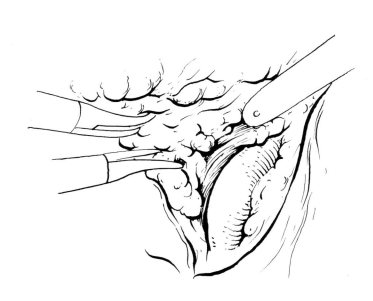

图 4-5-5

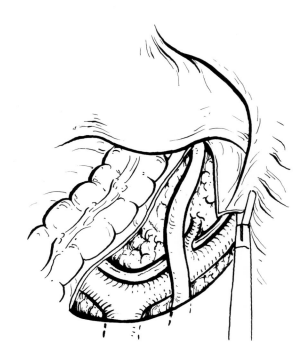

图 4-5-6

❸ 分离膀胱和前列腺后方间隙　于膀胱直肠陷凹上方用抓钳提起膀胱表面的腹膜，向上牵拉膀胱，并向上推和牵拉肠管，显露膀胱直肠陷凹。于双侧输精管断端水平横行切开精囊表面的腹膜，沿腹膜下方分离双侧的输精管和精囊至前列腺后方（图4-5-7）。提起双侧输精管和精囊，同时下压直肠，伸展Denonvillier's筋膜，使其保持一定的张力，于靠近精囊处将其横行切开，然后可见直肠前方的脂肪组织，靠近前列腺向两侧分离前列腺与直肠之间的间隙（图4-5-8）。

❹ 分离膀胱侧间隙，切断输尿管、膀胱侧血管蒂和前列腺侧血管蒂　于脐旁正中韧带外侧切开腹膜，向前分离膀胱侧壁和盆壁之间的间隙至盆底筋膜，切开盆底筋膜，推开肛提肌。游离脐动脉和膀胱上动脉，用Hem-o-lok夹闭后将其切断（图4-5-9）。然后提起输尿管，于靠近膀胱处用两个Hem-o-lok夹闭后切断输尿管（图4-5-10）。向内上方提起膀胱，显露膀胱侧血管蒂，使其保持一定张力，用百克钳双极电凝、Hem-o-lok夹闭后切断膀胱侧血管蒂至靠近前列腺处，或者用LigaSure逐步切断膀胱侧血管蒂。向内上方提起输精管和精囊，显露并进一步分离前列腺侧血管蒂，使其保持张力，用Hem-o-lok夹闭后逐步切断前列腺侧血管蒂（图4-5-11），或者用LigaSure靠近前列腺逐步将其切断。

❺ 分离膀胱前间隙、缝扎阴茎背深静脉复合体、切断尿道　切开膀胱顶部腹膜，用超声刀慢档切断脐旁正中韧带和脐正中韧带，分离膀胱前间隙（图4-5-12），显露耻骨前列腺韧带和阴茎背深静脉浅支，切断耻骨前列腺韧带，并用百克钳双极电凝后切断阴茎背深静脉浅支，分离前列腺尖部两侧，显露阴茎背深静脉复合体。用2-0倒刺线"8"字缝合阴茎背深静脉复合体（图4-5-13），靠近前列腺将其切断，游离并切断尿道前壁，拔出尿管（图4-5-14），提起前列腺侧面，分离尿道背侧（图4-5-15），保证尿道后方完全与直肠分离，用两枚Hem-o-lok夹闭尿道，然后于两个Hem-o-lok之间切断尿道，完整切除膀胱、前列腺、双侧精囊和部分输精管，将标本置入标本袋。如欲行原位新膀胱术，应尽量多保留尿道以便与新膀胱吻合。

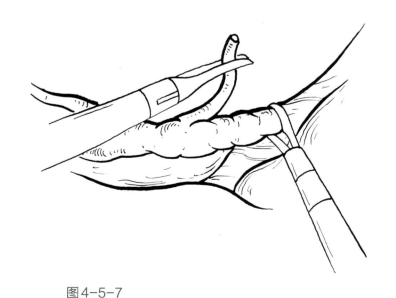

图4-5-7　　　　　　　　　　　　　　　　　　图4-5-8

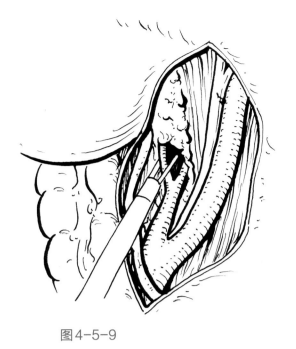

图 4-5-9

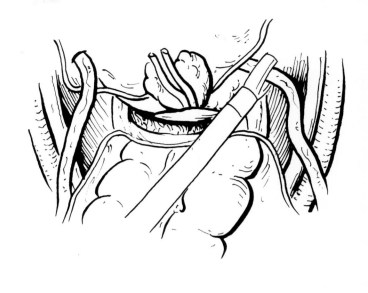

图 4-5-10

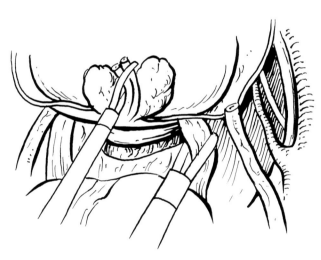

图 4-5-11

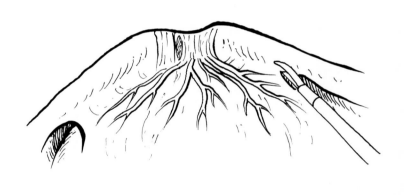

图 4-5-12

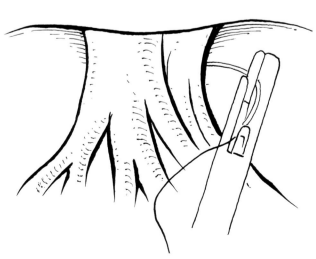

图 4-5-13

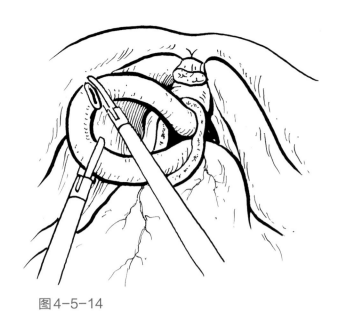

图 4-5-14

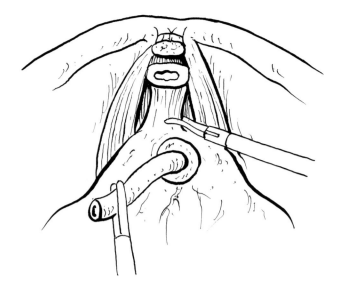

图 4-5-15

❻ 如尿流改道采用回肠通道术或者Studer回肠原位新膀胱术，需要在乙状结肠后方骶骨前间隙的无血管区分离，建立通道，将左侧输尿管经通道拉到右侧盆腔。

术中要点 ❶ 处理膀胱侧血管蒂和前列腺侧血管蒂时可以采用双极电凝加Hem-o-lok夹闭后切断，或者用LigaSure将其离断，确切止血。

❷ 分离膀胱时避免使膀胱破裂造成种植转移。

❸ 切开Denonvillier's筋膜时注意向上提起输精管和精囊，并下压直肠，使Denonvillier's筋膜保持一定张力时横行切开，防止直肠损伤。

❹ 切断尿道时可以首先切开尿道前壁，拉出尿管，紧贴前列腺尖部用Hem-o-lok夹闭尿管，然后在远端切断尿管，提起尿管后切断尿道后壁和尿道直肠肌。

术后处理 ❶ 保持引流管和输尿管支架管的通畅，防止堵塞和脱落。

❷ 注意引流量，及时发现继发性出血。

❸ 根据尿流改道方式进行相应处理，在禁食期间注意营养支持。

第六节 腹腔镜女性根治性膀胱切除术

适 应 证 同开放手术。

禁 忌 证 同开放手术。

术前准备 同开放手术。

麻 醉 全麻。

<table>
<tr><td>体　位</td><td>仰卧位，30°头低足高位，可以采用低截石位，方便术中进行会阴部的处理。</td></tr>
</table>

手术步骤

❶ 放置套管　可以采用4孔或者5孔进行操作，于正中线脐缘切口，穿刺置入Veress针，建立气腹，CO_2气腹压力12~15mmHg，然后于正中线脐上做一个切口，穿刺置入10mm套管。或者直接于正中线脐上切口，采用Hasson技术逐层切开腹壁后置入10mm套管。经套管插入30°腹腔镜，直视下分别于脐下两横指水平的腹直肌两侧切口，穿刺置入12mm套管，然后于一侧或者两侧的髂前上棘内侧切口，穿刺置入5mm套管。

❷ 游离双侧输尿管　观察盆腔解剖情况，于双侧输尿管跨越髂血管处切开后腹膜，找到并游离双侧输尿管（图4-6-1），左侧输尿管常被乙状结肠遮挡，需要于乙状结肠外侧切断其与腹膜之间的粘连，向内分离乙状结肠和左半结肠，以显露左侧髂血管和输尿管。在输卵管和卵巢外侧分离卵巢悬韧带（图4-6-2），在卵巢悬韧带下方切开阔韧带（图4-6-3），充分游离卵巢悬韧带，用百克钳双极电凝或者用Hem-o-lok夹闭后切断卵巢悬韧带。提起附件，沿附件和子宫外侧切开阔韧带，用超声刀慢档切断子宫圆韧带（图4-6-4），沿输尿管向下分离至靠近子宫动脉处，注意保护输尿管系膜及其血管。

❸ 分离膀胱侧间隙、切开阴道后穹隆　于脐旁正中韧带外侧切开腹膜，沿盆壁向前分离膀胱侧壁和盆壁之间的间隙至盆内筋膜和盆底肌肉，切开盆内筋膜。用百克钳双极电凝、Hem-o-lok夹闭后切断膀胱外侧血管结缔组织，或用LigaSure将其逐步切断，于靠近膀胱处用两个Hem-o-lok夹闭后切断输尿管（图4-6-5），末段输尿管外侧的子宫血管可以用百克钳双极电凝后切断。提起一侧附件，游离脐动脉和膀胱上动脉，用Hem-o-lok夹闭后切断（图4-6-6）。向上提起双侧附件，显露直肠子宫陷凹，用举宫杯顶起阴道后穹隆，可见举宫杯的边缘，切开其表面的腹膜，用百克钳双极电凝子宫骶骨韧带，沿举宫杯边缘切开阴道后穹隆处的阴道壁，然后向两侧沿举宫杯边缘继续切开阴道壁，显露子宫颈部（图4-6-7）。

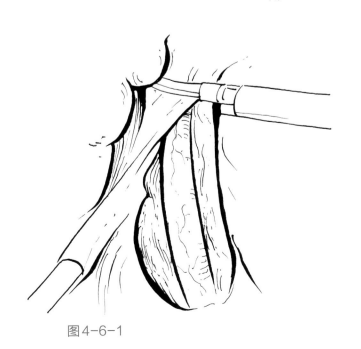

图4-6-1

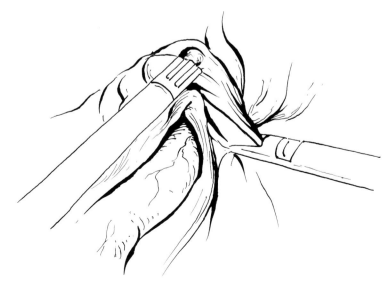

图4-6-2

143

④ 切断子宫主韧带和膀胱侧血管蒂　向内上方提起子宫、附件和膀胱，显露子宫血管和主韧带，用LigaSure或百克钳双极电凝后将其切断。分离膀胱侧血管蒂，保持张力，逐步用LigaSure或百克钳双极电凝后切断膀胱侧血管蒂和阴道侧壁至靠近膀胱颈部（图4-6-8）。

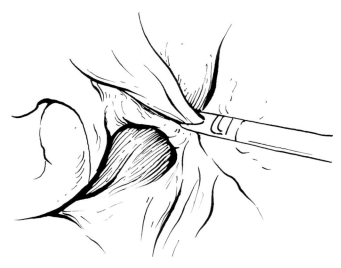

图4-6-3

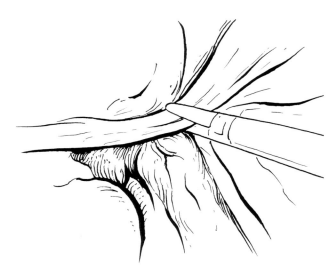

图4-6-4

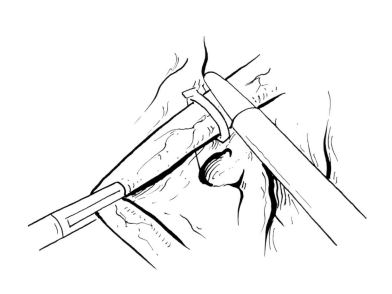

图4-6-5

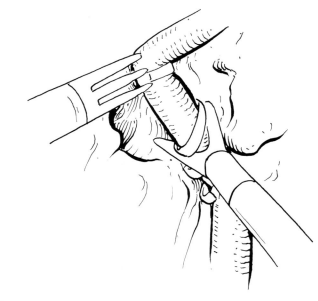

图4-6-6

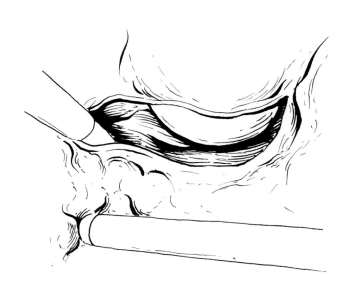

图4-6-7

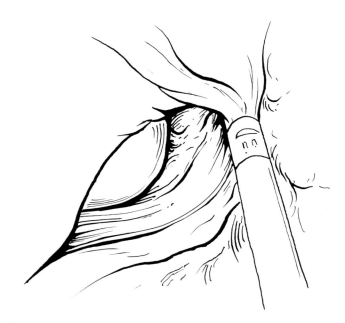

图4-6-8

❺ 分离膀胱前间隙、切断尿道　切开膀胱顶部腹膜，用超声刀慢档切断脐旁正中韧带和脐正中韧带，分离膀胱前间隙，显露耻骨尿道悬韧带和阴蒂背深静脉复合体。用百克钳将其双极电凝，然后用超声刀切断耻骨尿道悬韧带和阴蒂背深静脉复合体，游离尿道，分离尿道和阴道之间的间隙，切开尿道前壁，拉出尿管，紧贴近端尿道断端用Hem-o-lok夹闭尿管，然后在远端切断尿管，提起尿管后切断尿道后壁，完整切除膀胱、子宫、双侧附件和部分阴道壁。可以保留尿道和膀胱颈部下方的阴道壁以降低阴道缝合时的张力。将标本置入标本袋，经阴道拉出体外，用2-0可吸收线缝合尿道断端，2-0倒刺线连续缝合阴道壁。清除双侧的髂外淋巴结、髂内淋巴结和闭孔淋巴结，以及双侧的髂总淋巴结和骶前淋巴结。

❻ 如尿流改道采用回肠通道术或者Studer回肠原位膀胱术，需要在乙状结肠后方骶骨前间隙的无血管区分离，建立通道，将左侧输尿管拉到右侧盆腔。

手术要点

❶ 卵巢悬韧带内血管丰富，用百克钳多次双极电凝或者用Hem-o-lok夹闭后切断以保证安全，另外，子宫骶骨韧带内往往有血管，需要双极电凝后切断。

❷ 切除子宫时可以使用举宫杯，举宫杯举起子宫后可以非常容易地识别阴道穹隆，沿举宫杯边缘能够安全地切开阴道穹隆，显露子宫颈部。

第七节　男性全尿道切除术

适 应 证

❶ 男性膀胱癌患者行根治性膀胱切除术伴有如下情况者同时行全尿道切除术　肿瘤侵及膀胱三角区、膀胱颈、前列腺部尿道者，术中冰冻病理证实尿道切缘阳性者或者前列腺部尿道伴发原位癌者，膀胱多发肿瘤、膀胱肿瘤分化差、伴发原位癌者。

❷ 根治性膀胱切除术后尿道复发者。

禁 忌 证

❶ 严重心血管疾病，不能耐受手术。

❷ 血红蛋白低于10g/dl。

❸ 凝血功能严重异常。

术前准备

❶ 术前6小时禁食、禁水。

❷ 术晨局部皮肤准备。

❸ 术前晚及次日清晨清洁灌肠。

145

麻　　醉	全身麻醉。
体　　位	截石位，髋关节屈曲60°~90°，部分患者可以采用过屈截石位。

手术步骤

❶ 取由阴囊至距肛门3cm处会阴部纵行切口，越过球部尿道，或者弧形切口，或倒Y形切口（图4-7-1）。分离皮下组织显露球海绵体肌，正中切开球海绵体肌，牵开球海绵体肌，显露尿道海绵体（图4-7-2）。在尿道后方钝性分离，将橡胶牵引带从尿道后方穿过将尿道提起，充分游离球部尿道（图4-7-3）。

❷ 分离远端尿道，可将阴茎海绵体牵拉至会阴部切口利于分离，将尿道与阴茎海绵体分离直至尿道舟状窝部（图4-7-4）。

❸ 将阴茎恢复正常位置，环绕尿道外口切开皮肤，游离末段尿道，从会阴部切口处牵拉出前尿道标本，缝合阴茎头处皮肤创缘（图4-7-5）。

❹ 根治性膀胱切除术同时行尿道全切者，于耻骨联合下方无血管区处游离出球部尿道背侧，紧贴球部尿道结扎切断其后外侧的球部尿道动脉（图4-7-6）。向远端牵引球部尿道，暴露球部尿道近端及膜部尿道远端，切除膜部尿道的黏膜和平滑肌，保留尿道括约肌，完整切除尿道（图4-7-7）。

❺ 根治性膀胱切除术后二期行全尿道切除者，于会阴部切口将球海绵体肌切开至会阴筋膜，沿尿道向膜部尿道处游离，紧贴尿道分离可以保留神经血管束。注意紧贴球部尿道结扎切断其后外侧4点和8点位置的球部尿道动脉，直至游离至前次手术尿道结扎处，完整切除尿道。

❻ 缝合球海绵体肌，留置皮片引流，逐层缝合切口。

术中要点

❶ 术中可将阴茎海绵体牵拉至会阴部切口利于分离前段尿道。

❷ 注意游离结扎位于球部尿道外侧的球部尿道动脉，避免术中出血。

术后处理　术后24~48小时拔出皮片引流；创口于术后5~6天拆线。

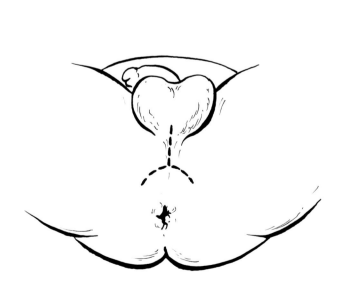

图4-7-1

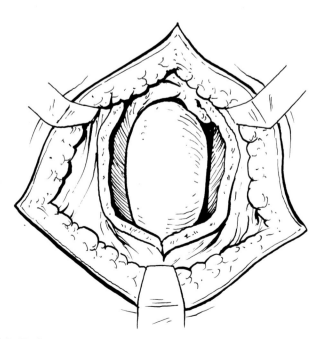

图4-7-2

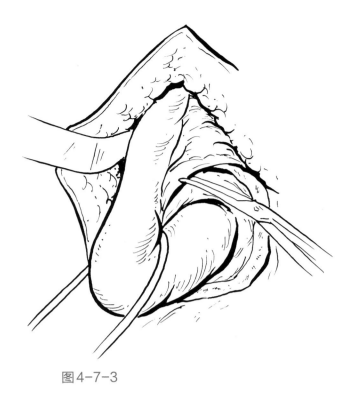

图4-7-3

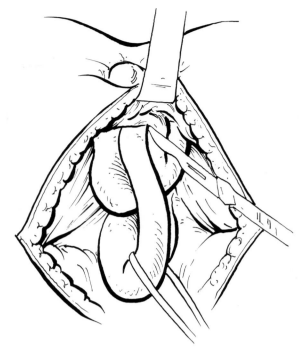

图4-7-4

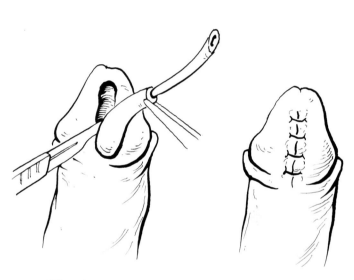

图4-7-5

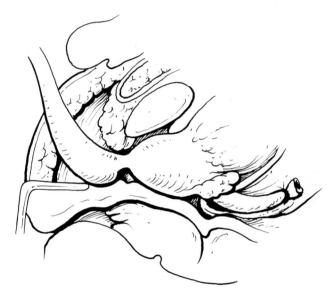

图4-7-6

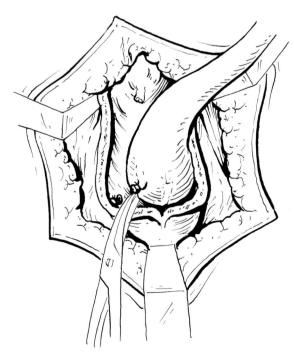

图4-7-7

适 应 证	膀胱癌行膀胱根治性切除时同时行尿道切除；上段尿道癌局限无转移者；下段尿道癌已经侵及中段尿道者。

禁 忌 证
❶ 严重的心、肺、脑等器官疾病，不能耐受手术。
❷ 血红蛋白低于10g/dl。
❸ 凝血功能严重异常。

术前准备
❶ 术前6小时禁食、禁水。
❷ 术晨做局部皮肤准备。
❸ 术前晚及次日清晨清洁灌肠。
❹ 阴道冲洗。

麻 醉 全身麻醉或椎管内麻醉。

体 位 截石位。

手术步骤
❶ 根治性膀胱全切同时行尿道切除者，于尿道周围行倒U形切口，其两端切口延至阴道上缘（图4-8-1），锐性分离尿道并切除，可吸收线缝合阴道创缘。
❷ 尿道肿瘤单纯行全尿道切除者，距尿道外口边缘0.5cm做环绕尿道的环形切口，在环形切口6点位置取阴道前壁正中纵行切口，依据尿道长度切口长3~4cm。
❸ 纵行切开阴道前壁后，钳夹阴道创缘，将尿道与阴道前壁分离。
❹ 完整游离尿道至膀胱颈处，切断尿道，1-0可吸收线连续全层缝合膀胱颈处断端，外层间断缝合。创面止血，丝线及可吸收线分两层缝合阴道切口，阴道内填塞凡士林纱布。
❺ 尿道肿瘤需要行膀胱造瘘术。

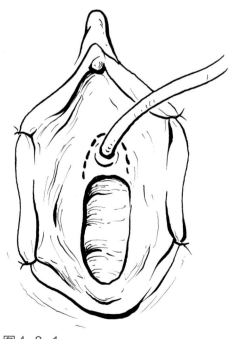

图4-8-1

| 术中要点 | 术中切除尿道残端行冰冻病理检查，保证无肿瘤残留。 |

术后处理　❶　术后3天取出阴道内填塞纱布。

❷　抗炎治疗。

❸　保持膀胱造瘘管通畅。

第九节　回肠通道术

适 应 证　❶　适用于除禁忌证外所有需要全膀胱切除及要求尿流改道的患者。

❷　患有神经源性膀胱，伴输尿管反流、肾积水、反复感染及肾功能受损的患者。

禁 忌 证　伴有短肠综合征、小肠炎性疾病、盆腔广泛放射治疗损伤末端回肠的患者。

术前准备　❶　患者教育　讲解各种尿流改道的方式，让患者充分了解各种改道方式的利弊后，自行选择并认可回肠膀胱的不可控尿流改道方式。护理团队或造口师讲解并标注造口位置、告知患者术后造口材料管理及皮肤护理等。

❷　矫正全身营养状态，维持水和电解质平衡。

❸　肠道准备

（1）术前2~3天高热量、高蛋白、少渣饮食，术前24小时全流食。

（2）术前补充多种维生素，保证电解质平衡。

（3）术前1天口服聚乙二醇电解质溶液或磷酸钠溶液等缓泻剂，术前当晚清洁洗肠，术晨再洗肠两次。

（4）术前2~3天预防性口服抗生素，常用甲硝唑0.4mg加庆大霉素8万U，每天3次。术前0.5~1小时静脉给广谱抗生素一次。

麻　　醉　全身麻醉。

体　　位　仰卧位。

手术步骤　❶　常规全膀胱切除和游离双侧输尿管　常规切除全膀胱后，将乙状结肠向内侧牵拉，并在乙状结肠系膜旁垂直切开壁腹膜，在左侧髂血管处找到左侧输尿管（图4-9-1），向下游离至全膀胱切除后输尿管断端处并用线标记，向上钝性游离左侧输尿管至髂血管以上水平，直至肾盂处。右侧输尿管游离方法同左侧。注意在游离中保护供应输尿管血液的血管。对于膀胱癌的患者，建议将输尿管断端行术中冰冻病理分析，如切缘阳性，应切除更多输尿管，在移植肠道前确定无输尿管腔肿瘤浸润。

❷　建立左到右侧的后腹膜通道　在乙状结肠系膜下方，用双手的中指和示指在系膜间轻柔地钻出孔道，开口的宽度应至少容纳2~3个手指，用直

角钳从右到左穿过并抓住左侧输尿管断端的标记线（图4-9-2），从乙状结肠系膜后建立好的孔道将左侧输尿管平滑穿过并脱出（图4-9-3），确认没有扭曲或因骶骨岬处的血管而成角，以避免术后梗阻。

❸ 预防性行阑尾切除术，女性患者可选择行输卵管结扎术。

❹ 回肠段的准备及肠袢的封闭

（1）识别肠管及分离肠系膜：用于输尿管移植的回肠段应在其远端距回盲瓣15cm处选取，肠段长度约15cm（图4-9-4），分离肠系膜，应保留至少两处完整的血管弓。对于肥胖患者，应选取更长的肠段距离。注意鉴别既往受过放射线影响或存在病变的肠管，一般多表现为肌层水肿，浆膜面发白呈缺血表现。远端肠系膜切口要比近端切口略长，并在远端横行切开肠系膜少许，以避免腹壁外造口时过度牵拉。

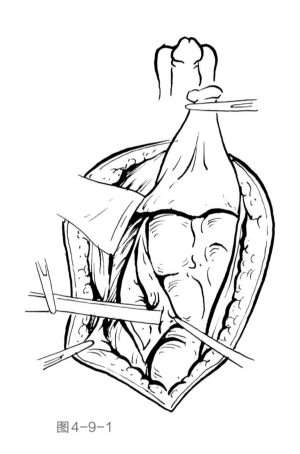

图4-9-1

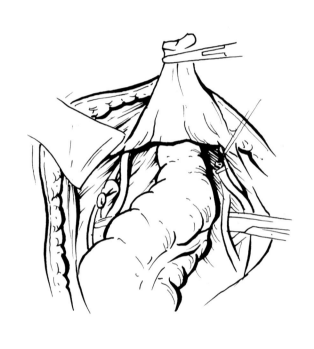

图4-9-2

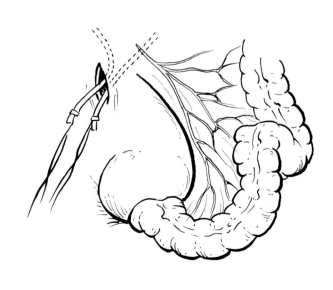

图4-9-3

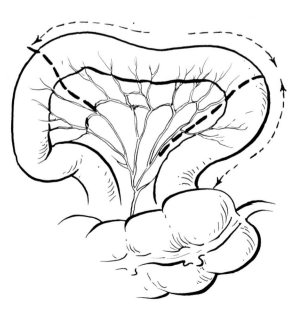

图4-9-4

（2）肠道吻合：整个肠段完整切下后，先后用生理盐水和聚维酮碘冲洗肠腔，清理肠内容物。于游离回肠袢的上方将近端及远端回肠断端行端端吻合（图4-9-5）。具体吻合方式可根据情况酌情选择手工吻合或肠吻合器吻合。重建肠道的连续后，用3-0丝线间断吻合肠系膜开口以避免腹内疝。

（3）输尿管回肠吻合：

1）两侧输尿管末端的准备与吻合方法：Bricker法，在备好的游离回肠袢近端对系膜缘处做两个小切口，将左右两根输尿管末端修剪成斜形切口，用肠线将输尿管与回肠创缘全层间断缝合，并缝合游离肠袢的近端（图4-9-6~图4-9-8）。但此种方法经多年临床观察，术后并发慢性肾盂肾炎和肾积水的概率较大，故目前临床常用的多为改良方法。

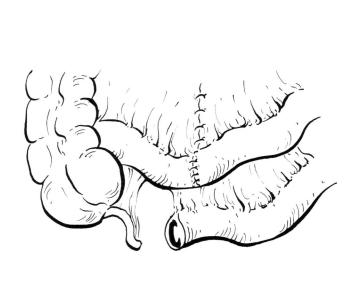

图4-9-5

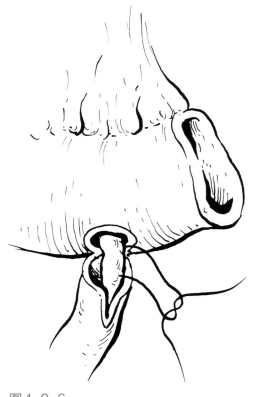

图4-9-6

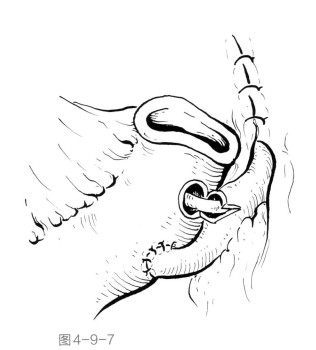

图4-9-7

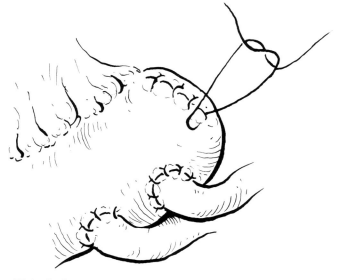

图4-9-8

2）改良的抗逆流法：将输尿管下端劈开，逆向或并排做侧侧吻合，然后再与回肠段的末端做端端吻合（图4-9-9）。

3）Wallace法：将两侧输尿管下端劈开，并排并腔缝合后，再与回肠段做端端吻合（图4-9-10）。

（4）内固定回肠膀胱：双侧输尿管腔各留置单J管一枚，并经肠管从远端拉出。将后腹膜开口边缘缝合到输尿管回肠吻合处远端1cm处，以使吻合口腹膜后化，并将回肠袢的肠系膜蒂近侧与后腹膜缝合以防止内疝，并用丝线将回肠膀胱固定于盲肠下方，以免肠梗阻的发生（图4-9-11）。

（5）回肠腹壁造口：避开骨性结构，在预先标记好的造口位置环形切开皮肤，其直径一般至少3.5cm以上或能够宽松容纳两指为宜，皮下脂肪同时切除，直达腹直肌前鞘，十字切开前鞘、腹直肌、后鞘及腹膜，直达腹腔。用丝线将腹外斜肌腱膜和腹横斜肌腱膜相对创缘间断缝合以建立宽阔通道（图4-9-12）。建立足够宽敞的钮孔状通道后，将游离的回肠袢远端经全层腹壁拉到腹壁外，高出皮肤约5cm，做成的造口应无张力。将回肠与腹直肌前后鞘缝合固定，以免造口疝发生。将导尿管插入回肠膀胱内（图4-9-13）。用丝线间断缝合肠壁浆膜层、肌层及皮缘，打结后使其外翻成突出皮肤2cm的花蕾状回肠造口。另加数针固定造口，并妥善固定导尿管及两根单J管（图4-9-14）。

术中要点

❶ 吻合前，需要明确双侧输尿管末端管腔内有无肿瘤浸润。

❷ 勿使用既往接受过放射治疗的肠袢，以防发生吻合口漏等并发症。

❸ 选取的肠袢不要扭曲或过长，以防发生残尿过多、尿液感染等。

❹ 从乙状结肠系膜下方钻孔时，注意开口宽度适中，避免其他组织器官的副损伤，左侧输尿管缓慢平滑地拉出到右侧，确认无成角、无损伤等以避免梗阻。

❺ 留取肠袢时，注意保留至少两根血供良好的血管弓，以保证肠袢血运。

❻ 建议采用改良方法行输尿管回肠吻合，以减少肾积水等远期并发症的发生。

❼ 吻合口处要腹膜外化，回肠膀胱要固定于盲肠下外方，以防止回肠末端被压迫而扭曲梗阻。

❽ 仔细缝合各处肠系膜缺口及肠系膜与后腹膜之间的间隙，以防止疝形成或梗阻。

❾ 腹壁造口的钮孔不宜太大，避免引起腹壁疝。造口尽可能为正圆形，大小适宜，避免储尿器压伤黏膜。

术后处理

❶ 禁食水，必要时胃肠减压，预防性抗炎、静脉高营养、抑酸、止痛等治疗，待患者肠道功能恢复连续排气后，从全流食开始逐步恢复饮食。

❷ 术后每天4~6次冲洗导尿管，以防肠道黏液阻塞导尿管。

❸ 术后10~14天确认造瘘口愈合良好后，可拔出双侧单J管及导尿管，指导患者及家属配戴储尿袋，对造口护理、术后可能存在的并发症等进行宣教。

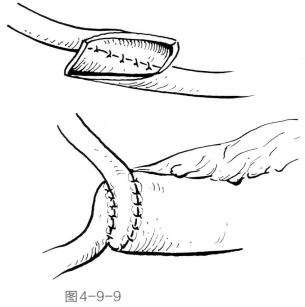

图4-9-9

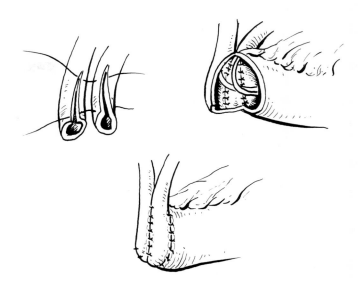

图4-9-10

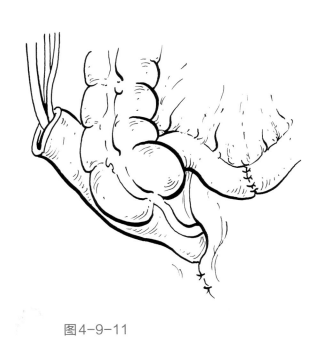

图4-9-11

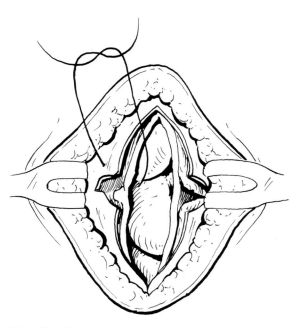

图4-9-12

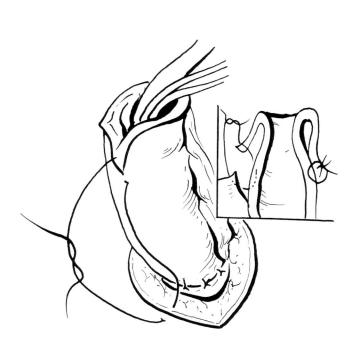

图4-9-13

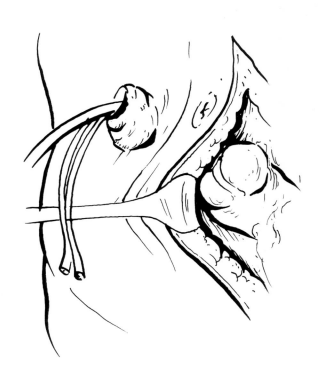

图4-9-14

阑尾膀胱吻合＋阑尾根部皮肤造口术（Mitrofanoff手术）

适 应 证	膀胱肿瘤行膀胱全切术，神经源性膀胱、结核性挛缩膀胱需行膀胱扩大的患者。膀胱外翻尿道上裂、多发先天性畸形、外括约肌病变性尿失禁。患者相对年轻，体形消瘦，腹壁薄，且能自行插管导尿。
禁 忌 证	肥胖患者腹壁厚，皮肤造口的阑尾相对短，不宜行异位可控阑尾造口术；阑尾短于4cm或有慢性阑尾炎。

术前准备

❶ 了解患者是否有肠道或其他腹部手术史，有无腹部放疗、阑尾炎病史。如有肠道蛔虫，应行驱虫治疗。检查腹壁厚度，有无皮肤感染。

❷ 行钡剂灌肠了解阑尾长度。

❸ 常规肠道准备，经尿道插入气囊导尿管。

麻　　醉　　全身麻醉。

体　　位　　仰卧、头低足高位。

手术步骤

❶ 取下腹正中切口，显露膀胱前脂肪组织及腹膜。分离膀胱右侧面，切断精索、输精管和闭塞的脐动脉，以便充分显露（图4-10-1）。

❷ 打开腹膜，找到回盲部后在盲肠上留置牵引线，在阑尾根部的盲肠壁上做环形切口，使阑尾带有一片圆形的盲肠壁。从盲肠系膜上分离一小段阑尾系膜，保存完整的阑尾血液供应。用3-0可吸收线缝合盲肠缺口，间断缝合浆肌层（图4-10-2）。

❸ 在位于回盲交界处后面的腹膜上做一小切口，通过此切口将阑尾拉至腹膜外，连续缝合此腹膜切口。根据阑尾的长度，用手术剪从阑尾的尖端开始逐步横断，直至出现足够大的阑尾腔为止（图4-10-3）。

❹ 以湿纱布包缠手指，轻轻推开腹膜反折部及膀胱前脂肪组织。沿中线切开膀胱，直至膀胱颈。游离膀胱后壁。用2-0可吸收线于膀胱颈内口穿过黏膜下层缝4针作为牵引，用钩形刀片在距内口1.5~2cm处环形切开黏膜，用剪刀分离黏膜（图4-10-4）。

❺ 将内口游离的黏膜用剪刀整齐地剪除（图4-10-5），同时用2-0可吸收线在距尿道1cm处进行荷包缝合，注意收紧缝线时使黏膜内翻。在距第一圈线1cm外进行第二个荷包缝合、结扎。用3-0可吸收线间断缝合修复处的黏膜（图4-10-6）。

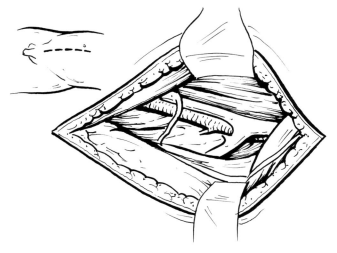

图 4-10-1

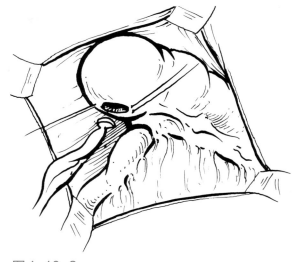

图 4-10-2

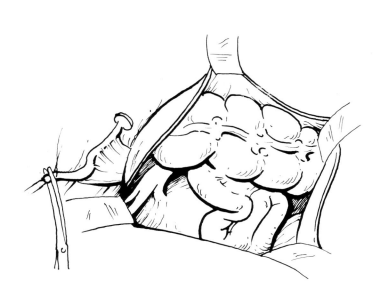

图 4-10-3

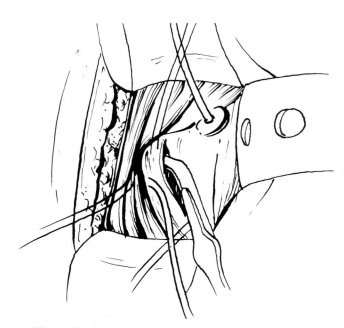

图 4-10-4

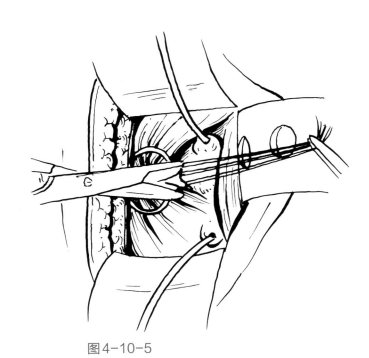

图 4-10-5

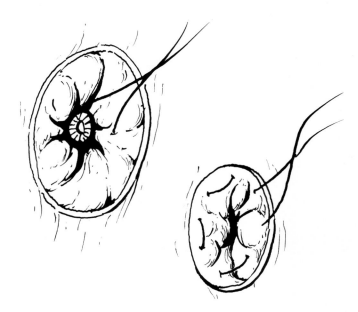

图 4-10-6

155

⑥ 在膀胱后外侧壁，右输尿管开口的上方较远处，做一黏膜下隧道，长4~5cm（图4-10-7）。将阑尾及其系膜植入此宽大的隧道内（图4-10-8），将阑尾尖端黏膜与膀胱隧道口黏膜用4-0可吸收线间断缝合。

⑦ 在右下腹做一较大的腹直肌切口和较小的皮肤切口，通过切口拉出阑尾根部，并将膀胱悬吊于前腹壁腹直肌开口的周围。用3-0可吸收线将阑尾根部缝在皮肤上（图4-10-9）。将10~12Fr气囊导尿管经阑尾插入膀胱，留置2周。留置膀胱造瘘管作冲洗用。术后可通过阑尾根部造口插入导尿管控制尿流（图4-10-10，图4-10-11）。

术中要点

❶ 术中仔细检查阑尾有无炎症，修剪后长度能否足够腹壁造口，内腔能否插入12Fr导尿管。如阑尾太短或腔太狭窄，则不宜选用此术式。

❷ 无论是分离阑尾或对阑尾套叠、折叠、包埋，都需注意阑尾的血液供应不受影响。

❸ 在行阑尾皮肤造口时，如阑尾末段腔口较小，可于腹壁造口处与阑尾系膜相对位置做V形皮瓣，嵌入劈开的阑尾末段，再用可吸收线缝合，形成较宽的腹壁造口。

❹ 固定储尿囊和行阑尾造口时，应注意避免阑尾受到牵张或成角，以保证术后容易自行插管排尿。

术后处理

❶ 常规留置鼻胃管减压，直至肠蠕动恢复为止。

❷ 静脉输液，支持疗法，维持水电解质平衡，常规使用抗生素1~2周。

❸ 注意保持导尿管引流通畅，每4小时用无菌生理盐水冲洗储尿囊。

❹ 术后10~14天拔除储尿囊引流管，术后3周拔除阑尾输出道引流管。训练患者自行导尿，一般每2~3小时导尿1次，然后逐渐延长时间间隔至3~4小时1次。

❺ 于术后3周拔除阑尾输出道引流管后，立即更换口径较大的导尿管，每周更换1次，直至能顺利插入14Fr导尿管为止。然后可改为间歇自行导尿，开始时夜间可留置导尿管持续引流尿液，以后逐渐延长自行导尿时间。自行导尿虽不需严格的无菌技术，但仍应保持清洁。

❻ 出院后嘱患者每周用无菌盐水和碳酸氢钠溶液冲洗储尿囊1~2次。

❼ 高氯性酸中毒可口服碳酸氢盐或采用缩短导尿时间和夜间持续导尿措施进行处理。

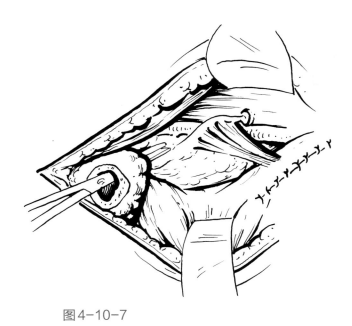

图 4-10-7

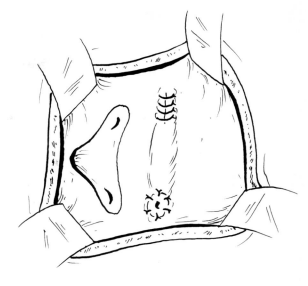

图 4-10-8

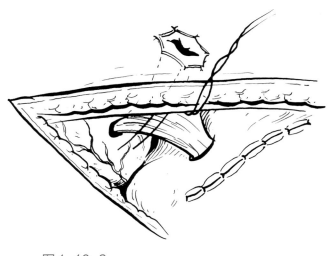

图 4-10-9

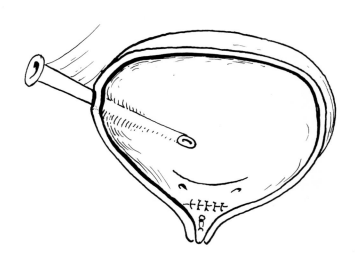

图 4-10-10

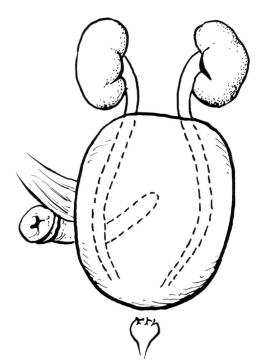

图 4-10-11

第十一节　输尿管乙状结肠吻合术（Mainz pouch Ⅱ）

适 应 证　　❶ 晚期膀胱癌不适合行膀胱重建手术的患者。

❷ 不接受输尿管皮肤造口或者自行导尿患者。

❸ 因肠粘连或者肠切除手术史不能实施其他尿流改道手术患者。

❹ 膀胱切除过程中因发生并发症需快速结束手术患者。

禁 忌 证　　❶ 严重的心、肺、脑等器官疾病，不能耐受手术。

❷ 血红蛋白<10g/dl。

❸ 严重凝血功能障碍。

❹ 患结肠癌、乙状结肠憩室炎、广泛盆腔放射治疗、肾功能不全及肛门括约肌功能不全者。

术前准备　　❶ 术前24小时全流食，6小时禁食、禁水。

❷ 术晨做局部皮肤准备；术前晚及次日清晨清洁灌肠。

❸ 术前留置胃管及肛管。

❹ 术前应用抗生素。

麻　　醉　　全身麻醉。

体　　位　　仰卧位，略呈头低足高位。

手术步骤　　❶ 取脐下至耻骨联合正中切口，进入腹腔后行根治性膀胱切除术及盆腔淋巴结清扫术。

❷ 向右侧牵拉乙状结肠，于乙状结肠左侧切开后腹膜。游离左侧输尿管远端至膀胱处，于输尿管膀胱结合处夹闭切断输尿管。同法游离切断结扎右侧输尿管。此过程注意保护输尿管血运。

❸ 由直肠乙状结肠结合处沿结肠独立带切开乙状结肠约12cm。

❹ 将切开肠管合拢成倒U形，2-0可吸收线连续缝合加间断缝合U形后壁内侧缘肠管。

❺ 于乙状结肠系膜下将左侧输尿管从左侧移到右侧。

❻ 距结肠后壁远端切缘1cm处缝2根牵引线，缝线间做通过黏膜和黏膜下层横切口。于黏膜下注入生理盐水，于黏膜切口放入尖端向上的弯血管钳，轻柔向近端分离黏膜及黏膜下层，建立3~4cm抗反流黏膜下隧道。

❼ 隧道达到长度要求后，旋转血管钳，尖端朝向后方。左手示指引导下轻推血管钳穿透肠壁达腹膜后腔，略撑开血管钳扩大肠壁穿出口，用血管钳抓住右侧输尿管末端，轻柔拖入肠腔。同法将左侧输尿管拖入肠腔。两侧输尿管开口分别位于肠管后壁左右两侧。

❽ 纵行剖开输尿管末端切缘，修剪过长输尿管。4-0可吸收线间断缝合将输尿管再植于肠管后壁。输尿管内放置单J管，4-0可吸收线缝合固定单J管于肠黏膜上。输尿管支架管插入肛管并通过肛门拉出，然后再次置入肛管。

⑨ 于骶骨岬处将储尿囊后壁缝合固定在前纵韧带上，亦可以将储尿囊固定在腰大肌上。

⑩ 2-0可吸收线连续全层加间断缝合关闭肠管前壁切口，形成Y字形。

⑪ 关闭腹壁切口，插入导尿管。

术中要点

❶ 于肠黏膜下形成3~4cm隧道有利于防止术后尿液反流发生。

❷ 固定储尿囊可以避免输尿管打折扭曲。

术后处理

❶ 术后鼓励患者早离床活动。

❷ 肠道功能恢复后可以进食。

❸ 术后1~2周拔出输尿管支架管。

❹ 拔出支架管后如引流量不增加拔出引流管。

❺ 术后2~3周拔出肛管。

❻ 静脉应用抗生素。

第十二节　回肠原位新膀胱术

适 应 证

适用于肿瘤未浸润到远端前列腺段尿道和女性膀胱颈部的膀胱全切后尿流改道者。

禁 忌 证

❶ 严重的出血倾向。

❷ 严重的心、肺、脑等器官疾病，不能耐受手术。

❸ 远隔转移。

❹ 相对禁忌证为广泛的腹腔手术史。

❺ 尿道括约肌受损和压力性尿失禁。

❻ 肾功能不全和严重的肝功能不全。

❼ 严重的肠道疾病，如克罗恩病和短肠综合征。

❽ 肿瘤浸润到远端前列腺段尿道和女性的膀胱颈部。

术前准备

❶ 进行肠道准备，术晨留置胃肠减压管，穿弹力袜预防下肢深静脉血栓。

❷ 控制尿路感染。

❸ 备血1 200~2 000ml。

麻　　醉

全麻。

体　　位

仰卧位。

手术步骤

❶ 游离用于构建新膀胱的回肠段　常规切除膀胱后，输尿管断端行术中冰冻病理检查，确定切缘阴性。距回盲瓣约20cm取长度约55cm的回肠段，深度切开肠段远端的肠系膜使新膀胱有足够的活动度，肠段近端的

肠系膜可以切开较浅，应该至少保留两个独立的血管弓以确保新膀胱血运良好。将截取的肠段向下拉至盆腔，于其上方用4-0可吸收线连续全层缝合肠管断端，对端吻合肠管，用4-0可吸收线间断缝合浆肌层加固，然后用3-0可吸收线间断缝合关闭肠系膜开口（图4-12-1）。

❷ 输尿管回肠吻合　用3-0可吸收线连续全层缝合关闭用于构建新膀胱的回肠段末端。将游离的回肠段近端12~14cm保持原状，作为输入道，将剩余肠管的对系膜缘（游离缘）切开，用于制作新膀胱（图4-12-2）。

❸ 将左侧输尿管及其周围组织向上游离至靠近肾下极水平，于乙状结肠后方、肠系膜下动脉水平上方经腹膜后的无血管间隙将左侧输尿管拉至右侧盆腔，如果因为有肿瘤或者因血运不良需要切除较长的输尿管，需要保留较长的肠管作为输入道。选择靠近闭合端的输入道肠管对系膜缘的肠壁吻合输尿管，两侧输尿管吻合口至少相距1cm以防止缺血。分别切开输尿管末端和相应的回肠吻合口部位1.5~2cm，用4-0可吸收线间断缝合，将两侧输尿管断端剖开缘与输入道肠壁切口进行端侧吻合，吻合完成前在输尿管内留置8Fr的支架管，用5-0可吸收线缝合输尿管管壁及支架管管壁1针，固定输尿管支架管，防止其脱出。在吻合口两侧用4-0可吸收线将输尿管壁与肠壁浆肌层间断缝合3针加固减张。将支架管穿出输入道肠壁，穿出部位最好有肠系膜脂肪覆盖，以防止拔管后漏尿（图4-12-3）。

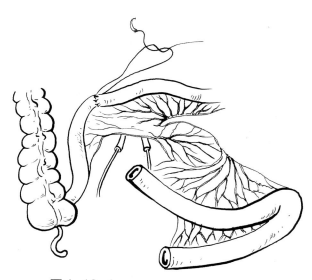

图4-12-1

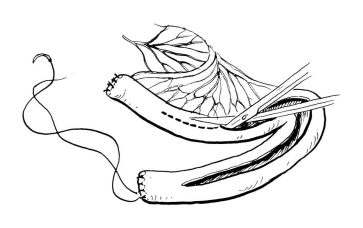

图4-12-2

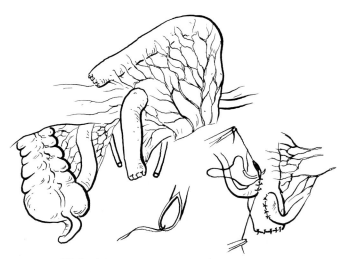

图4-12-3

❹ 构建新回肠膀胱　将输入道以外的肠管"U"形折叠，3-0可吸收线连续缝合相邻肠壁边缘的浆肌层，然后用3-0可吸收线连续缝合相邻肠壁边缘全层，吻合肠段的内侧缘，然后用3-0可吸收线间断全层缝合相邻肠管边缘数针以加固。将缝合的"U"形肠壁下角向上折叠，用3-0可吸收线间断内翻缝合上下角肠壁全层，然后用3-0可吸收线连续内翻缝合新膀胱一侧的开口，浆肌层间断缝合加固（图4-12-4）。

❺ 用示指探查，找到新膀胱最低点，于该处切开1cm，作为新膀胱的出口与尿道吻合（图4-12-5）。

❻ 于新膀胱前壁放置16Fr的膀胱造瘘管，穿出部位最好有肠系膜脂肪覆盖。用3-0可吸收线连续内翻缝合新膀胱另一侧的开口，浆肌层间断缝合加固，形成一个初始容量约为120ml的球形新膀胱。插入18Fr的Foley尿管，用2-0可吸收线间断缝合尿道断端和新膀胱出口，共6针，吻合尿道和新膀胱，吻合口后面的2针可以穿过Denonvillier's筋膜，前面的2针可以穿过结扎后的阴茎背静脉复合体，这样可以降低吻合口的张力（图4-12-6，图4-12-7）。

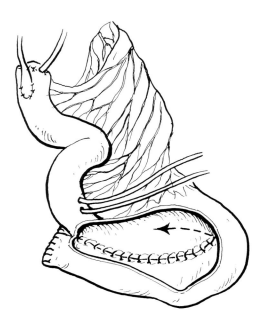

图4-12-4

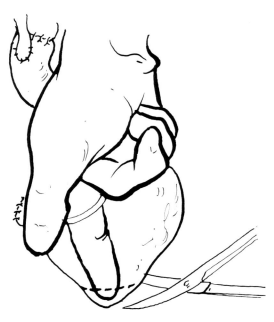

图4-12-5

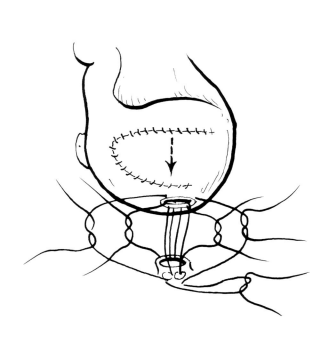

图4-12-6

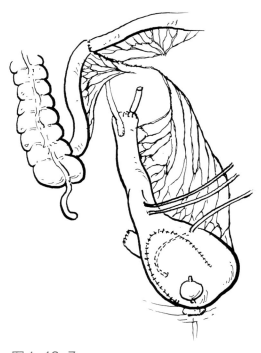

图4-12-7

术中要点	❶ 注意近端肠系膜切开较浅，保留至少两个独立的血管弓保证新膀胱血运良好，肠管吻合确切，吻合口血运良好，以防术后肠瘘。
	❷ 游离回肠段和吻合肠管时可以使用吻合器。
	❸ 新膀胱出口要选择其最低点而不是新膀胱的下角，否则容易造成吻合部位的扭曲和梗阻。
	❹ 尿道和新膀胱吻合时需要黏膜对合良好，防止狭窄，打结不能过紧，以防缝线对组织的切割或者导致缺血和吻合口狭窄。

术后处理	❶ 保持引流管和输尿管支架管的通畅，防止堵塞和脱落。
	❷ 注意引流量，及时发现继发性出血。
	❸ 在禁食期间注意营养支持。
	❹ 术后每天至少进行膀胱冲洗2次，新膀胱分泌的肠液较多，容易堵塞尿管和膀胱造瘘管，导致漏尿。
	❺ 术后8~10天拔除输尿管支架管，12~14天拔除膀胱造瘘管，3~5天后拔除尿管。
	❻ 注意防治感染，应用抗生素使尿液无菌。
	❼ 拔除尿管后增加食盐的摄入，每天饮水2~3L，口服碳酸氢钠2~6g，防止失盐综合征和代谢性酸中毒，监测血清离子和碳酸氢盐浓度。
	❽ 拔出尿管后最初白天每2小时坐位排尿1次，夜间每3小时排尿1次，逐渐延长排尿间隔，使膀胱容量达到但不超过500ml。

第十三节　回肠膀胱扩大术

适 应 证	❶ 泌尿系统结核，病肾已切除，膀胱已经瘢痕化，膀胱容量不足100ml，经抗结核药物治疗半年以上，尿内已无脓球、结核分枝杆菌，体内其他部位结核已稳定者。
	❷ 非炎症性尿频，膀胱容量在50ml以内者。
	❸ 间质性膀胱炎久治不愈者。
	❹ 输尿管乙状结肠吻合术后有严重并发症，不能控制，而下尿路已恢复正常者。

禁 忌 证	❶ 严重尿道狭窄，短期内不能治愈者。
	❷ 膀胱尿道括约肌功能不良者。
	❸ 回肠有病变者（如结核性病变或多发性憩室等）。
	❹ 全身或泌尿系统仍有活动性结核者。

术前准备	❶	术前3天进高热量、高蛋白、低渣饮食以加强营养，术前24小时给流质饮食。
	❷	术前肠道准备。
	❸	术前数日可行200ml生理盐水灌肠1次。
	❹	尿液细菌培养阴性。

麻　　醉　　全身麻醉。

体　　位　　仰卧、头低足高位。

手术步骤

❶ 切口　自耻骨联合起到耻骨联合和脐部中点，然后折向右上到脐和髂前上棘的中点。

❷ 游离回肠　开腹后，在距回盲瓣至少20cm处选择一段血运良好、长20~25cm的回肠予以切断游离，恢复肠道完整性，关闭肠系膜裂口。游离肠袢并反复冲洗，直至肠液清晰，切开肠段对系膜缘（图4-13-1）。回肠段的黏膜缘采用3-0的可吸收线进行对合（图4-13-2）。使用3-0锁边缝合侧缘结束后，反折回肠段使其形成"杯"状（图4-13-3）。

❸ 回肠膀胱吻合　将挛缩膀胱壁病变的部分切除，剩余部分与游离回肠袢的对系膜缘侧剩余部分吻合，先用3-0可吸收线间断缝合吻合口的后壁外层，然后用2-0可吸收线连续缝合后壁的全层（图4-13-4）。在肠管和膀胱前壁吻合之前，需置入将要留置的引流管，如果行输尿管膀胱再植，需要使用输尿管导管并将其通过膀胱壁和皮肤引出体外，耻骨上膀胱造瘘管穿过扩大的膀胱壁从下腹壁引出，造瘘管的管径必须粗细恰当以保证充分引流。吻合时内层用2-0可吸收线行全层连续缝合，外层用3-0可吸收线间断缝合（图4-13-5）。

❹ 关闭后腹膜　将游离肠袢置于腹膜外，游离肠袢系膜缘与后腹膜缝合，以免形成内疝。然后逐层缝合腹壁切口。

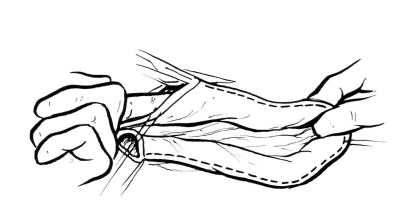

图4-13-1

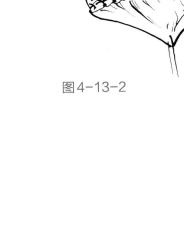

图4-13-2

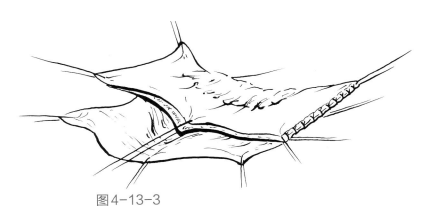

图4-13-3

163

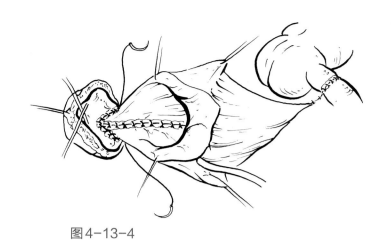

图4-13-4

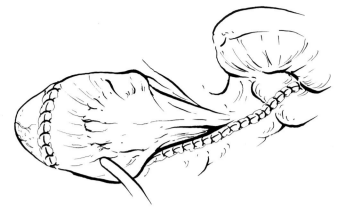

图4-13-5

术中要点

❶ 肠膀胱扩大术最适用于良性的膀胱病变，如结核性挛缩膀胱等。术中应将病变和无收缩能力的膀胱壁切除，以防尿漏及吻合口破裂。

❷ 游离肠管不宜过长，其长度应不超过25cm，过长可使尿液淤积，肠管膨胀，肠管与尿液的接触面过大，以致发生血液化学改变。

❸ 如输尿管原有狭窄，引起回流和肾盂、输尿管积水，应移植狭窄部近端的输尿管，输尿管不宜分离过长，以免坏死、扭转。

❹ 肠膀胱吻合口宜大，以防术后收缩狭窄。

❺ 小儿应在耻骨上"膀胱"放蕈状导管引流，以免大量黏液将导尿管堵塞。

❻ 全部吻合口应尽量置于腹膜外，以减少腹膜炎并发症。

❼ 肠膀胱吻合方式很多，扇形吻合者效果最好。

术后处理

❶ 肠蠕动恢复后进流质饮食。

❷ 术后保证膀胱导尿管及膀胱造瘘管通畅，应每天用生理盐水冲洗膀胱，维持膀胱排空1周以上。

❸ 应用抗生素，如原发病为结核，术后还应用抗结核药物。

❹ 注意避免经输尿管引流肾盂的输尿管导管脱出体外，或管腔被黏液堵塞。术后7~9天拔除。

❺ 膀胱造瘘管需留置3周，在拔除膀胱造瘘管之前需行膀胱造影检查。

❻ 推荐术后每天冲洗膀胱黏液，以防止远期形成结石。

第十四节　结肠膀胱扩大术

适应证

❶ 泌尿系统结核，病肾已切除，膀胱已经瘢痕化，膀胱容量不足100ml，经抗结核药物治疗半年以上，尿内已无脓球、结核分枝杆菌，体内其他部位结核已稳定者。

❷ 非炎症性尿频，膀胱容量在50ml以内者。

❸ 间质性膀胱炎久治不愈者。

❹ 输尿管乙状结肠吻合术后有严重并发症，不能控制，而下尿路已恢复正常者。

禁 忌 证

❶ 严重尿道狭窄，短期内不能治愈者。

❷ 膀胱尿道括约肌功能不良者。

❸ 回肠有病变者（如结核性病变或多发性憩室等）。

❹ 全身或泌尿系统仍有活动性结核者。

术前准备

❶ 术前3天进高热量、高蛋白、低渣饮食以加强营养，术前24小时给流质饮食。

❷ 术前肠道准备。

❸ 术前数日可行200ml生理盐水灌肠1次，使其潴留并行走以试有无失禁状态。

❹ 尿液细菌培养阴性。

麻　　醉

全身麻醉。

体　　位

仰卧位。

手术步骤

一般选择乙状结肠。

❶ 切口　下腹正中切口，腹膜外分离膀胱，如膀胱太小，不易辨认，可将一金属尿道探子由尿道放入膀胱以助识别，分离范围应超过膀胱上半部。

❷ 分离输尿管　分离时注意保留其供应血管，以备以后切断并与乙状结肠肠襻吻合。

❸ 选择与游离乙状结肠肠襻　于中线切开腹膜，提出乙状结肠，选择适当的乙状结肠肠襻，估计该肠襻游离后与膀胱吻合时没有张力，而且游离系膜中保存的乙状结肠动、静脉分支应能维持肠襻足够的血运。游离肠襻的长度为15~20cm，切断肠管，反复冲洗肠腔，直至洗出液清亮（图4-14-1）。

❹ 恢复肠道连续性　于游离肠襻的左侧，将乙状结肠的近端与远端吻合，以恢复其连续性。吻合前，应将两断端附近的脂肪垂剥离，以免嵌入吻合口影响愈合，形成粪瘘。

❺ 切除病变膀胱　将输尿管在近膀胱处切断，用8号输尿管导管自断端插入肾盂引流尿流，术后可作为输尿管结肠吻合处的支架引流。切除膀胱的后上部，尽可能切除病变组织，使剩余的膀胱呈一碟形，以减少术后吻合口狭窄的机会。

❻ 吻合乙状结肠肠襻和膀胱后壁　用电刀沿游离的乙状结肠肠段对系膜缘切开，乙状结肠肠段的黏膜缘采用3-0的可吸收线进行对合，使用3-0锁边缝合侧缘结束后，反折肠段使其形成"杯"状（图4-14-2）。将游离乙状结肠对系膜缘侧与膀胱吻合，先用3-0可吸收线间断缝合吻合口的后壁外层，然后用2-0可吸收线连续缝合后壁的全层。前壁待输尿管与游离乙状结肠肠襻吻合后缝合。

❼ 输尿管和乙状结肠肠襻吻合　将输尿管与乙状结肠肠襻做黏膜下隧道法吻合。在结肠带上做长3~4cm的黏膜外纵切口，形成隧道，将输尿管

从隧道远端的黏膜小切口放入肠腔，由乙状结肠肠袢与膀胱吻合口未缝合的前壁拉出，然后做输尿管断端与肠黏膜切口的端侧吻合，再缝合隧道壁以包埋输尿管于隧道内。在膀胱前壁或肠袢前壁另做一小切口，将输尿管导管经此切口拉出并引流到腹壁外，小切口周围用肠线缝合并固定导管。另外，再从尿道插入留置导尿管，引流膀胱。

❽ 吻合游离乙状结肠肠袢和膀胱前壁　用2-0可吸收线将乙状结肠肠袢与膀胱吻合口前壁连续全层缝合，外层用3-0可吸收线间断缝合。从留置导尿管注入生理盐水，检查各缝合口有无漏水（图4-14-3）。

❾ 固定肠袢、吻合口置于腹膜外　用3-0可吸收线间断缝合乙状结肠系膜开口，将肠袢固定于后腹壁，以防肠袢扭转。缝合后腹膜，将乙状结肠肠袢膀胱的吻合口置于腹膜外。冲洗创面，耻骨后间隙留置引流管，与输尿管支架管同自切口下端引出，关闭切口。

术中要点

❶ 膀胱扩大术最适用于良性的膀胱病变，如结核性挛缩膀胱等。术中应将病变的和无收缩能力的膀胱壁切除，以防尿漏及吻合口破裂。

❷ 游离肠管不宜过长，其长度应不超过20cm，过长可使尿液淤积，肠管膨胀，肠管与尿液的接触面过大，以致发生血液化学改变。

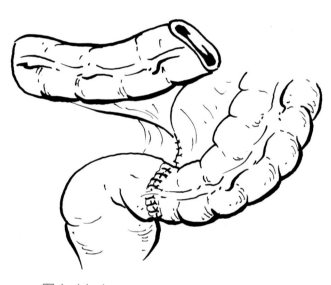

图4-14-1

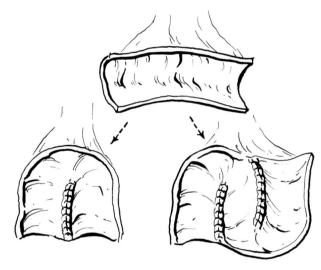

图4-14-2

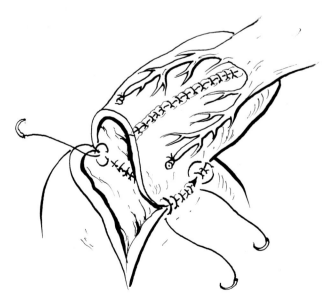

图4-14-3

❸ 如输尿管原有狭窄，引起回流和肾盂、输尿管积水，应移植狭窄部近端的输尿管，输尿管不宜分离过长，以免坏死、扭转。

❹ 肠管和膀胱吻合口宜大，以防术后收缩狭窄。

❺ 应放置输尿管支架管引流肾盂尿液，经结肠肠袢或膀胱前壁引出。

❻ 吻合口应尽量置于腹膜外，以减少腹膜炎并发症。

❼ 肠膀胱吻合方式很多，扇形吻合者效果最好。

术后处理　❶ 术后保证膀胱导尿管及膀胱造瘘管通畅，应每天用生理盐水冲洗膀胱，维持膀胱排空1周以上。

❷ 应用抗生素，如原发病为结核，术后还需应用抗结核药物。

❸ 注意避免经输尿管引流肾盂的输尿管导管脱出体外，或管腔被黏液堵塞，一般术后7~9天拔除。

❹ 膀胱造瘘管需留置3周，在拔除膀胱造瘘管之前需行膀胱造影检查。

❺ 术后每天3次冲洗膀胱黏液，以防止尿管和膀胱造瘘管堵塞。

第十五节　膀胱阴道瘘修补术

一　经阴道膀胱阴道瘘修补术

适 应 证　尿道阴道瘘；膀胱阴道瘘、膀胱尿道阴道瘘或膀胱子宫颈阴道瘘，不合并输尿管阴道瘘；能够经阴道显露、分离及缝合者。形成瘘口或之前修补失败后3个月以上。

禁 忌 证　❶ 血红蛋白低于10g/dl。

❷ 严重凝血功能异常。

❸ 严重的心、肺、脑等器官疾病，不能耐受手术。

❹ 宫颈癌或膀胱癌造成的膀胱阴道瘘。

术前准备　❶ 术前外阴、阴道及股内侧清洗，术前3天阴道冲洗。

❷ 合并膀胱炎或膀胱结石时，需使用抗菌药物。患外阴湿疹或尿性皮炎者需先行治疗。术前尿培养阴性。

❸ 更年期后或子宫切除术后的患者，手术前后使用女性激素替代治疗。

❹ 术前1天晚餐进半流食。

❺ 术前1天晚上灌肠。

❻ 术前行上尿路影像学检查排除输尿管阴道瘘，并行尿道膀胱镜检查。

❼ 术前评估有无下肢深静脉血栓形成。

麻　　醉	全身麻醉或椎管内麻醉。
体　　位	截石位（图4-15-1），部分显露困难的可采用张腿俯卧位（图4-15-2），但是不常用。
手术步骤	❶ 显露　将大阴唇张开并用丝线固定于两侧大腿内侧。放入阴道牵开器或阴道窥器，显露瘘口。
	❷ 切口　于尿道口的近膀胱侧沿中线切开阴道前壁，达瘘口边缘，切口应深达阴道壁全层。于瘘口边缘处切开膀胱黏膜，切口向宫颈方向延长。或可经瘘口置入膀胱内8Fr或10Fr尿管，气囊注水3ml，向外牵拉，沿瘘口周围环形切开阴道壁全层（图4-15-3）。
	❸ 分离　沿阴道与尿道、膀胱间隙平面分离，可牵开阴道壁，用弯剪刀或刀柄紧贴阴道壁分离（图4-15-4），瘘口周围分离1.5~2cm（图4-15-5），为方便分离，切开前也可于阴道黏膜下注入生理盐水。
	❹ 切除瘘管及修剪　组织钳夹住瘘管开口并提起，剪除瘘管及周围瘢痕组织，修整创缘，确切止血。
	❺ 缝合　3-0可吸收线连续缝合或横行褥式缝合膀胱缺损，缝线必须超过瘘口切除边缘，穿过膀胱肌层，针距0.2~0.3mm（图4-15-6）；再用2-0或0号可吸收线将膀胱后壁肌层及与阴道分离的组织缝合，盖住第一层缝线；最后用2-0或0号可吸收线连续缝合或间断褥式缝合阴道壁全层（图4-15-7）。

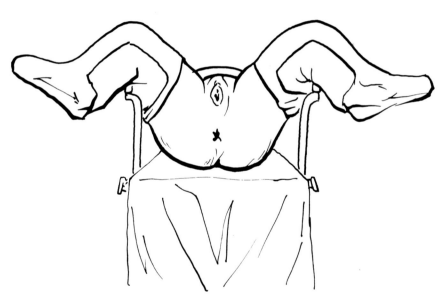

图4-15-1

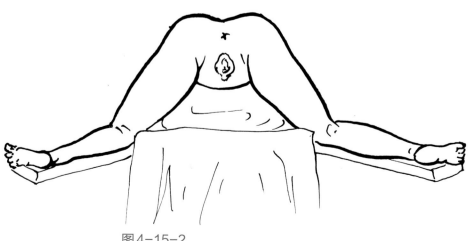

图4-15-2

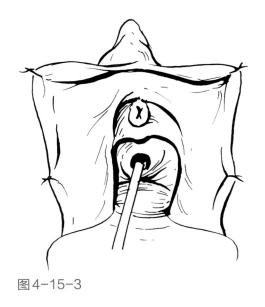

图4-15-3

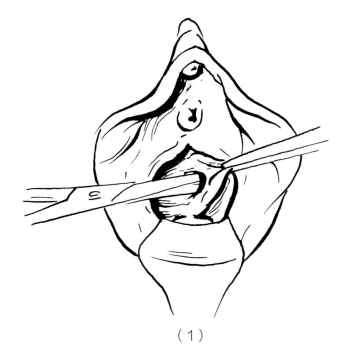

（1）

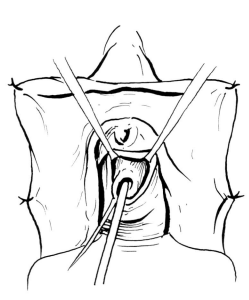

图4-15-5

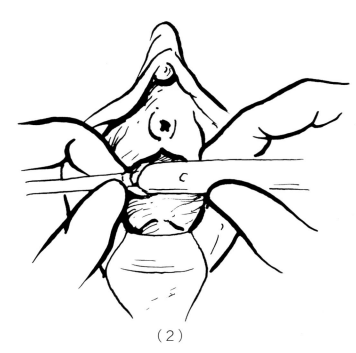

（2）

图4-15-4

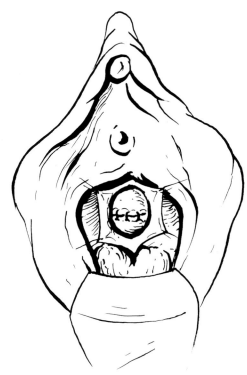

图4-15-6

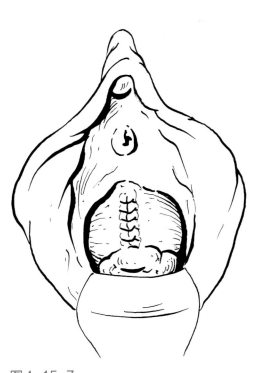

图4-15-7

169

术中要点	❶ 显露时若阴道狭窄，瘢痕较重，暴露不充分，可于阴道的4点、8点行一侧或两侧切开。
	❷ 切除瘘管及周围瘢痕组织时，若瘢痕组织较重，范围较广，可能无法切除全部瘢痕组织，需考虑吻合张力，避免张力过大，阴道可采用倒U形切口，减轻阴道壁张力，增强屏障保护（图4-15-8），必要时可采用带蒂的球海绵体脂肪垫移植覆盖瘘口或人工补片（图4-15-9）。
	❸ 术中避免损伤输尿管口，必要时可术前或术中留置输尿管支架管作为指引。
	❹ 缝合时可以3~4层缝合，每两层缝合方向可互相交叉，避免缝线重叠，保证吻合确切，无张力，不影响血运。

术后处理	❶ 术后6小时可进食水。
	❷ 保持尿管通畅，一般建议留置导尿2~3周，若瘘口较小，吻合确切的部分可留置5~9天。
	❸ 术后12~24小时拔出阴道内纱布。
	❹ 每天阴道切口局部消毒，清除分泌物。
	❺ 抗炎治疗预防感染。可适当给予抗胆碱能药物预防膀胱痉挛。

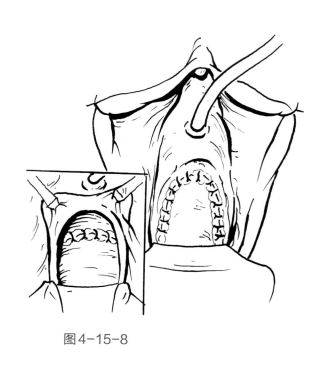

图4-15-8

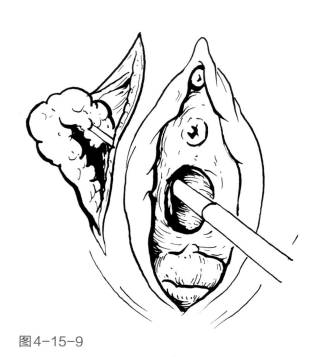

图4-15-9

二　　　经膀胱膀胱阴道瘘修补术

适 应 证	高位膀胱阴道瘘或膀胱子宫颈阴道瘘，瘘孔位于三角区上部或膀胱底部。阴道狭窄，阴道长度不够，无法经阴道修补的膀胱阴道瘘，无法摆截石位。一期经阴道修补失败。形成瘘口或之前修补失败后3个月以上。
禁 忌 证	同前。
术前准备	同前。
麻　　醉	同前。

体　位	平卧位，臀部垫高。

手术步骤

❶ 切口　下腹正中切口（图4-15-10）或耻骨上弧形切口（图4-15-11，较少用），切口长8~10cm，逐层切开皮下、腹壁各层及膀胱前筋膜，将腹膜反折向上推开，暴露膀胱前壁。

❷ 显露瘘孔　切开膀胱前壁，牵开膀胱，显露膀胱三角区及瘘孔，仔细观察瘘口与两侧输尿管口及尿道内口的关系，若离输尿管口较近，则置入输尿管支架管。

❸ 分离　若瘘孔条件允许，可置入8Fr或10Fr气囊尿管，将气囊端置入阴道内，气囊注水3ml，提起牵引瘘孔，若无法置入尿管，可于瘘孔边缘两侧缝支持线牵引（图4-15-12），用小圆刀沿瘘孔边缘切开膀胱壁（图4-15-13），分离膀胱壁与阴道壁，再用弯剪刀深入两层之间分离（图4-15-14），注意分离应朝向阴道方向，避免损伤膀胱壁，分离瘘孔周围1.5~2.0cm为宜。

❹ 切除瘘管及修剪　组织钳夹住瘘管开口并提起，剪除瘘管及周围瘢痕组织，修整创缘，确切止血。若输尿管口位于瘘口边缘，可留置输尿管支架管指引，不能避免损伤时，需在修补的同时行输尿管膀胱再植术。

❺ 缝合　2-0或0号可吸收线纵行连续缝合或间断褥式缝合阴道壁全层，阴道黏膜翻向阴道腔。同法横行缝合膀胱后壁全层或肌层。最后用3-0可吸收线闭合膀胱黏膜层（图4-15-15）。

❻ 闭合膀胱前壁切口　2-0或0号可吸收线连续缝合膀胱前壁全层一次，浆膜层加固一次。留置导尿，可膀胱内注入亚甲蓝稀释液200ml检测修补手术是否成功。若瘘孔较大，可留置膀胱造瘘管，于膀胱前壁切口旁另戳口引出膀胱（图4-15-16）。

❼ 放置引流及闭合切口　于膀胱前间隙放置引流管一枚，逐层闭合腹壁切口，妥善固定引流管及造瘘管。

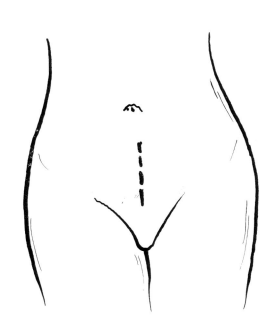

图4-15-10

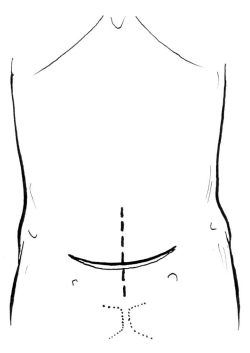

图4-15-11

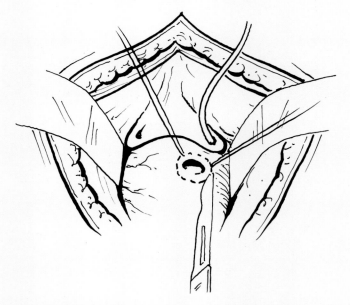

图 4-15-12

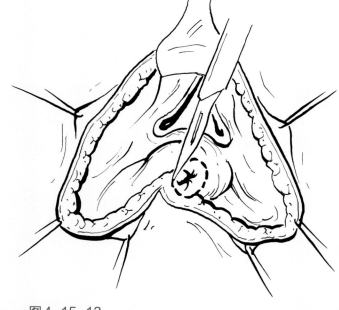

图 4-15-13

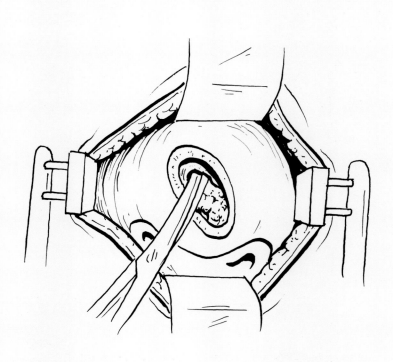

图 4-15-14

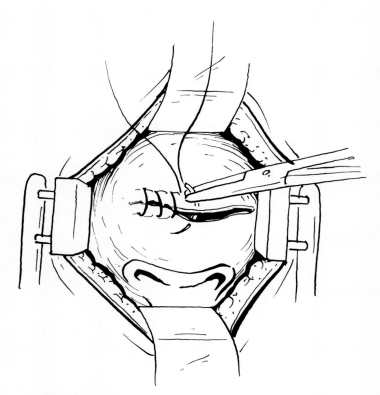

图 4-15-15

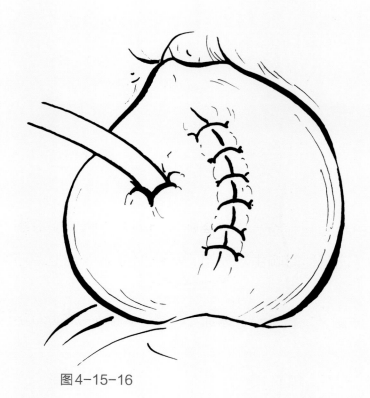

图 4-15-16

术中要点	❶ 若瘘孔较小，位置不好确认，显露困难，可提前自阴道向膀胱内置入较细的气囊尿管作为指引。
	❷ 切除瘘管及周围瘢痕组织时，若瘢痕组织较重，范围较广，可能无法全部切除，需考虑吻合张力，避免张力过大，必要时可采用大网膜或腹膜组织加入膀胱与阴道之间增加修补层数，增强修补成功率，但是要保证组织的血运。
	❸ 术中避免损伤输尿管口，必要时可术中留置输尿管支架管作为指引或同时行输尿管膀胱再植术。
	❹ 缝合时可以3~4层缝合，每两层缝合方向可互相交叉，避免缝线重叠，保证吻合确切，无张力，不影响血运。
术后处理	❶ 术后6小时可进食水。若腹胀可待排气后进食。
	❷ 保持尿管及造瘘管通畅，一般建议留置导尿2~3周，若瘘口较小，吻合确切，部分可留置5~9天。一般术后10~14天可进行测漏试验，经造瘘管或经尿管注入200ml亚甲蓝溶液，若阴道内无蓝色液体流出，则可拔出造瘘管，观察2~3天无异常可拔出尿管。
	❸ 若阴道填塞纱布，术后12~24小时拔出阴道内纱布，术后2~3天拔出引流管。
	❹ 每天阴道切口局部消毒，清除分泌物。
	❺ 抗炎治疗预防感染。可适当给予抗胆碱能药物预防膀胱痉挛。
	❻ 术后7~8天切口拆线。

三　经腹腔膀胱阴道瘘修补术

适 应 证	高位膀胱阴道瘘或膀胱子宫颈阴道瘘，瘘孔较大，位于三角区上部或膀胱底部。阴道狭窄，阴道长度不够，无法经阴道修补的膀胱阴道瘘，无法摆截石位。一期经阴道修补失败。形成瘘口或之前修补失败后3个月以上。
禁 忌 证	同前。
术前准备	同前。
麻　　醉	同前。
体　　位	平卧位，臀部垫高。
手术步骤	❶ 切口　术前可先截石位阴道窥器辅助下自瘘孔置入8Fr或其他型号气囊尿管，气囊注水向外牵引尿管，争取能将瘘孔堵死（图4-15-17），自尿管外口留置导尿，注水或亚甲蓝稀释液充盈膀胱，改平卧位，下腹正中切口或耻骨上弧形横切口，切口长8~10cm，逐层切开皮下、腹壁各层及膀胱前筋膜，将腹膜打开，进入腹腔。
	❷ 显露瘘孔　将腹膜反折向上推，将膀胱与腹膜分离，也可先不分离，沿

173

充盈的膀胱向下与子宫交界处横行切开腹膜，游离膀胱后壁与子宫阴道间隙至瘘孔处，若不能显露瘘孔，可先切开膀胱后壁，延长切口至瘘口处，牵开膀胱，显露膀胱三角区及瘘孔，吸净尿液，拔出尿管，仔细观察瘘口与两侧输尿管口及尿道内口的关系，若离输尿管口较近，则置入输尿管支架管。

❸ 分离　分离瘘孔处膀胱壁与阴道壁，可用弯剪刀深入两层之间分离，注意分离应朝向阴道方向，避免损伤膀胱壁，应分离瘘孔周围1.5~2.0cm为宜（图4-15-18）。

❹ 切除瘘管及修剪　组织钳夹住瘘管开口并提起，剪除瘘管及周围瘢痕组织，修整创缘，确切止血。若输尿管口位于瘘口边缘，可留置输尿管支架管指引，不能避免损伤时，需在修补的同时行输尿管膀胱再植术。

❺ 缝合　2-0或0号可吸收线纵行连续缝合或间断褥式缝合阴道壁全层，阴道黏膜翻向阴道腔，阴道壁表面可再加固缝合一层。若需加强修补效果，此时可将游离的腹膜瓣或部分大网膜缝合到阴道与膀胱之间（图4-15-19），也可不增加这层，根据术中状况决定。再用2-0或0号可吸收线自最下端瘘管切除部位开始向上缝合膀胱后壁全层一次，浆膜层加固一次（图4-15-20，图4-15-21）。重新留置导尿，可膀胱内注入亚甲蓝稀释液200ml检测修补手术是否成功。若瘘孔较大，可留置膀胱造瘘管，于膀胱前壁另戳口引出膀胱。

❻ 放置引流及闭合切口　丝线闭合腹膜切口，于膀胱前间隙放置引流管一枚，逐层闭合腹壁切口，妥善固定引流管及造瘘管。

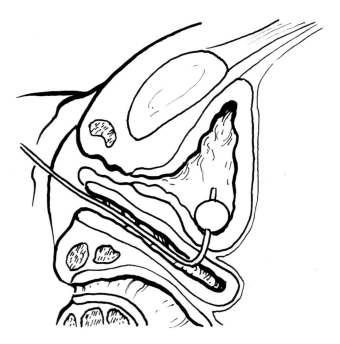

图4-15-17

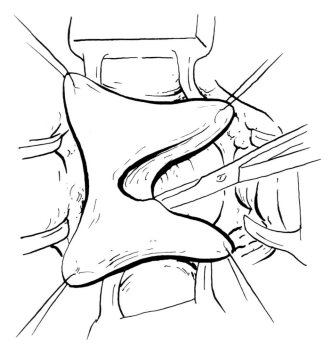

图4-15-18

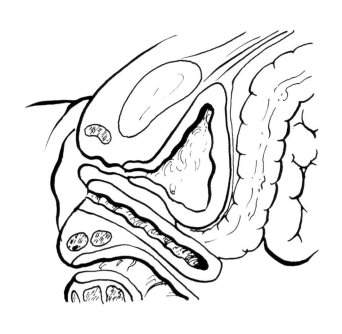

图 4-15-19

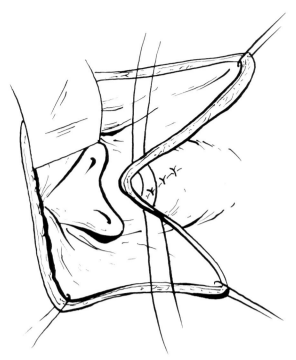

图 4-15-20

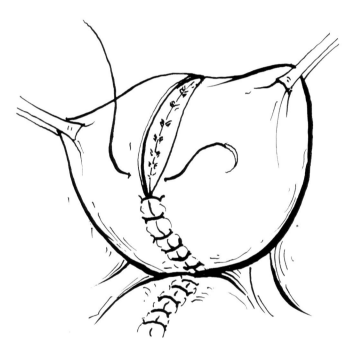

图 4-15-21

术中要点

❶ 若瘘孔位置不好确认，显露困难，可提前自阴道向膀胱内置入气囊尿管作为指引。情况允许术前充盈膀胱方便术中游离。切开膀胱后壁切口不宜过大，避免影响膀胱血运。

❷ 切除瘘管及周围瘢痕组织时，若瘢痕组织较重，范围较广，可能无法全部切除，需考虑吻合张力，避免张力过大，必要时可采用大网膜或腹膜组织加入膀胱与阴道之间增加修补层数，增强修补成功率，但是要保证组织的血运。

❸ 术中避免损伤输尿管口，必要时可术中留置输尿管支架管作为指引或同时行输尿管膀胱再植术。

❹ 缝合时可以3~4层缝合，每两层缝合方向可互相交叉，避免缝线重叠，保证吻合确切，无张力，不影响血运。

175

术后处理

❶ 术后6小时饮水，排气后进食。

❷ 保持尿管及造瘘管通畅，一般建议留置导尿2~3周，若瘘口较小，吻合确切，部分可留置5~9天。一般术后10~14天可进行测漏试验，经造瘘管或经尿管注入200ml亚甲蓝溶液，若阴道内无蓝色液体流出，则可拔出造瘘管，观察2~3天无异常可拔出尿管。

❸ 若阴道填塞纱布，术后12~24小时拔出阴道内纱布，术后2~3天拔出引流管。

❹ 每天阴道切口局部消毒，清除分泌物。

❺ 抗炎治疗预防感染。可适当给予抗胆碱能药物预防膀胱痉挛。

❻ 术后7~8天切口拆线。

第五章

前列腺手术

扫描二维码，
观看本书所有
手术视频

第一节　经尿道前列腺切除术

适应证	❶ 有明显前列腺增生引起膀胱刺激症状及膀胱出口梗阻症状，如尿频、排尿困难、尿潴留等，已明显影响生活质量，药物治疗无效或拒绝药物治疗者。
	❷ 尿流率检查异常，尿量>150ml时，尿流率<10ml/s，尿流动力学检查证实膀胱出口梗阻。
	❸ 梗阻引起上尿路积水和肾功能损害。
	❹ 膀胱出口梗阻引起反复尿路感染、反复血尿、继发膀胱结石和腹股沟疝等。
禁忌证	❶ 严重的心、肺、脑等器官疾病，不能耐受麻醉和手术。
	❷ 严重的凝血功能障碍。
	❸ 严重的未控制的糖尿病。
	❹ 尿道狭窄，经尿道扩张后电切镜仍不能通过狭窄段尿道。
	❺ 急性泌尿生殖系感染。
	❻ 髋关节强直，不能采取截石位。
	❼ 各种原因引起的神经源性膀胱和/或膀胱逼尿肌严重受损。
术前准备	❶ 术前24小时之内清淡、少渣饮食。
	❷ 围手术期控制尿路感染。
	❸ 常规术前准备，备血和灌肠等。
	❹ 手术开始前全身给予抗生素。
麻　醉	全麻或椎管内麻醉。
体　位	截石位。
手术步骤	❶ 经尿道前列腺电切术

ER 5-1-1
经尿道等离
子前列腺剜
除术

（1）置入电切镜：患者取截石位，首先观察患者的尿道外口，如有狭窄，需先行尿道扩张，一般扩张至24~26Fr尿道探子。电切镜的置入可采用先入镜鞘或者直视进镜。先入镜鞘时，于镜鞘内置入闭孔器，按照尿道的弯曲度直接进入膀胱。而对于中叶增生明显的患者通常采用直视下进镜，于进镜时观察尿道，利于通过被增生腺体挤压的前列腺段尿道。

（2）膀胱及前列腺的观察：置入电切镜后，膀胱内充水至200~300ml。首先触诊下腹部耻骨上区，了解其张力，以便手术结束时对比，确定有无液体外渗及程度。观察膀胱有无病变，是否合并膀胱憩室，如有膀胱憩室，可将电切镜伸入憩室颈口进行观察。同时了解两侧输尿管口的位置及其与增生腺体的关系，避免在电切时将其损伤。观察前列腺时，可将电切环伸到尽头，以便估计前列腺的长度。

（3）切除组织：将电切镜的尖端恰好放在精阜远端，估计两侧叶的大小，观察尿道黏膜有无异常表现。在膀胱颈部要估计有无前列腺中叶增生及凸入膀胱程度。前列腺三叶增生时往往先切除中叶。切除时按长条形电切腺体组织，为使组织切片大些，有时可连镜鞘一起移动。但切除组织不宜过厚，以免组织不易冲出。由于前列腺为球形，电切时，可遵循浅—深—浅的原则，使组织切片呈"小舟"状（图5-1-1）。自膀胱颈6点开始切出标志沟，近侧显露膀胱颈环状纤维，自标志沟向两侧叶切割（图5-1-2）。

（4）止血：出血多来自前列腺动脉及静脉窦，需分别处理。出血不仅在切除部位，电切环的锐利边缘也可能划伤黏膜导致出血。动脉出血可呈脉冲式或持续性，可见到喷出的血流。此时需将电切镜的电切环压迫出血动脉的断端、其基底或其营养动脉所在处，电凝止血时须精确操作，找到精准的出血位置。有时同一区域单支动脉在切除过程中反复出血，不必切一次凝一次，可在该区域切除至包膜后再电凝止血。

（5）排空腺体组织：排空时，应首先用电切镜看到组织片堆集的位置，并将电切镜尖端放在组织片堆上，拔出电切镜的手术镜，并排空膀胱，将冲洗器连接到鞘部，冲洗膀胱，将前列腺组织尽量冲出。一次冲洗完成后，需排空膀胱内气体，并再次检查膀胱及前列腺的情况，反复冲洗出全部前列腺组织，对出血点再次进行止血。

（6）测试尿流：当手术基本完成时，应以冲洗液充满膀胱，然后由尿道拔出电切镜鞘，观察排尿情况。当膀胱在耻骨上区被加压时，如尿流良好，往往证明电切已充分。再次触诊下腹部张力情况，确认有无液体外渗。

（7）插入三腔气囊导尿管：手术结束后，插入三腔气囊导尿管引流，通常采用22Fr尿管，尿道口狭窄施行过尿道外口切开术者可用18Fr尿管，注意勿将导尿管插到膀胱颈的下方形成假道。导尿管气囊注水40~60ml，然后持续膀胱冲洗。

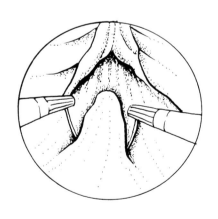

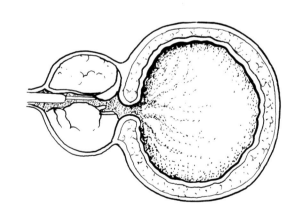

图5-1-1

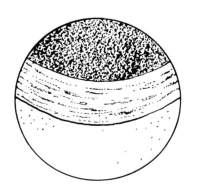

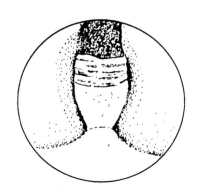

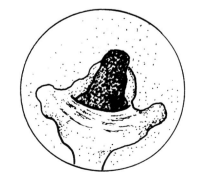

图5-1-2

179

❷ 经尿道等离子前列腺剜除术

（1）患者取截石位，先观察患者的尿道外口，如有狭窄，需先行尿道扩张，一般扩张至24~26Fr尿道探子。直视下置入27Fr电切镜，探查尿道、外括约肌、精阜、膀胱颈及膀胱内情况。同时了解两侧输尿管口的位置及其与增生腺体的关系。

（2）先用电切环直接切开精阜尿道黏膜并找到前列腺包膜，切口选择精阜近端黏膜至前列腺外科包膜，以电切镜鞘掀开中叶，沿前列腺外科包膜进行剥离至膀胱颈。从6点处开始，于前列腺尖部侧方分别顺时针和逆时针向膀胱颈方向剥离前列腺腺体，沿外科包膜剥离左、右侧叶达前列腺12点处。将包膜从精阜和前列腺两侧切开剥离，切除前列腺中叶，剥离两侧叶。剥离腺体时若不能将纤维束分离，则应用电切环切除。

（3）沿膀胱颈12点方向电切分离前列腺，然后将腺体推至膀胱内后切碎，修整黏膜并吸出碎屑。最后电切膀胱颈部、精阜两侧及前列腺远端的不平滑区域，检查创面并彻底止血。

（4）插入三腔气囊导尿管，通常采用22Fr尿管，尿道口狭窄施行过尿道外口切开术者可用18Fr尿管，注意勿将导尿管插到膀胱颈的下方形成假道。导尿管气囊注水40~60ml，然后持续膀胱冲洗。

术中要点

❶ 避免过多的冲洗液吸收，电切时冲洗液必须保持在膀胱水平面上40~50cm的水平，降低水压以减少电切综合征的发生，如果大静脉窦破裂或有较大前列腺包膜穿孔时应停止冲洗。

❷ 切除前列腺组织时，由于可能导致与膀胱连接的前列腺包膜后半部分穿孔，因此避免膀胱颈部5~7点处的过度切除。每一区域开始时可深切，靠近前列腺包膜时切除深度需要逐渐变浅，以免损伤包膜。经尿道前列腺切除术中的主要标志是精阜，不可将其切除。电切前列腺近尖部时，电切环应于突出的精阜近端停止。切除中叶时见到膀胱颈口的环形纤维时即可停止，可使膀胱颈和前列腺窝平坦地过渡到膀胱三角区。切忌在膀胱颈过度切除，破坏膀胱颈部。将中叶增生的腺体切除后继续进行两侧叶的切除。侧叶既可以由近端向远端切除，直到精阜近端；也可以先于一点切出一条标志沟直至精阜水平，再以此为标记切除其余腺体。切出标志沟的目的是标记切除的长度，并将侧沟深切到包膜，标记切除深度（图5-1-3）。标志沟从紧连膀胱颈处开始，此处是环状纤维终止和前列腺组织起始部位。其余的侧叶腺体可参照标志沟的长度和深度进行切除。切除一侧叶后，应将较大出血点电凝止血，保持视野清晰后再切除另一叶。左侧叶由膀胱颈部1点处切出标志沟达精阜水平，标志沟深度到包膜。然后顺时针加深标志沟直到5点处，再以长而深的条片电切侧叶的腺体。切除两侧叶后，可翻转电切镜切除11点至1点之间的腺体组织，此处腺体不宜切除过多，以免伤及静脉窦造成严重出血。电切完成后从精阜远端观察，可看到其腺窝呈开放的环形。

❸ 止血　辨别出血点及有效止血是手术过程中的重要技巧。止血的原则是切除一个区域后，需将这一区域彻底止血后再切除其他区域。静脉窦的

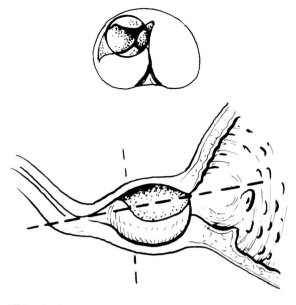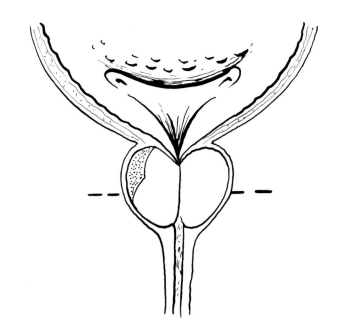

图5-1-3

出血往往为暗红色，呈持续性，在保持膀胱冲洗时不易发现，而当排空膀胱后再次进镜时视野变红。这种情况下，往往越电凝止血，创面越大，出血越多。建议尽快结束手术，置入导尿管气囊压迫止血。特别要指出的是，手术结束前应重点检查膀胱颈部。有时膀胱颈部的腺体切除后黏膜内翻，导致出血的小动脉向膀胱内喷血，方向与电切镜平行，不易被发现，应引起重视。

术后处理

❶ 监测生命体征，观察冲洗液颜色变化。

❷ 牵拉气囊导尿管，尿道外口固定尿管的纱布应在术后2~3小时内松解，以防尿管气囊长时间牵引压迫括约肌，引起尿失禁。

❸ 第1个24小时内需注意尿管是否通畅，观察有无血块或组织碎片阻塞。如冲洗液颜色清亮，可停止膀胱冲洗，气囊导尿管水囊抽放水至保留20ml。

❹ 术后24~96小时拔除气囊导尿管，大体积前列腺可以推迟拔除尿管。

❺ 气囊导尿管拔出后，嘱患者每天饮水至少1500ml，保持大便通畅。

第二节　经尿道前列腺激光切除术

适 应 证

❶ 有明显前列腺增生引起膀胱刺激症状及膀胱出口梗阻症状，如尿频、排尿困难、尿潴留等，已明显影响生活质量，药物治疗无效或拒绝药物治疗者。

❷ 尿流率检查异常，尿量>150ml时，尿流率<10ml/s，尿流动力学检查证实膀胱出口梗阻。

❸ 梗阻引起上尿路积水和肾功能损害。

❹ 膀胱出口梗阻引起反复尿路感染、反复血尿、继发膀胱结石和腹股沟疝等。

❺ 高危因素的患者，如高龄、贫血和重要脏器功能减退等。

禁 忌 证

❶ 严重的心、肺、脑等器官疾病，不能耐受麻醉和手术。

❷ 严重的凝血功能障碍。

❸ 严重的未控制的糖尿病。

❹ 尿道狭窄，经尿道扩张后电切镜仍不能通过狭窄段尿道。

❺ 急性泌尿生殖系感染。

❻ 髋关节强直，不能采取截石位。

❼ 各种原因引起的神经源性膀胱和/或膀胱逼尿肌严重受损。

术前准备

❶ 术前24小时之内清淡、少渣饮食。

❷ 围手术期控制尿路感染。

❸ 常规术前准备，备血和灌肠等。

❹ 手术开始前全身给予抗生素。

麻 醉　全麻或椎管内麻醉。

体 位　截石位。

手术步骤

❶ 前列腺钬激光消融术

（1）使用侧面发射的光纤，经带有激光桥接装置的26Fr或28Fr电切镜置入，使用生理盐水作为灌洗液。

（2）将电切镜经尿道置入膀胱，确认输尿管口和精阜的位置。激光消融手术是一种短距离接触手术，即激光头与组织间应保持1~2mm距离，应找到光纤的聚焦光束和侧边标志。

（3）对于存在前列腺内侧叶的患者，先处理内侧叶腺体。使光纤与内侧叶组织靠近，激发激光时将手柄向外侧旋转，如此扫过内侧叶，在矢状平面移动，分层将局部组织气化，注意避免伤及膀胱三角区和输尿管口。对于无内侧叶的患者，则可将光纤定位在膀胱颈7点位置（图5-2-1，图5-2-2），采用向外侧扫过的方式对组织进行气化，直至可见膀胱颈纤维，然后在膀胱颈至精阜近端之间构建一沟槽，深达前列腺包膜。同样在5点位置构建一个沟槽（图5-2-3），然后用激光消融两沟槽之间的前列腺组织。回到5点位置，通过采用缓慢的连续扫动动作逐步消除5点至1点位置的前列腺组织。操作时应注意保持激光头距离组织表面1~2mm。切除左侧叶后继续右侧叶的切除。

（4）使用激光止血时，应使激光头与组织表面距离增大至2~3mm（散射）。充分止血后，留置导尿管，持续膀胱冲洗。

❷ 钬激光前列腺剜除术

（1）将电切镜经尿道插入膀胱后，找到输尿管口，同时明确精阜和尿道外括约肌的位置。若见前列腺内侧叶明显增大，可先剜除此部分的前列腺组织，以便为外侧叶的剜除提供更多的操作空间，使对外侧叶的切除能够更快完成。

（2）剜除内侧叶时，将钬激光功率调整至2J，频率定位50Hz。在5点和7点位置分别构建交界沟。沿5点位置的交界沟切割出一条沟槽，从膀胱颈开始，到精阜近端为止（图5-2-4）。继续加深此沟槽，深达前列腺外科包膜。随着沟槽不断加深和拓宽，将右侧外侧叶与内侧叶逐渐分开。完成此处操作后，同样在7点位置进行重复操作（图5-2-5）。最后开始对内侧叶的剜除，首先从精阜近端入刀，将光纤头在5点和7点位置沟槽顶端之间横向来回移动，逐渐将内侧叶远端与前列腺包膜分离开，并将电切镜的喙部作为支点，将内侧叶向上顶起。随着分离的继续进行，前列腺包膜将开始朝膀胱颈方向向前滑动，因此应格外注意以避免切入膀胱三角区。分离深达膀胱颈水平后离断内侧叶最近端的连接组织，将整个内侧叶推入膀胱。

（3）剜除内侧叶后，再开始对外侧叶进行分离。若没有内侧叶，可在6点位置切开，建立一个从膀胱颈到精阜近端的中央沟槽（图5-2-6）。先对右侧外侧叶进行分离，横向切开精阜外侧黏膜，暴露前列腺尖部附近的前列腺组织。一旦构建出右侧外侧叶下方的分离平面，则开始沿该平面从一侧向另一侧横向移动光纤，向近端膀胱颈方向进行分离，将外侧叶与前列腺包膜分离开。同时，利用电切镜喙部将腺体向上顶起，注意不要使电切镜插入腺体。

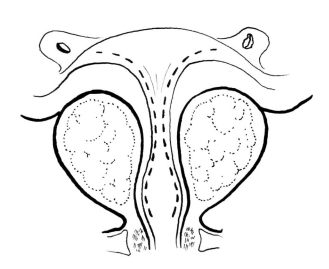

图5-2-1

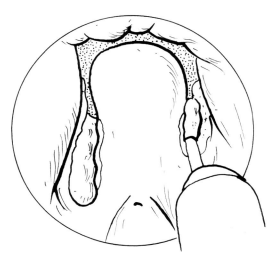

图5-2-2

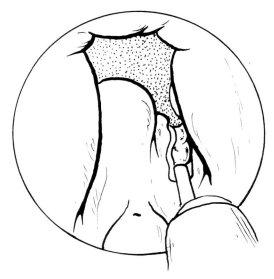

图5-2-3

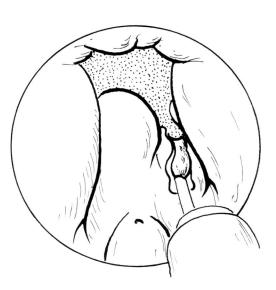

图5-2-4

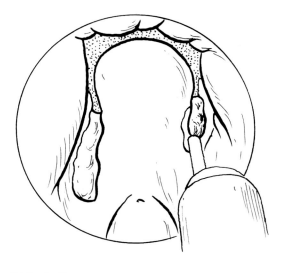

图5-2-5

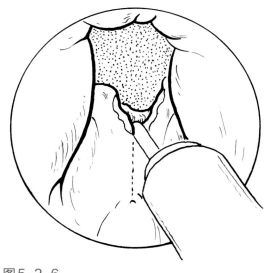

图5-2-6

（4）分离至一定程度后，可感觉到前列腺外侧叶外侧的连接组织使分离操作无法继续向深处进行。可在靠近前列腺尖部离断右侧外侧叶最外侧的连接组织，注意应将激光频率调整为40Hz，以免对尿道括约肌造成热损伤。继续沿该平面进行分离，将电切镜逆向旋转，并保持在右侧外侧叶顶端和前列腺包膜之间。在外侧的分离继续向前、沿原分离平面进行，将右侧外侧叶与前列腺包膜分开。

（5）将电切镜旋转180°，使光纤对准12点位置，将激光频率调整至50Hz。从膀胱颈部开始，向远端至精阜水平切出一个沟槽，然后将该沟槽拓宽、加深至前列腺外科包膜水平。将激光头部对准右侧外侧叶与前列腺包膜之间，将右侧叶从包膜前壁上分离下来。随后分离右侧叶前部与包膜之间的连接组织，直至抵达右侧叶外侧部。此时很关键的一点是要看清在外侧叶尖部还剩下多少外侧连接组织。找到两分离平面的连接部后，通常只剩下一条黏膜带桥状组织，用激光将其离断，使两分离平面融合，此时应将激光功率保持在2J，频率降至20Hz。然后将频率调高到50Hz，功率保持2J，继续向近端分离右侧叶外侧。

（6）继续沿原分离平面，向更外侧分离掉所有剩余的连接组织。分离掉右侧叶底部与前列腺包膜和后膀胱颈之间所有剩余的连接组织。最后用电切镜喙部作为支点，将切下的右侧叶向前顶入膀胱内。右侧叶剜除完毕后，按前面的操作步骤继续进行左侧叶的分离。将内侧叶和两外侧叶均分离下来并推入膀胱后，检查整个包膜内表面，出血处可用弥散激光束止血（光纤头部距表面2~3mm）。在使用组织粉碎器之前应当对分离表面进行充分止血，以免出血造成视野不清而误伤膀胱。

（7）取出电切镜内鞘及光纤和光纤稳定导管，经电切镜外鞘插入一根硬质肾镜，直视下将组织粉碎器头部插入膀胱内，引导至剜除的腺体下方。一旦粉碎器与腺体组织接触后，应注意保持粉碎器头部一直位于膀胱内，并始终在视野范围内。可通过将粉碎器主轴移出和移入电切镜外鞘少许，并不时地旋转角度，使粉碎器头部与组织结合。若残留组织较小，此时应仅靠吸引作用使组织与粉碎器头部接触，将其拖入前列腺窝，然后用粉碎器头部将组织顶在包膜上，安全地进行组织粉碎。粉碎小块组织碎片难以进行时，可插入一把短口抓钳协助将组织取出。用Ellik抽空器取出所有剩余的组织碎片或血块。

（8）在导丝牵引下留置20Fr的三腔气囊尿管，必要时持续膀胱冲洗。

术中要点

❶ 前列腺钬激光消融术　分别构建5点和7点位置的沟槽，直接消融两外侧叶，深达前列腺包膜纤维，从膀胱颈向前列腺尖部，向前逐步消融腺体组织，使用激光止血时，应使激光头与组织表面距离增大至2~3mm（散射）。

❷ 钬激光前列腺剜除术　若存在内侧叶，分别分离出5点和7点位置的沟槽，深达前列腺外科包膜，两沟槽在紧靠精阜近端处融合，逆行性剜除内侧叶。紧靠精阜外侧开始分离外侧叶，构建外侧叶下方、前列腺包膜水平的分离平面。从前列腺尖部向膀胱颈方向，向前分离。剜除两外侧叶后，打碎剜除下的前列腺组织，注意时刻保持粉碎器头部在视野范围内。

术后处理

❶ 监测生命体征，观察尿色及尿量变化。

❷ 保持尿管引流通畅。

❸ 术后6小时可开始进食，鼓励患者适当下床活动，快速康复。

❹ 拔除尿管后出现暂时性血尿、排尿困难、膀胱刺激症状，或尿潴留时可留置尿管。

第三节　耻骨上前列腺摘除术

适 应 证

❶ 反复急性尿潴留。

❷ 反复发作或持续性的尿路感染。

❸ 膀胱出口梗阻的症状明显并且对药物治疗无反应。

❹ 反复发作的前列腺出血。

❺ 继发于前列腺梗阻的肾脏、输尿管或膀胱的病理生理改变。

❻ 继发于梗阻的膀胱结石。

❼ 前列腺体积>80ml，合并巨大膀胱憩室、巨大腹股沟疝影响经尿道手术。

❽ 髋关节强直不能采取截石位的患者。

❾ 腔内手术过程中出现难以控制的出血、膀胱穿孔等并发症。

禁 忌 证

❶ 严重的心、肺、脑等器官疾病，不能耐受麻醉和手术。

❷ 严重的凝血功能障碍。

❸ 严重的未控制的糖尿病。

❹ 尿道狭窄。

❺ 急性泌尿生殖系感染。

❻ 各种原因引起的神经源性膀胱和／或膀胱逼尿肌严重受损。

❼ 体积小的纤维化腺体。

术前准备

❶ 术前24小时之内清淡、少渣饮食。

❷ 围手术期控制尿路感染。

❸ 常规术前准备，备血和灌肠等。

❹ 手术开始前全身给予抗生素。

麻　醉　全麻或椎管内麻醉。

体　位　仰卧位。

手术步骤

❶ 留置尿管，经脐至耻骨联合之间的下腹正中切口。

❷ 逐层切开皮肤、皮下组织及腹直肌前鞘，分开腹直肌，找到膀胱表面的脂肪组织，向上推开腹膜，清除掉膀胱表面的脂肪组织。经尿管注入无菌生理盐水使膀胱充盈。分别在膀胱中线左右两侧各留置一根缝线作为支持线，然后用电刀沿中线纵向切开膀胱。

❸ 切开膀胱后，吸出膀胱内液体，即可看到位于膀胱内的前列腺组织，探查膀胱内有无结石、憩室和肿瘤等病变，可同时处理。找到两侧输尿管口，可分别插入一根5Fr输尿管导管以做标记，防止输尿管口损伤。首先用电刀在膀胱内前列腺后缘做一切口（图5-3-1），注意切口应远离输尿管口和三角区，用止血钳将前列腺包膜与腺体之间分离出间隙，然后用手指插入腺体与包膜之间的间隙做钝性分离（图5-3-2，图5-3-3）。分离前列腺尖部时，手指向腺体方向做弧状勾指动作，将前列腺尖部的腺体与前列腺包膜完整分离（图5-3-4）。将前列腺与包膜完全分离后即可将其取出（图5-3-5）。用热生理盐水纱布填塞前列腺窝约5分钟，以局部压迫止血，用2-0缝线在5点和7点位置做"8"字缝合结扎出血的血管（图5-3-6）。

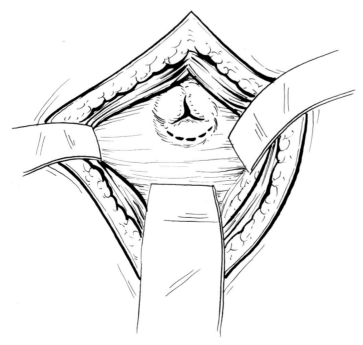

图5-3-1

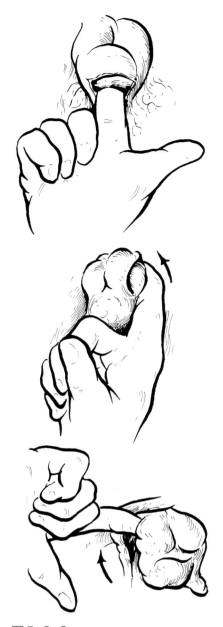

图 5-3-2

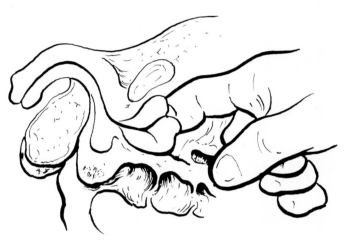

图 5-3-3

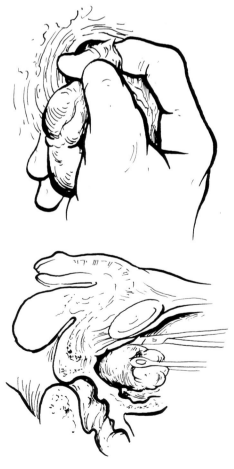

图 5-3-4

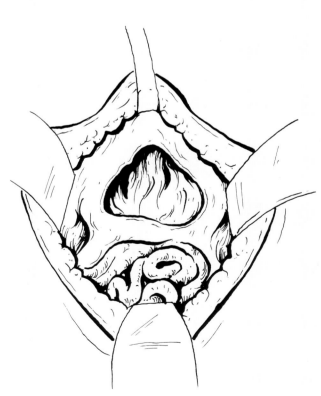

图 5-3-5

187

④ 经尿道留置一枚22Fr的三腔气囊尿管，气囊中注入30ml无菌生理盐水（图5-3-7）。清除膀胱内的血块，用2-0可吸收线连续缝合膀胱壁全层，然后连续缝合膀胱壁肌层，关闭膀胱。可经膀胱前壁置入膀胱造瘘管，膀胱前间隙留置一枚引流管。逐层关闭切口，引流管和膀胱造瘘管用0号丝线固定。通过膀胱造瘘管和尿管持续冲洗膀胱，引流尿液，注意保持通畅，避免血块形成堵塞尿管和膀胱造瘘管。

术中要点

❶ 耻骨上前列腺摘除术可经下腹正中切口或弧形切口。

❷ 腹膜外显露膀胱，于膀胱前壁切开膀胱，探查膀胱内有无结石、憩室和肿瘤，并进行相应处理一并解决，注意两侧输尿管开口与膀胱颈部的距离，以防术中误伤输尿管开口。

❸ 耻骨上前列腺摘除术的操作要点是增生腺体剜除、腺窝止血、膀胱灌注引流的技术方法。增生腺体剜除最常用的方法是在膀胱颈部切开突入膀胱的腺体表面黏膜，以此切口用血管钳分离出增生腺体与外科包膜之间的平面，示指伸入此分离平面内，并紧贴腺体进行剥离，使腺体和包膜分离。剥离至尖部后，用拇指、示指紧贴腺体捏断尿道黏膜，或紧贴腺体剪断前列腺尖部尿道黏膜。操作时忌用暴力牵拉，防止尿道外括约肌损伤。还可以直接用手指伸入后尿道内，示指在腹侧面挤压腺体前联合处尿道，撕裂联合处尿道黏膜，分离出两侧增生腺体与外科包膜之间的间隙，经此间隙分离腺体与包膜，将腺体剜除。此法不易损伤尿道外括约肌。

❹ 前列腺剜除后检查标本是否完整，腺窝内有无残留。如膀胱颈部后唇抬高，应将后唇黏膜与肌层潜行分离后，楔形切除过多、过高的肌层组织，然后用2-0可吸收线将后唇黏膜缝合固定于前列腺后壁，形成一漏斗状膀胱颈部。

❺ 腺窝止血和膀胱灌注引流　在腺体剜除后应迅速用热盐水纱布加压填塞于前列腺窝内，持续压迫5~10分钟。在此同时显露膀胱颈后唇创缘5点、7点处，用2-0可吸收线做贯穿肌层和外科包膜的"8"字缝合，以缝扎前列腺动脉。

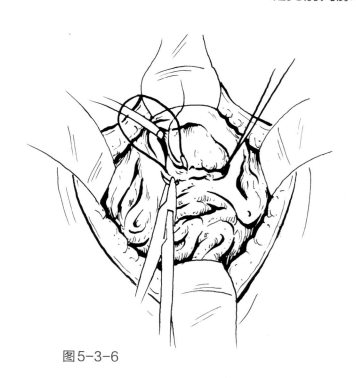

图5-3-6

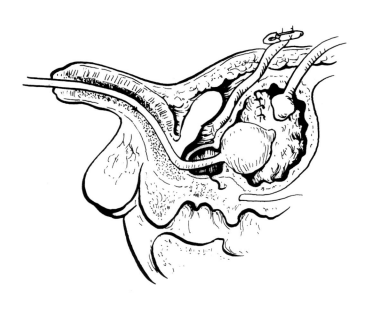

图5-3-7

188

术后处理		
	❶	监测生命体征，观察尿色、尿量，以及引流量和引流液性质的变化。
	❷	用纱布结扎导尿管固定于尿道外口，保持一定张力牵引气囊，持续压迫膀胱颈部。用生理盐水持续冲洗膀胱，直至尿液转清。出血停止后才可去除结扎导尿管的纱布。一般在术后5~7天内拔除尿管。
	❸	术中可留置硬膜外麻醉导管用于术后镇痛，防止膀胱痉挛。
	❹	术后膀胱内出血时应及时清除血块，保持尿管和膀胱造瘘管通畅，大量出血保守治疗无效需麻醉下清除血块。
	❺	术后排尿困难建议行尿道膀胱镜检查。

第四节　耻骨后前列腺摘除术

适 应 证		
	❶	反复急性尿潴留。
	❷	反复发作或持续性的尿路感染。
	❸	膀胱出口梗阻的症状明显并且对药物治疗无反应。
	❹	反复发作的前列腺出血。
	❺	继发于前列腺梗阻的肾脏、输尿管或膀胱的病理生理改变。
	❻	前列腺体积 >80ml，合并巨大腹股沟疝影响经尿道手术。
	❼	髋关节强直不能采取截石位的患者。

禁 忌 证		
	❶	严重的心、肺、脑等器官疾病，不能耐受麻醉和手术。
	❷	严重的凝血功能障碍。
	❸	严重的未控制的糖尿病。
	❹	尿道狭窄。
	❺	急性泌尿生殖系感染。
	❻	各种原因引起的神经源性膀胱和/或膀胱逼尿肌严重受损。
	❼	体积小的纤维化腺体。

术前准备		
	❶	术前24小时之内清淡、少渣饮食。
	❷	围手术期控制尿路感染。
	❸	常规术前准备，备血和灌肠等。
	❹	手术开始前全身给予抗生素。

麻　　醉	全麻或椎管内麻醉。
体　　位	仰卧位。

手术步骤		
	❶	经脐至耻骨联合之间的下腹正中线切口，逐层切开皮肤、皮下组织及腹直肌前鞘，分开腹直肌，向上推开腹膜，显露膀胱和前列腺，清除膀胱和前列腺表面的脂肪组织。

❷ 留置气囊尿管，可以在膀胱颈部触及气囊尿管的气囊。分别在靠近膀胱颈部和前列腺尖部的前列腺表面横行缝合两排3-0可吸收线，缝线应该穿透前列腺包膜，用于结扎浅表的前列腺血管，控制前列腺包膜的出血（图5-4-1），可以在预定的前列腺包膜切口两侧分别缝合以防止分离腺体时撕裂。可以缝合结扎阴茎背静脉复合体，还可以"8"字缝合结扎位于前列腺后外侧靠近精囊的前列腺侧血管蒂，以控制切除增生腺体时的前列腺出血。用电刀在两缝线之间横向切开前列腺包膜，切口长度根据腺体大小调整，电凝止血（图5-4-2），经该切口用止血钳或剪刀分离包膜与增生腺体之间的间隙，然后用示指尖将腺体与包膜钝性分离开（图5-4-3），完全松解其前侧、外侧及后侧连接组织。首先分离腺体靠近膀胱颈部，最后分离前列腺尖部，完全松解腺体后，用剪刀靠近腺体剪断腺体与尿道膜部的连接组织，经包膜横切口取出腺体，腺窝用热生理盐水纱布填塞止血5分钟（图5-4-4）。可以在膀胱颈部5点和7点处用2-0可吸收线"8"字缝合止血，检查腺窝，电凝或缝扎出血点。

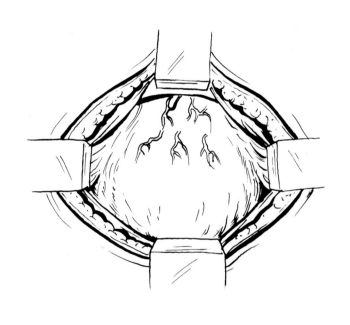

图5-4-1

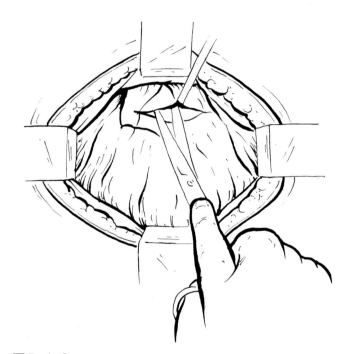

图5-4-2

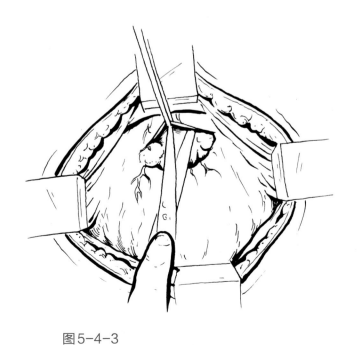

图5-4-3

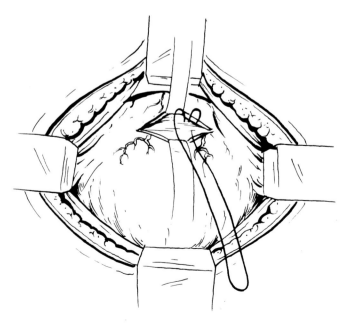

图5-4-4

❸ 留置三腔气囊尿管，球囊充气或液体30~50ml，牵拉尿管压迫膀胱颈部。然后用2-0可吸收线缝合前列腺包膜切口。彻底止血，术区留置一枚引流管，逐层关闭切口。

术中要点 ❶ 手术采用下腹正中切口或下腹低位弧形切口。

❷ 于前列腺包膜内分离增生腺体与包膜的间隙，贴近腺体尖部用手指捏断或剪断尿道，将腺体向上翻转，于膀胱颈部紧贴腺体分离，剜除腺体。直视下腺窝内缝扎包膜出血点。如膀胱颈后唇抬高，行膀胱颈后唇楔形切除，膀胱颈部5点、7点缝扎止血。

❸ 采用前列腺包膜纵切口可延伸到膀胱颈部，可同时处理膀胱内病变。

术后处理 ❶ 监测生命体征，观察尿色、尿量及引流液量、性质的变化。

❷ 如发生了明显出血，可牵拉导尿管压迫膀胱颈和前列腺窝，并开始持续地膀胱冲洗以防止血凝块形成。

❸ 术后第1天清淡流质饮食，并离床活动。

❹ 如果血尿消失，可停止持续性膀胱冲洗。

第五节　机器人辅助腹腔镜单纯前列腺切除术

适 应 证 ❶ 反复急性尿潴留。

❷ 反复发作或持续性的尿路感染。

❸ 膀胱出口梗阻的症状明显并且对药物治疗无反应。

❹ 反复发作的前列腺出血。

❺ 继发于前列腺梗阻的肾脏、输尿管或膀胱的病理生理改变。

❻ 继发于梗阻的膀胱结石。

❼ 前列腺体积>80ml，合并巨大膀胱憩室、巨大腹股沟疝影响经尿道手术。

❽ 髋关节强直不能采取截石位的患者。

禁 忌 证 ❶ 严重的心、肺、脑等器官疾病，不能耐受麻醉和手术。

❷ 严重的凝血功能障碍。

❸ 严重的未控制的糖尿病。

❹ 尿道狭窄。

❺ 急性泌尿生殖系感染。

❻ 各种原因引起的神经源性膀胱和/或膀胱逼尿肌严重受损。

❼ 体积小的纤维化腺体。

❽ 近期行经尿道前列腺切除术，尤其是出现包膜穿孔和外渗者。

术前准备	❶ 术前24小时之内清淡、少渣饮食。
	❷ 围手术期控制尿路感染。
	❸ 常规术前准备，备血和灌肠等。
	❹ 留置尿管，手术开始前全身给予抗生素。
麻　醉	全麻。
体　位	头低足高位，双下肢弯曲外展。
手术步骤	❶ 术前留置导尿管。全身麻醉后，取头低足高位，双下肢弯曲外展。
	❷ 在脐上1cm处置入气腹针，气腹压12~15mmHg，随后置入12mm套管，并置入机器人镜头。
	❸ 切开脐下腹膜壁层，进入Retzius间隙（耻骨后间隙），暴露耻骨及髂血管。清除前列腺前表面和膀胱颈区域的脂肪组织，在靠近膀胱前列腺连接部的水平切开膀胱半周，可见增大的前列腺侧叶和中叶。3号机械臂连接Cardier钳，牵开膀胱；2号机械臂牵拉导尿管。9点方向切开前列腺膀胱交界处黏膜，环绕侧叶逆时针延长切口形成"U"形，直达3点方向。采用钝性和锐性联合分离方法，在腺体及前列腺包膜之间仔细分离，适当应用双极电凝止血以保持手术视野清晰。也可在侧叶腺体上缝线，用3号机械臂牵拉侧叶，以更好地处理侧叶腺体及腺瘤。应在直视下切除前列腺尖部，尽量沿前列腺腺体分离尖部，使用剪刀离断尿道，避免对尿道外括约肌造成任何损伤。一旦前列腺被完整切除，必须再次核查无任何腺瘤残留并确保前列腺窝最佳止血，必要时对前列腺窝出血点缝合处理。
	❹ 用3-0倒刺线将膀胱颈自12点方向缝合整形，缩小膀胱颈口。置入24Fr三腔气囊尿管，气囊注水60ml，牵拉尿管压迫膀胱颈口，以缩小前列腺窝、减少出血。用3-0倒刺线连续缝合关闭膀胱。将前列腺装入标本袋，留置盆腔引流管，关闭切口。
	❺ 导尿管术后牵拉止血不超过24小时，用生理盐水持续冲洗膀胱，至少维持24小时。
术中要点	❶ 腺体及前列腺包膜之间仔细分离，可采用钝性与锐性联合的分离方法。适当应用双极电凝止血以保持手术视野清晰。
	❷ 可用1-0缝线"8"字缝在前列腺腺体上，用3号机械臂牵拉腺体，有利于分离腺体和包膜间隙。
	❸ 应在直视下切除前列腺尖部，尽量沿前列腺腺体分离尖部，使用剪刀离断尿道，避免对尿道外括约肌造成任何损伤。
	❹ 前列腺被完整切除后，必须再次核查无任何腺瘤残留并确保前列腺窝最佳止血，必要时对前列腺窝出血点缝合处理。
	❺ 膀胱切口可选择稍远离膀胱前列腺连接部，更易于3号机械臂牵拉膀胱前壁，更好地暴露增生的前列腺腺体及尿道内口，也有利于在之后的缝合过程中视野的暴露。
	❻ 合并膀胱憩室患者可一并切除膀胱憩室。显露膀胱表面，游离膀胱两侧

壁，经留置导尿管注水300ml使膀胱充盈，可见膀胱憩室鼓出，呈半球形，游离并确认憩室边界，在憩室颈部切开膀胱壁，确认输尿管口位置与憩室的解剖毗邻关系后，沿颈部完整切除憩室。用2-0倒刺线连续全层缝合膀胱切口并于浆膜层间断缝合加固。

术后处理
❶ 监测生命体征，观察尿色、尿量及引流液量、性质的变化。
❷ 静脉应用抗生素预防感染。
❸ 术后持续引流，待引流液基本消失可予以拔除。

第六节　前列腺穿刺活检术

一　超声引导下经直肠前列腺穿刺活检术

适 应 证
❶ 直肠指诊（DRE）发现前列腺结节，任何PSA（前列腺特异性抗原）值。
❷ B超、CT或MRI发现异常影像，任何PSA值。
❸ PSA>10ng/ml，任何f/t PSA（游离/总前列腺特异性抗原）异常和PSAD（前列腺特异性抗原密度）值。
❹ PSA 4~10ng/ml，f/t PSA异常或PSAD值异常。

禁 忌 证
❶ 严重的心、肺、脑等器官疾病，不能耐受麻醉和手术。
❷ 严重的凝血功能障碍。
❸ 严重的未控制的高血压和糖尿病。
❹ 急性泌尿生殖系感染。
❺ 有严重的内、外痔，肛周或直肠病变。

术前准备
❶ 完善相关检验及影像学检查。
❷ 进行清洁灌肠等肠道准备。
❸ 预防性应用抗生素，首选喹诺酮类药物。
❹ 抗凝药的停用　阿司匹林及其他非甾体抗炎药停用3~5天，氯吡格雷停用7天，噻氯匹定停用14天，双香豆素停用4~5天。

麻　　醉
直肠痛觉不敏感，通常情况下可不进行麻醉。对无法耐受者，可选择经直肠灌注局麻药物或超声引导下前列腺周围浸润阻滞。

体　　位
侧卧位，屈髋屈膝，截石位。

手术步骤
❶ 常规消毒铺巾，2%利多卡因肛周浸润麻醉。
❷ 专用直肠探头晶体面涂以耦合剂，套上探头套避免探头被污染。

❸ 将探头缓慢插入直肠探扫，深度6～10cm，使声束指向前列腺方向。

❹ 利用探头功能对前列腺进行全面扫查，明确前列腺前后径、左右径、体积大小、病灶部位、内部回声及血流、血供情况。

❺ 使用18G、20cm的活检枪对左右外周带、左右内腺、左右基底部进行穿刺取样，系统性经直肠前列腺穿刺活检通常为每一部位2针，共计12针。初学者可采用穿刺模板辅助穿刺，对于有丰富穿刺经验的泌尿外科医生，可进行徒手穿刺（图5-6-1）。

❻ 穿刺后撤出探头迅速将碘伏纱条置于肛门内压迫，20～30分钟后拔除。

❼ 穿刺所得标本逐个标记，并用福尔马林（甲醛）液固定。

❽ 恢复患者体位，穿刺完毕。

术后处理

❶ 术后口服抗生素3～5天，避免感染发生。

❷ 观察术后大便颜色，血便通常在穿刺术后很快消失。若血便持续存在，可适量应用止血药。

❸ 术后可能出现血尿症状，可嘱咐患者增加饮水，通常上述症状可于次日明显缓解。若患者持续血尿引起尿潴留或血尿持续无法缓解，可口服止血药或留置三腔气囊尿管压迫止血。

❹ 术后两周内避免骑车类剧烈运动，洗澡以淋浴为主。

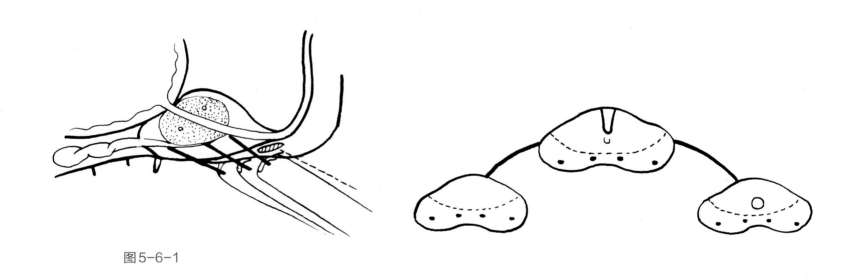

图5-6-1

二　超声引导下经会阴前列腺穿刺活检术

经直肠前列腺穿刺途径存在诸多不足，较超声引导下经直肠前列腺穿刺活检术，经会阴前列腺穿刺活检术存在以下优点：

❶ 安全性高，很少发生严重感染。

❷ 无直肠出血并发症。

❸ 易于检出前列腺尖部肿瘤，容易达到经直肠穿刺活检盲区。

194

适 应 证	❶ 直肠指诊（DRE）发现前列腺结节，任何PSA值。
	❷ B超、CT或MRI发现异常影像，任何PSA值。
	❸ PSA>10ng/ml，任何f/t PSA异常和PSAD值。
	❹ PSA 4~10ng/ml，f/t PSA异常或PSAD值异常。
禁 忌 证	❶ 严重的心、肺、脑等器官疾病，不能耐受麻醉和手术。
	❷ 严重的凝血功能障碍。
	❸ 严重的未控制的高血压和糖尿病。
	❹ 急性泌尿生殖系感染。
术前准备	❶ 完善相关检验及影像学检查。
	❷ 进行清洁灌肠等肠道准备。
	❸ 抗凝药的停用　阿司匹林及其他非甾体抗炎药停用3~5天，氯吡格雷停用7天，噻氯匹定停用14天，双香豆素停用4~5天。
	❹ 经会阴前列腺穿刺活检术无须术前口服抗生素。
麻 醉	经会阴前列腺穿刺活检术通常采用超声引导下前列腺周围阻滞麻醉，对于疼痛无法耐受者，可选用椎管内麻醉或全麻。
体 位	一般采用截石位。
手术步骤	❶ 截石位，常规消毒铺巾。
	❷ 以胶布作牵拉处理，将阴囊往上以充分显露会阴部。
	❸ 专用直肠探头晶体面涂以耦合剂，套上探头套避免探头被污染。
	❹ 将探头缓慢插入直肠探扫，深度6~10cm，使声束指向前列腺方向。
	❺ 利用探头功能对前列腺进行全面扫查，明确前列腺大小、病灶部位、内部回声及血流、血供情况。
	❻ 在超声探头引导下，逐层浸润麻醉至前列腺包膜。
	❼ 穿刺部位选取肛门上部2cm、正中线旁处1cm。
	❽ 使用18G、20cm的活检枪对外周带、内腺、基底部进行穿刺取样。可先左侧后右侧，按顺序进行穿刺。若发现可疑结节，可增加穿刺针数（12+X）。初学者可采用穿刺模板辅助穿刺，对于有丰富穿刺经验的泌尿外科医生，可进行徒手穿刺（图5-6-2）。

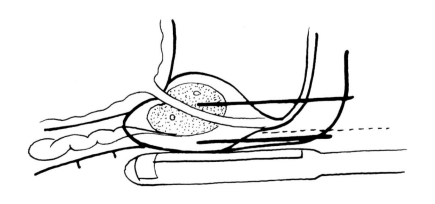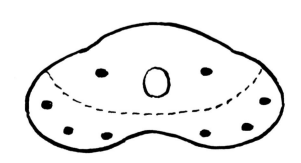

图5-6-2

⑨ 穿刺所得标本逐个标记，并用福尔马林液固定。

⑩ 穿刺完毕，会阴区消毒、清洁包扎。

术后处理

❶ 术后口服或静脉应用抗生素3~5天，避免感染发生。

❷ 经会阴穿刺很少出现血便症状，若发现血便，通常无特殊处置，可在穿刺术后很快消失。若血便持续存在，可适量应用止血药。

❸ 术后可能出现血尿症状，可嘱咐患者增加饮水，通常上述症状可于次日明显缓解。若患者持续血尿引起尿潴留或血尿持续无法缓解，可口服止血药或留置三腔气囊尿管压迫止血。

❹ 术后两周内避免骑车类剧烈运动，洗澡以淋浴为主。

三　MRI融合前列腺穿刺活检术

多参数磁共振（mpMRI）引导的前列腺穿刺是近些年新兴的一种穿刺活检方式，较之于前两种穿刺方式，mpMRI介导的前列腺穿刺活检术可以明显提高临床有意义前列腺癌的检出率。目前，mpMRI介导的前列腺穿刺主要有三种方法，MRI介导下的靶向前列腺穿刺活检术、认知融合靶向穿刺活检术和MRI/TURS（经直肠超声）融合靶向穿刺活检术。第一种穿刺方式需要特殊的设备，人力、时间成本高，大多数国内医疗中心未采取该穿刺方式，本节主要介绍后两种穿刺方式。

（一）认知融合靶向穿刺活检术

适 应 证

❶ 直肠指诊（DRE）发现前列腺结节，任何PSA值。

❷ B超、CT或MRI发现异常影像，任何PSA值。

❸ PSA>10ng/ml，任何f/t PSA异常和PSAD值。

❹ PSA 4~10ng/ml，f/t PSA异常或PSAD值异常。

禁 忌 证

❶ 严重的心、肺、脑等器官疾病，不能耐受麻醉和手术。

❷ 严重的凝血功能障碍。

❸ 严重的未控制的高血压和糖尿病。

❹ 急性泌尿生殖系感染。

❺ 禁忌行MRI检查者。

术前准备

❶ 完善相关检验及影像学检查。

❷ 进行清洁灌肠等肠道准备。

❸ 抗凝药的停用　阿司匹林及其他非甾体抗炎药停用3~5天，氯吡格雷停用7天，噻氯匹定停用14天，双香豆素停用4~5天。

❹ 术前行mpMRI影像学检查，仔细阅读患者前列腺mpMRI图像，包括T_1WI和T_2WI的横截面、冠状位、矢状位图像，弥散加权成像（DWI），表观弥散系数图（ADC），以及动态增强图像，对可疑前列腺癌病灶有

一个初步定位。

麻　　醉　　通常采用超声引导下前列腺周围阻滞麻醉，对于疼痛无法耐受者，可选用椎管内麻醉或全麻。

体　　位　　通常选用截石位。

手术步骤
❶ 截石位，常规消毒铺巾。
❷ 透明胶布作牵拉处理，将阴囊往上以充分显露会阴部。
❸ 专用直肠探头晶体面涂以耦合剂，套上探头套避免探头被污染。
❹ 将探头缓慢插入直肠探扫，深度6~10cm，使声束指向前列腺方向。
❺ 利用探头功能对前列腺进行全面扫查，明确前列腺大小、病灶部位、内部回声及血流、血供情况。
❻ 在超声探头引导下，逐层浸润麻醉至前列腺包膜。
❼ 术者将mpMRI图像与超声图像进行融合定位，进一步明确穿刺病灶。
❽ 使用18G、20cm的活检枪对可疑病灶进行穿刺，每个病灶平均穿刺2针。再次对整个前列腺行系统性12针穿刺。初学者可采用穿刺模板辅助穿刺，对于有丰富穿刺经验的医生可进行徒手穿刺。
❾ 穿刺所得标本逐个标记，并用福尔马林液固定。
❿ 会阴区消毒、清洁包扎，穿刺完毕。

术后处理
❶ 术后口服或静脉应用抗生素3~5天，避免感染发生。
❷ 经会阴穿刺很少出现血便症状，若发现血便，通常无特殊处置，可在穿刺术后很快消失。若血便持续存在，可适量应用止血药。
❸ 术后可能出现血尿症状，可嘱咐患者增加饮水，通常上述症状可于次日明显缓解。若患者持续血尿引起尿潴留或血尿持续无法缓解，可口服止血药或留置三腔气囊尿管压迫止血。
❹ 术后两周内避免骑车类剧烈运动，洗澡以淋浴为主。

（二）MRI/TRUS融合靶向穿刺活检术

适 应 证
❶ 直肠指诊（DRE）发现前列腺结节，任何PSA值。
❷ B超、CT或MRI发现异常影像，任何PSA值。
❸ PSA>10ng/ml，任何f/t PSA异常和PSAD值。
❹ PSA 4~10ng/ml，f/t PSA异常或PSAD值异常。

禁 忌 证
❶ 严重的心、肺、脑等器官疾病，不能耐受麻醉和手术。
❷ 严重的凝血功能障碍。
❸ 严重的未控制的高血压和糖尿病。
❹ 急性泌尿生殖系感染。
❺ 禁忌行MRI检查者。

术前准备
❶ 完善相关检验及影像学检查。
❷ 进行清洁灌肠等肠道准备。

197

❸ 抗凝药的停用：阿司匹林及其他非甾体抗炎药停用3~5天，氯吡格雷停用7天，噻氯匹定停用14天，双香豆素停用4~5天。

❹ 术前行mpMRI影像学检查，仔细阅读患者前列腺mpMRI图像，包括T_1WI和T_2WI的横截面、冠状位、矢状位图像，弥散加权成像（DWI），表观弥散系数图（ADC），以及动态增强图像，明确前列腺内可疑病灶及部位。

❺ 将mpMRI图像导入软件中。

❻ 术前在软件中勾画好病灶部位。

| 麻　　醉 | 通常采用超声引导下前列腺周围阻滞麻醉，对于疼痛无法耐受者，可选用椎管内麻醉或全麻。 |

体　　位　　通常选用截石位。

手术步骤

❶ 截石位，常规消毒，铺巾。

❷ 用透明胶布作牵拉处理，将阴囊往上以充分显露会阴部。

❸ 专用直肠探头晶体面涂以耦合剂，套上避孕套避免探头被污染。

❹ 将探头缓慢插入直肠探扫，深度6~10cm，使声束指向前列腺方向。

❺ 在超声探头引导下，逐层浸润麻醉至前列腺包膜。

❻ 利用探头功能对前列腺进行全面扫查，明确前列腺大小、病灶部位、内部回声及血流、血供情况。

❼ 利用平台软件，将超声实时图像与mpMRI图像融合匹配，获得明确的病灶定位。

❽ 在实时超声引导下，使用18G、20cm的活检枪对可疑病灶进行模板定位经会阴穿刺活检术。每个病灶平均穿刺2针。可选择再次对整个前列腺行系统性12针穿刺。

❾ 穿刺所得标本逐个标记，并用福尔马林液固定。

❿ 会阴区消毒、清洁包扎，穿刺完毕。

术后处理

❶ 术后口服或静脉应用抗生素3~5天，避免感染发生。

❷ 经会阴穿刺很少出现血便症状，若发现血便，通常无特殊处置，可在穿刺术后很快消失。若血便持续存在，可适量应用止血药。

❸ 术后可能出现血尿症状，可嘱咐患者增加饮水，通常上述症状可于次日明显缓解。若患者持续血尿引起尿潴留、或血尿持续无法缓解，可口服止血药或留置三腔气囊尿管压迫止血。

❹ 术后两周内避免骑车类剧烈运动，洗澡以淋浴为主。

第七节　根治性前列腺切除术

一　经耻骨后途经根治性前列腺切除术

适 应 证

❶ 临床分期　①肿瘤分期T_1~T_{2c}，推荐行根治性手术。②目前认为根治性手术在T_{3a}期前列腺癌患者的治疗中占据重要地位。部分患者术后证实为pT_2期而获得治愈机会；对于术后证实为pT_3期的患者可根据情况行辅助内分泌治疗或辅助放疗，亦可取得良好的治疗效果。③T_{3b}~T_4期患者经严格筛选后（如肿瘤未侵犯尿道括约肌或未与盆壁固定，肿瘤体积相对较小）可行根治性手术并辅以综合治疗。④目前有学者主张对N_1期患者行根治术，术后给予辅助治疗，可使患者生存受益。

❷ 预期寿命≥10年。

❸ 身体状况良好，没有严重的心肺疾病。

❹ 对于PSA>20ng/ml或Gleason评分≥8的局限性前列腺癌患者符合上述分期和预期寿命条件的，根治术后可给予其他辅助治疗。

❺ 保留神经的适应证　术前有勃起功能；低危前列腺癌；T_{2a}~T_{3a}期部分患者术中可选择保留单侧神经。

禁 忌 证

❶ 严重的心、肺、脑等器官疾病，不能耐受麻醉和手术。

❷ 严重的凝血功能障碍。

❸ 多发骨转移或其他远处转移。

❹ 预期寿命不足10年。

❺ 保留神经的禁忌证　术中发现肿瘤可能侵及神经血管束。

术前准备

❶ 手术应在前列腺穿刺活检后6~8周或经尿道前列腺切除术后12周进行，使前列腺周围的炎症粘连或血肿消退，前列腺和周围组织之间的解剖关系恢复到接近正常的状态，这对保留神经血管束和避免直肠损伤十分重要。

❷ 术前停用可能影响手术的药物，如维生素E、阿司匹林或非甾体抗炎药等。

❸ 术前1天进清淡流食，术前晚服泻药，术晨灌肠。

❹ 术前30分钟应用抗生素。

❺ 采用预防下肢深静脉血栓的相关措施。

麻 醉　全麻或椎管内麻醉。

体 位　仰卧位。

手术步骤

❶ 常规消毒铺单，膀胱内置入16Fr硅胶导尿管，气囊内注入生理盐水20ml，导尿管连接无菌闭式引流袋，便于术中缝合尿道。

❷ 切口选择及局部暴露　行下腹正中腹膜外切口，起于耻骨，止于耻骨到脐部中点。切开前鞘，后鞘不需切开。在正中线分开腹直肌，剪开腹横

199

筋膜以暴露Retzius间隙。游离腹膜显露两侧髂外血管至髂总动脉分叉处。此时不要切断输精管。然后放置Balfour自动拉钩，将窄的可伸缩叶片放置在游离后的输精管后方并向上拉开腹膜，用深的Deaver拉钩将膀胱拉向正中，这可为淋巴结清扫提供良好的暴露。

❸ 盆腔淋巴结清扫　盆腔淋巴结清扫一般在根治术前进行。先清扫肿瘤同侧的淋巴结。首先剥离覆盖在髂外静脉上的外膜。注意保留覆盖在髂外动脉上的淋巴组织。清扫范围往后应到骨盆侧壁；往下到股管，淋巴管要予以结扎，Cloquet淋巴结不需切除；往上到髂总动脉分叉处，髂内外动脉夹角处的淋巴结需切除。然后小心切除闭孔淋巴结以避免损伤闭孔神经，骨骼化闭孔动静脉，除非有明显出血，一般不结扎。最后切除盆底淋巴结，暴露髂内静脉（图5-7-1）。

❹ 打开盆内筋膜　小心去除覆盖在前列腺表面的纤维脂肪组织，暴露盆内筋膜、耻骨前列腺韧带和阴茎背静脉的浅表分支。靠近骨盆侧壁而远离膀胱和前列腺切开盆内筋膜。于肛提肌的透明处切开盆内筋膜后，可以看到位于正中的膨隆的Santorini静脉丛（前列腺静脉丛）的外侧分支。向前内侧剪开盆内筋膜直到耻骨前列腺韧带，用钛夹夹闭小的动静脉分支。用手指将肛提肌的纤维从前列腺的侧表面游离到前列腺尖部。

❺ 切断耻骨前列腺韧带　去除覆盖在背静脉浅表分支和耻骨前列腺韧带表面的纤维脂肪组织，用海绵棒将前列腺压向后方，用剪刀剪断两侧韧带。继续向下分离，充分暴露前列腺尖部与背静脉复合体交接处（图5-7-2）。

❻ 结扎背静脉复合体　用海绵棒将前列腺压向后方，在前列腺尖部远侧紧贴背静脉复合体后表面缝3-0倒刺线。此时，术者应该面对手术台的头侧，手握持针器贴着耻骨垂直于患者进针。然后再将这根缝线缝过耻骨联合的软骨膜（水平褥式缝合，图5-7-3）。在靠近膀胱颈的前列腺前表面用2-0铬制缝线"8"字缝扎近侧背静脉以减少背静脉近侧断端的出血。

❼ 分离前列腺尖部　用海绵棒将前列腺后压，直视下用剪刀直接切断背静脉复合体（图5-7-4）。用海绵棒轻轻将前列腺后压，暴露前列腺尿道交接处，尽可能多地暴露尿道。靠近前列腺尖部紧贴尿道平滑肌后方插入直角钳以便尽可能地靠近前列腺尖部横断尿道。用剪刀小心剪开尿道前2/3管壁（图5-7-5），不要剪破Foley导尿管。用5/8圆周、渐尖的缝针带着3-0缝线缝过尿道黏膜和黏膜下层，在尿道远侧断端的12点、2点、5点、7点和10点处留置缝线，注意避免缝入尿道平滑肌（图5-7-6）。留置好缝线后，移去导尿管。从尿道管腔外向管腔内进针，留置尿道6点处缝线后剪断尿道后1/3管壁，显露尿道横纹括约肌复合体的后部。从前列腺尖部和尿道间的中部、该复合体左侧缘紧贴其后壁插入直角钳，用剪刀剪断复合体的左侧部分（图5-7-7）。然后从该复合体右侧缘紧贴其后壁插入直角钳，用相同的方法剪断复合体的右侧部分。最后剪断复合体的中央部分（图5-7-8）。

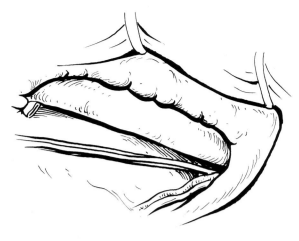

图 5-7-1

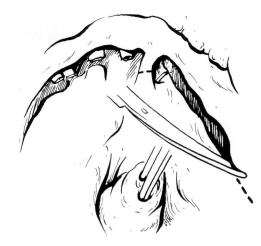

图 5-7-2

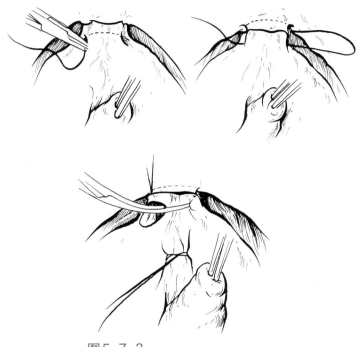

图 5-7-3

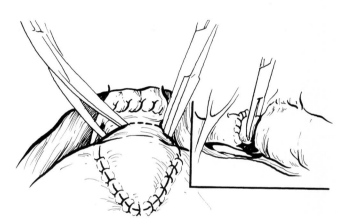

图 5-7-4

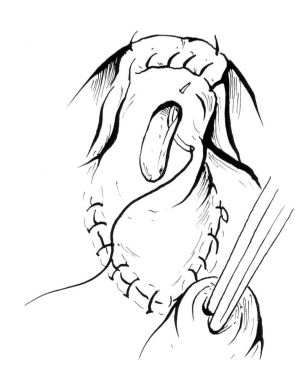

图 5-7-5

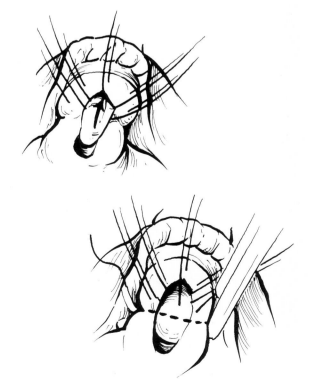

图 5-7-6

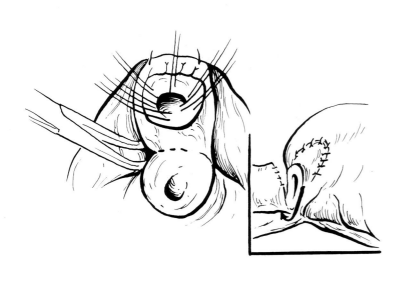

图5-7-7

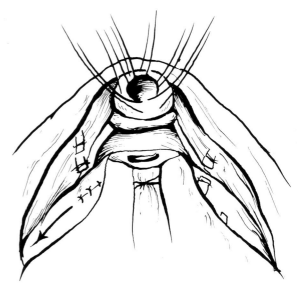

图5-7-8

❽ 保留神经血管束　用直角钳从膀胱颈向前列腺尖部方向分离表浅的肛提肌筋膜。肛提肌筋膜打开后，可在前列腺后外侧缘见到微小的"沟槽"，神经血管束即位于此处。沿着这条沟状下陷追踪到前列腺尖部，可见到神经血管束离开前列腺尖部向后、向外走向尿道（图5-7-9）。一旦确定神经血管束内侧缘在前列腺尖部的位置，就可以在中线处安全地分离前列腺后侧。在中线处找到直肠和前列腺间正确的层面后，将神经血管束从前列腺游离（图5-7-10）。用海绵棒将前列腺对侧翻转，从尖部开始向基底部分离。从直肠表面开始，用直角钳轻柔地将神经血管束从前列腺上游离。继续向上游离到前列腺的中部。

❾ 广泛切除神经血管束　如需切除一侧的神经血管束，需先将对侧的神经血管束自尖部开始从前列腺游离，避免在广泛切除一侧神经血管束时牵拉损伤对侧神经血管束。明确要被切除的神经血管束在尖部的走行后，用直角钳贴着直肠的前表面从内向外穿过该神经血管束后方（图5-7-11）。切断但不结扎神经血管束，从尖部向底部分离直肠外侧表面筋膜，使神经血管束和足够的筋膜组织均包含在手术切除标本里。分离到精囊顶部结束，结扎、切断神经血管束（图5-7-12）。

❿ 分离前列腺后侧和切断侧蒂　神经血管束被保留或广泛切除以及前列腺后侧被分离到前列腺中部后，重新置入导尿管。上提导尿管，在中线处分离直肠和Denonvillier's筋膜间的粘连（图5-7-13）。寻找一条起源于神经血管束，越过精囊供应前列腺基底部的动脉分支，将其结扎、切断。按序分次切断侧蒂表层、中层和深层（邻近精囊）。继续向上分离直到膀胱前列腺交接处。最后，在精囊顶部切断Denonvillier's筋膜以便于下一步操作（图5-7-14）。

⓫ 切断膀胱颈和切除精囊　在膀胱前列腺交接处切开膀胱颈前壁、侧壁（图5-7-15，图5-7-16）。黏膜层被切开后，排空导尿管气囊内液体，将导尿管两端钳夹在一起以供牵引。扩大膀胱颈切口，在5点和7点处可看到来自膀胱下动脉、供应前列腺的血管分支。切断这些血管后，可见精囊前表面和膀胱后壁间层面。避开双侧输尿管开口，紧贴精囊前表面，

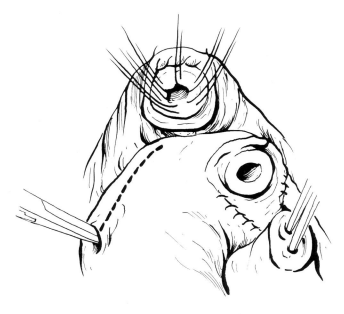

图5-7-9

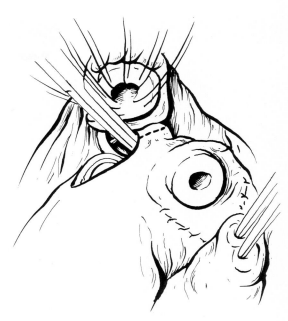

图5-7-10

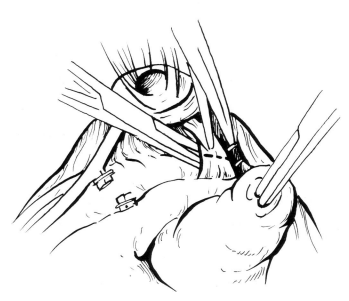

图5-7-11

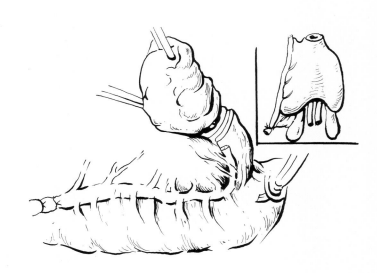

图5-7-12

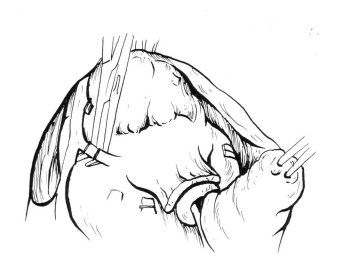

图5-7-13

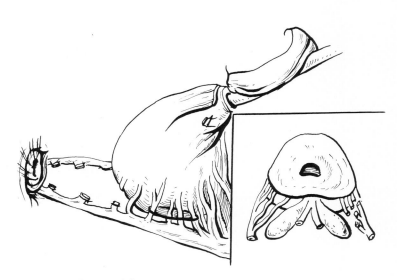

图5-7-14

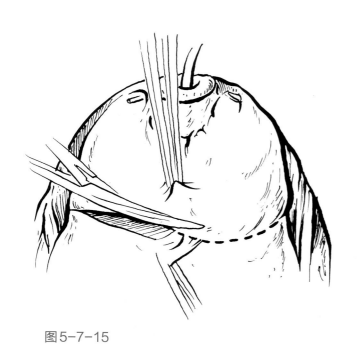

图5-7-15

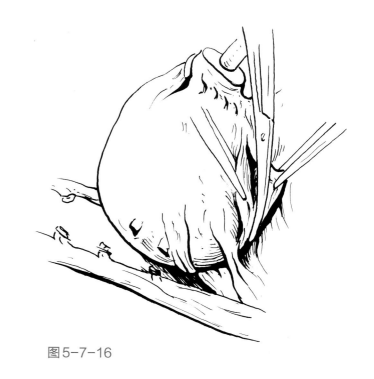

图5-7-16

剪开膀胱颈后壁（图5-7-17）。用一把Allis钳上提膀胱颈后壁近侧断缘，用钛夹夹闭、切断输精管后游离精囊（图5-7-18）。切断Denonvillier's筋膜与周围的粘连，移去手术标本。仔细检查术野是否有出血。

⑫ 重建膀胱颈和吻合膀胱尿道 用2-0的可吸收线连续或间断全层缝合膀胱切缘肌层和黏膜层重建膀胱颈。重建膀胱颈时，应从后向前将膀胱壁缝合于中线，直至膀胱颈的口径被缩小到近似尿道口径大小。用4-0的可吸收线间断外翻缝合黏膜使之呈花瓣状覆盖在膀胱颈上，这样可便于随后进行尿道-膀胱黏膜对黏膜吻合（图5-7-19）。先在膀胱颈周围进行加强缝合以套叠膀胱颈，防止膀胱充盈时膀胱颈被撑开。用2-0缝线在膀胱前壁距重建的膀胱颈约2cm处"8"字缝合膀胱两侧缘，松松打结。用生理盐水充盈膀胱，测试膀胱颈处有无液体外漏。测试完成后，彻底排空注入的生理盐水。认真检查术野有无出血。经尿道置入一根新的Foley硅胶导尿管（16Fr，5ml气囊）于盆腔内。将预留于远端尿道的6根3-0缝线从膀胱的腔内向腔外缝过膀胱颈的对应位置（图5-7-20）。牵引外翻膀胱颈黏膜时在6点处留置的4-0可吸收线可便于缝合。清洗导尿管上的血块，检查气囊，经膀胱颈将导尿管置入膀胱，气囊内注入15ml生理盐水。吻合线打结时，用一把Babcock钳夹住近膀胱颈处的膀胱前壁将膀胱颈靠近尿道，确保黏膜与黏膜间非常好的对合，从而降低发生膀胱颈挛缩的可能。先将12点处的吻合线打结，吻合口应该没有张力。如果有张力，可以将膀胱从腹膜上游离下来。然后依次将2点、5点、10点、7点和6点处吻合线打结（图5-7-21）。所有吻合线均打结后，活动导尿管，以确定有无缝线缝在导尿管上。用生理盐水冲洗导尿管以清除血块。用生理盐水彻底冲洗术野后，在术野正中留置一根引流管，逐层关闭手术切口。将导尿管小心固定于大腿内侧。

术中要点 ❶ 剪开盆内筋膜时经常可以遇到小的动静脉分支，它们来自阴部血管，在穿过盆底肌肉后供应前列腺。应该使用钛夹夹闭这些血管，而不应该使用电凝，以避免损伤阴部动脉和神经。

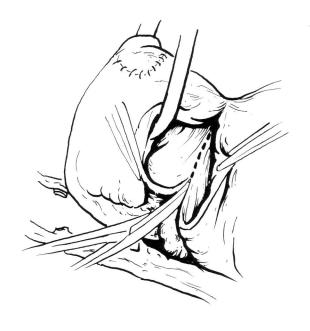

图 5-7-17

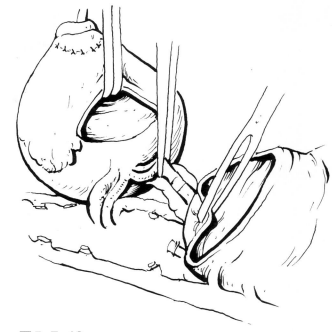

图 5-7-18

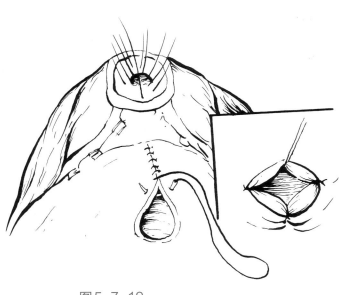

图 5-7-19

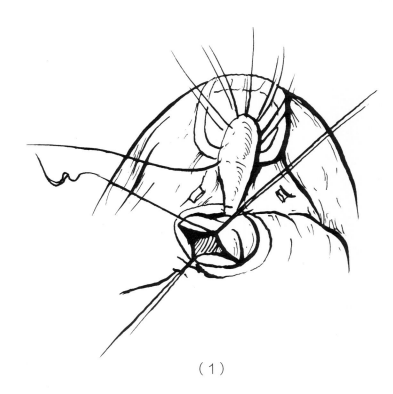

（1）

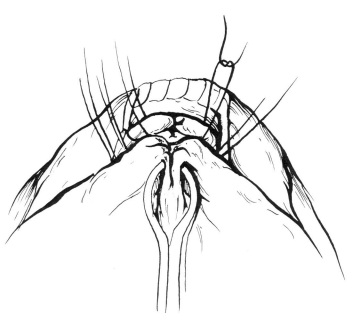

图 5-7-21

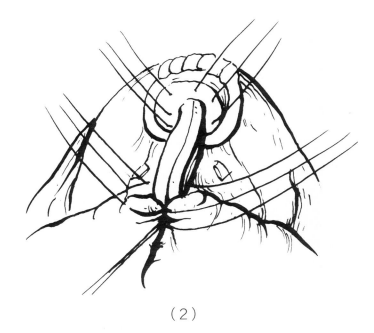

（2）

图 5-7-20

❷ 前列腺尖部的分离是术中最复杂和最重要的步骤。由于尖部是阳性切缘最常见的部位，因此必须小心分离尖部周围的横纹括约肌和背静脉，避免剪破尖部。

❸ 开放手术所提供的触觉非常重要。如果在盆侧筋膜内触及硬结，则需广泛切除该侧神经血管束。虽然未触及硬结，但用直角钳轻轻游离时发现神经血管束固定在前列腺上，则不应保留该侧神经血管束。

❹ 盆腔神经丛位于精囊的外侧，为了避免损伤盆腔神经丛，在游离精囊特别是其外侧时应十分小心。

❺ 保留副阴部动脉　保留神经的耻骨后根治性前列腺切除术后，造成患者勃起功能障碍的因素之一就是阴茎的动脉血供不足，而副阴部动脉损伤是阴茎血供不足的原因之一。研究表明，4%的男性存在粗而可见的副阴部动脉，其走行于前列腺前外侧表面。切断耻骨前列腺韧带（副阴部动脉位于此韧带下方）后，提起该动脉，用剪刀和直角钳将该动脉从包被它的筋膜中游离出来，向远侧游离的范围应超过背静脉复合体将被切断处。

术后处理

❶ 术后第1天即可下床活动。

❷ 手术当晚使用镇痛泵静脉注射吗啡控制疼痛。术后第1天将镇痛药物更换为酮咯酸氨丁三醇、塞来昔布等。这种镇痛药物的联合使用可减少术后肠梗阻的发生。

❸ 术后第1天可进清淡流食。

❹ 引流管24小时引流量连续3天小于25ml时可拔除。

❺ 术后9~14天可拔除导尿管。

二　经会阴途径根治性前列腺切除术

适应证

❶ 临床分期　①肿瘤分期T_1~T_{2c}，推荐行根治性手术。②目前认为根治性手术在T_{3a}期前列腺癌患者的治疗中占据重要地位。部分患者术后证实为pT_2期而获得治愈机会；对于术后证实为pT_3期的患者可根据情况行辅助内分泌治疗或辅助放疗，亦可取得良好的治疗效果。③T_{3b}~T_4期患者经严格筛选后（如肿瘤未侵犯尿道括约肌或未与盆壁固定，肿瘤体积相对较小）可行根治性手术并辅以综合治疗。④目前有学者主张对N_1期患者行根治术，术后给予辅助治疗，可使患者生存受益。

❷ 预期寿命≥10年。

❸ 身体状况良好，没有严重的心肺疾病。

❹ 对于PSA>20ng/ml或Gleason评分≥8的局限性前列腺癌患者符合上述分期和预期寿命条件的，根治术后可给予其他辅助治疗。

❺ 保留神经的适应证　术前有勃起功能；低危前列腺癌；T_{2a}~T_{3a}期部分患者术中可选择保留单侧神经。

⑥ 既往行肾移植手术或疝气手术植入人工补片而有继发性炎症或过度肥胖的患者，不方便行经耻骨后途经根治性前列腺切除术，尤其适用经会阴前列腺切除术。

禁 忌 证

❶ 患有显著增加手术危险性的疾病，如严重的心血管疾病、肺功能不良等。

❷ 患有严重出血倾向或血液凝固性疾病。

❸ 骨转移或其他远处转移。

❹ 预期寿命不足10年。

❺ 保留神经的禁忌证　术中发现肿瘤可能侵及神经血管束。

❻ 严重髋关节、脊柱强直或髋关节置换后关节不稳定的患者不能耐受术中过度的截石位。

术前准备

❶ 手术应在前列腺穿刺活检后6~8周或经尿道前列腺切除术后12周进行，使前列腺周围的炎症粘连或血肿消退，前列腺和周围组织之间的解剖关系恢复到接近正常的状态，这对保留神经血管束和避免直肠损伤十分重要。

❷ 术前停用可能影响手术的药物，如维生素E、阿司匹林或非甾体抗炎药等。

❸ 术前1天进清流食，术前晚服泻药，术晨灌肠。

❹ 术前30分钟应用抗生素。

❺ 采用预防下肢深静脉血栓的相关措施。

麻　　醉

全麻或椎管内麻醉。

体　　位

过度截石位，使会阴与地面平行或稍微抬高会阴。

手术步骤

ER 5-7-1
腹腔镜前列
腺切除术

❶ 暴露前列腺　将弯型Lowsley牵引器由尿道伸至膀胱，并将其两翼撑开。从右侧坐骨粗隆中点至左侧坐骨粗隆中点做一弯曲切口。切口后延不能超过肛门3点和9点位置。钝性分离双侧坐骨直肠窝至中央腱（图5-7-22），电刀切开中央腱。仔细确认直肠纵向肌纤维，并用湿纱布放在直肠后部代替拉钩向后牵拉，可见直肠尿道肌。用剪刀垂直分离直肠尿道肌至接近前列腺尖部，使得直肠可向背侧游离。然后将Lowsley拉钩稍微拉向前腹壁，用手钝性从头侧将前列腺与直肠分离，至前列腺基底，即膀胱前列腺的交界处。标准情况下，该平面是在Denonvillier's筋膜的前后两层之间（图5-7-23）。

❷ 保留神经　继续向前腹壁牵引拉钩使前列腺暴露于切口之下，用手术刀从暴露的Denonvillier's筋膜前层前列腺膀胱连接处至前列腺尖部的中点处垂直切开。充分游离筋膜和附近的神经，避免在切除前列腺时拉伤或损伤神经束。先触及尿道内的Lowsley牵引器，钳子开口端朝向头侧，在尿道的任一侧用直角钳分离神经血管束。

❸ 用15号手术刀切除Lowsley牵引器上方的尿道后部。用直型Lowsley拉钩代替弯型，并将其两翼垂直撑开。轻柔地牵拉Lowsley牵引器，切断残余尿道膜部与前列腺尖部，钝性或锐性游离前列腺的前部至膀胱颈。将垂直固定的自动牵引器的各叶分别放在切口的3点、9点、12点的位置。从前列腺尖部分离至膀胱颈。在Lowsley牵引器的指引下切除

前列腺。为更好地暴露前列腺的前部，需找到耻骨前列腺韧带并将其剪断（图5-7-24）。

❹ 通过Lowsley牵引器的两翼可以触及前列腺基底与膀胱颈的结合处。进一步钝性或锐性游离该结合处，同时保护好膀胱颈。手术刀从膀胱前部插入，将Lowsley牵引器从尿道中抽出，同时将一长直角钳由前列腺尿道至膀胱颈逆行穿过。把14Fr红橡胶尿管穿过前列腺尿道，用Kelly钳夹住尿管两端，用尿管牵拉前列腺（图5-7-25），绕前列腺基底部环形游离膀胱颈（图5-7-26）。

❺ 游离前列腺基底的侧方粘连和血管蒂，用直角钳挑起后切断，3-0号可吸收线结扎。紧贴前列腺切开侧蒂，注意不要残留外科包膜，以保护神经血管束。该步骤避免使用电刀。

❻ 继续在膀胱颈后方完全游离前列腺，用力牵引整个前列腺将其暴露在切口下，在膀胱三角处用一个阑尾拉钩，暴露输精管和精囊。直角钳钝性分离两侧输精管，电刀切断。同法分离两侧的精囊，3-0可吸收线结扎膀胱上动脉。完整取出切除标本送病理检验（图5-7-27）。

❼ 尿道膀胱吻合确认输尿管口。将一红橡胶尿管插入尿道并从残端引出以便吻合。用3-0缝线从膀胱颈前部12点位置外进里出，从尿道膜部相应位置穿出并打结。助手将红尿管拉向对侧，术者用同样的方法缝合2点和10点位置（图5-7-28）。用2-0可吸收线重建膀胱颈后部（图5-7-29）。取出红尿管，将22Fr硅胶Foley尿管逆行插入膀胱。向5ml的气囊中注入15ml生理盐水。分别在4点、6点、8点位置缝合打结，完成吻合（图5-7-30）。

❽ 最后再次检查有无出血及直肠的损伤。在膀胱尿道吻合口处放置一烟卷式引流条。2-0号可吸收线缝合肛提肌，防止缝上神经血管束及烟卷引流条。会阴中央腱和Colles筋膜分别用2-0号可吸收线固定，因距离直肠前壁很近，所以必须注意紧贴并表浅缝合，关闭切口。

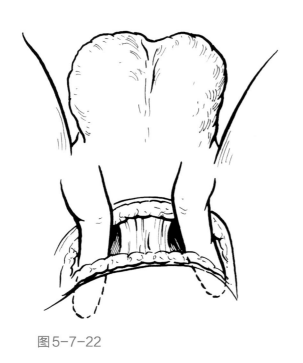

图5-7-22

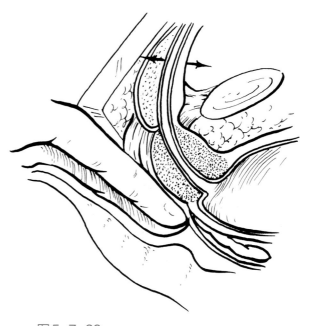

图5-7-23

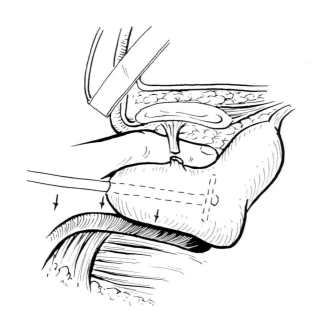

图 5-7-24

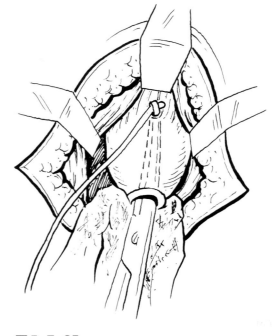

图 5-7-25

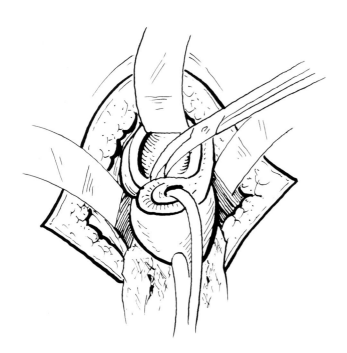

图 5-7-26

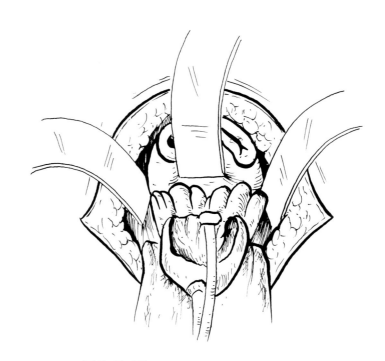

图 5-7-27

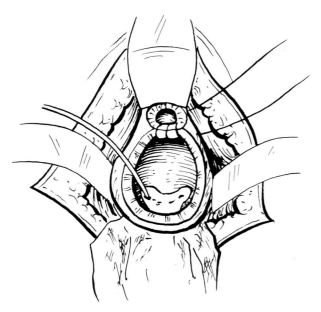

图 5-7-28

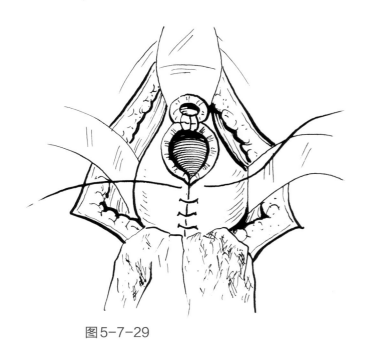

图 5-7-29

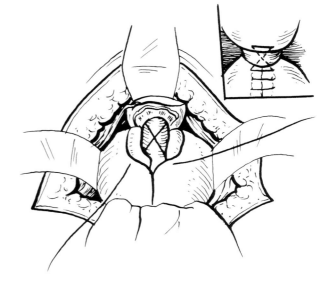

图 5-7-30

术中要点　　　❶　用剪刀垂直分离直肠尿道肌至接近前列腺尖部，使得直肠可向背侧游离；该步骤需要注意防止损伤直肠。

❷　因为神经血管束在位于前列腺后外侧底部的 Denonvillier's 筋膜两层之间，需用拉钩将切口拉向外侧并轻柔地分离，同时避免使用电凝。

❸　吻合膀胱及尿道时，需确认输尿管口，防止其被损伤。另外，有时需要用可吸收线重建膀胱颈后部。

术后处理　　　❶　术后第 1 天下床活动。

❷　手术当天给予流食，根据患者恢复情况逐渐过渡至普食。

❸　预防下肢深静脉血栓的相关措施。

❹　直肠内禁止使用仪器或给药刺激。

❺　可口服止痛药及缓泻剂。

❻　烟卷引流条术后第 1 天拔除，导尿管在术后 2~3 周取出。

第六章
女性尿道手术

扫描二维码，
观看本书所有
手术视频

第一节　尿道阴道瘘修补术

适 应 证　　尿道阴道瘘，瘘口较小，位于尿道远端和中段。

禁 忌 证
1. 外阴和阴道炎。
2. 阴道溃疡未愈合。
3. 严重凝血功能障碍。
4. 严重心、肺、脑等脏器疾病，不能耐受麻醉与手术者。

术前准备
1. 由漏尿导致的皮炎以及外阴湿疹的患者需先行治疗之后再手术。
2. 绝经后患者围手术期通过局部雌激素治疗，可改善阴道壁血供，利于愈合。
3. 阴道局部清洗，术前灌肠。
4. 进行膀胱镜和CTU检查排除膀胱阴道瘘和输尿管阴道瘘。
5. 控制尿路感染。

麻　　醉　　椎管内麻醉或全麻。

体　　位　　截石位。

手术步骤
1. 用缝线或拉钩牵开小阴唇显露瘘口，进行尿道膀胱镜检查确定瘘口位置，留置尿管，阴道后壁用阴道拉钩牵开。
2. 阴道前壁做倒"U"形切口，远端到达瘘孔近端，围绕瘘孔环形切开，可以在瘘道近端缝支持线便于分离（图6-1-1）。用剪刀在阴道壁黏膜下向侧方、远端和近端分离，游离阴道壁瓣（图6-1-2）。
3. 切除瘘道的边缘至正常尿道组织，还可以不切除瘘道，保留环绕瘘口的阴道黏膜，用于关闭尿道，这样有利于在尿道缺损较大的情况下进行无张力缝合。
4. 用4-0可吸收线连续缝合横行关闭尿道缺损，第二层用4-0可吸收线进行垂直褥式缝合，然后用2-0可吸收线连续缝合阴道U形瓣覆盖创面，缝合时注意避免缝合线的重叠（图6-1-3，图6-1-4）。

术中要点
1. 阴道瘢痕狭窄较重时可将其做单侧或双侧切开。
2. 采用锐性分离，尽量避免电凝破坏组织血运，清除感染坏死组织。
3. 伴有严重瘢痕硬化的瘘口，应行脂肪垫移植覆盖缝合口。
4. 利用健康组织做双层无张力缝合，缝合时注意避免缝合线的重叠。

术后处理
1. 保持导尿管通畅，防止堵塞和脱落。
2. 抗生素预防感染。
3. 术后第1天取出填塞阴道的纱布。
4. 术后第10~14天拔除尿管，经膀胱造瘘管行排泄性尿道造影，如排尿满意，无尿外渗，拔除膀胱造瘘管。如有尿外渗，保持膀胱造瘘管开放，2周后再次行排泄性尿道造影。

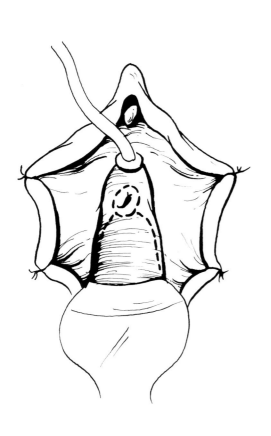

图6-1-1

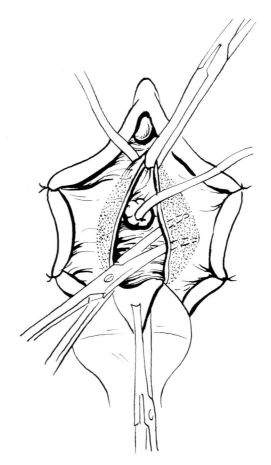

图6-1-2

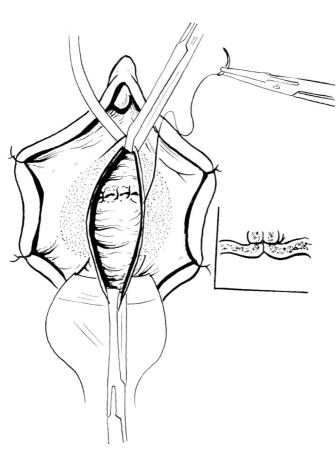

图6-1-3

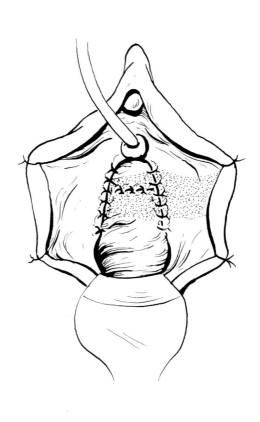

图6-1-4

213

第二节　女性尿道憩室切除术

适 应 证	较大或有症状的尿道憩室。
禁 忌 证	❶ 外阴和阴道炎。
	❷ 阴道溃疡未愈合。
	❸ 严重凝血功能障碍。
	❹ 严重心、肺、脑等脏器疾病，不能耐受麻醉与手术者。
术前准备	❶ 阴道局部清洗。
	❷ 术前灌肠。
	❸ 控制阴道炎症和尿路感染。
麻　　醉	椎管内麻醉或全麻。
体　　位	截石位。
手术步骤	❶ 用缝线或拉钩牵开小阴唇显露尿道憩室，留置尿管，阴道后壁用阴道拉钩牵开。
	❷ 于阴道前壁做倒"U"形或纵行切口，切口顶部在憩室远端，于憩室表面用剪刀锐性分离阴道前壁显露尿道憩室，不能进入尿道周围筋膜（图6-2-1，图6-2-2）。
	❸ 横向或纵向切开并分离尿道周围筋膜，直至充分暴露憩室，将憩室完全分离至其与尿道连接处，提起尿道憩室，切除憩室及其与尿道连接处，避免尿道壁不必要的切除（图6-2-3，图6-2-4）。
	❹ 用4-0可吸收线连续缝合尿道，用3-0可吸收线横向间断缝合尿道周围筋膜，然后用3-0可吸收线间断缝合阴道壁切口（图6-2-5）。
术中要点	❶ 进行锐性分离，避免破坏血运。
	❷ 术中可以通过用手指触摸尿管气囊判断憩室近端和膀胱颈部的关系。
	❸ 避免切除过多的尿道组织。
	❹ 止血确切，防治术后血肿。
术后处理	❶ 保持尿管通畅。
	❷ 抗生素预防感染。
	❸ 术后第1天取出填塞阴道的纱布。
	❹ 术后第7天拔除尿管。

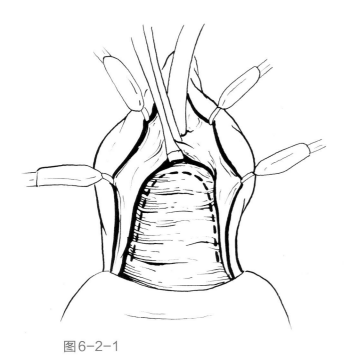

图6-2-1

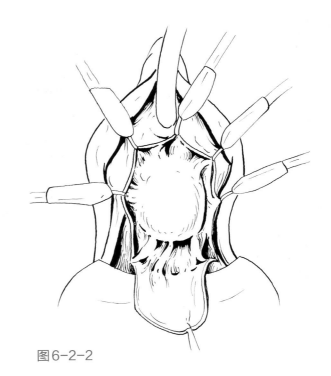

图6-2-2

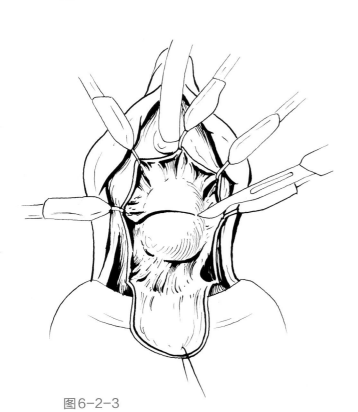

图6-2-3

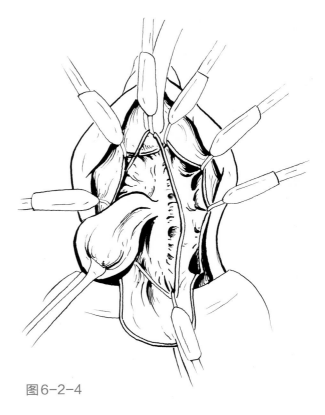

图6-2-4

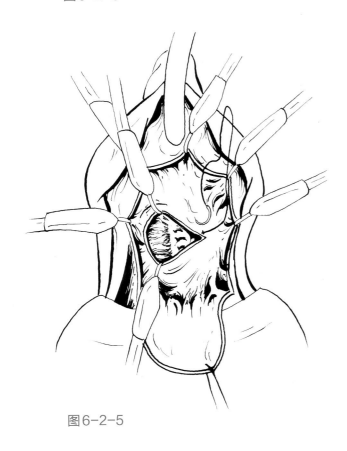

图6-2-5

女性尿道重建术

适 应 证	远端尿道缺损或严重的尿道阴道瘘。
禁 忌 证	❶ 外阴和阴道炎。
	❷ 阴道溃疡未愈合。
	❸ 严重凝血功能障碍。
	❹ 严重心、肺、脑等脏器疾病，不能耐受麻醉与手术者。
	❺ 未控制的尿路感染。
术前准备	❶ 阴道局部清洗。
	❷ 术前灌肠。
	❸ 控制阴道炎症和尿路感染。
麻 醉	椎管内麻醉或全麻。
体 位	截石位。
手术步骤	❶ 用缝线或拉钩牵开小阴唇显露阴道前壁，留置24Fr尿管，阴道后壁用阴道拉钩牵开，在尿道外口近端的阴道壁做一个"U"形切口，于阴道黏膜下方分离，两侧的阴道壁瓣宽度应该足以缝合后形成新尿道（图6-3-1）。
	❷ 将尿道外口下方的两侧阴道壁瓣在尿管表面用3-0可吸收线间断缝合，然后用3-0可吸收线间断缝合黏膜下结缔组织覆盖第一层缝线，可以用球海绵体肌瓣加固覆盖缝线（图6-3-2）。
	❸ 在切口的近端做一个倒"U"形切口，在黏膜下分离做另一个阴道壁瓣，向前用3-0可吸收线间断缝合覆盖新尿道（图6-3-3）。
术中要点	❶ 进行锐性分离，避免破坏血运。
	❷ 充分游离阴道壁瓣，进行无张力缝合。
	❸ 将尿管固定在腹壁，避免对手术部位的压迫。
术后处理	❶ 保持尿管通畅。
	❷ 抗生素预防感染。
	❸ 术后第1天取出填塞阴道的纱布。
	❹ 术后第7天拔除尿管。

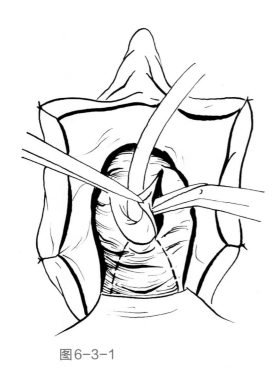

图6-3-1

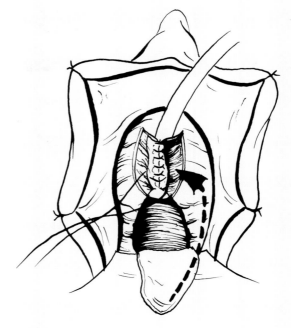

图6-3-2

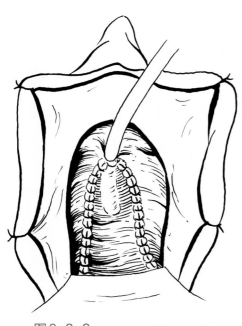

图6-3-3

尿道脱垂/肉阜切除术

适 应 证	❶ 尿道黏膜明显脱垂，保守治疗无效，特别是嵌顿性脱垂者。
	❷ 尿道肉阜较大、出血、可疑恶变。
禁 忌 证	❶ 严重凝血功能障碍。
	❷ 严重心、肺、脑等脏器疾病，不能耐受麻醉与手术者。
	❸ 未控制的尿路感染。
术前准备	❶ 阴道局部清洗。
	❷ 控制阴道炎症和尿路感染。
麻 醉	椎管内麻醉或全麻。
体 位	截石位。
手术步骤	❶ 用缝线或拉钩牵开小阴唇显露阴道前壁，阴道后壁用阴道拉钩牵开。
	❷ 于尿道外口边缘的3点、6点、9点处缝支持线，沿尿道外口下缘的3点至9点切开尿道黏膜，然后用电刀在黏膜下层之间切开，将病变处的黏膜牵出（图6-4-1，图6-4-2）。
	❸ 用4-0可吸收线于病变段近端的尿道黏膜处将其与尿道外口间断缝合一针，然后逐步切断和缝合病变近端的尿道黏膜和尿道外口，将病变切除并形成新的尿道外口，留置尿管（图6-4-3）。
	❹ 对于尿道黏膜脱垂，留置尿管后沿脱垂的黏膜环形切开，显露正常的尿道黏膜和尿道外口，用3-0或4-0可吸收线间断缝合尿道黏膜和尿道外口边缘（图6-4-4）。
术中要点	❶ 对于尿道肉阜，切开尿道黏膜前可先留置尿管，便于显露和切除尿道后壁的黏膜和病变。
	❷ 尿道黏膜需要缝合确切，以防术后出血。
术后处理	❶ 保持尿管通畅。
	❷ 抗生素预防感染。
	❸ 术后第1天取出填塞阴道的纱布。
	❹ 术后第7天拔除尿管。

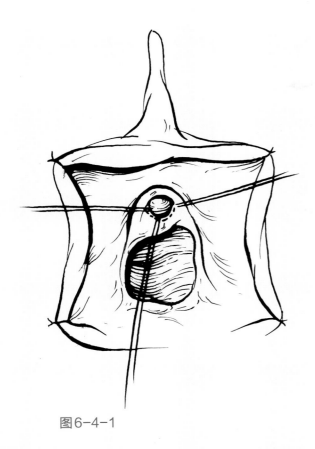

图6-4-1

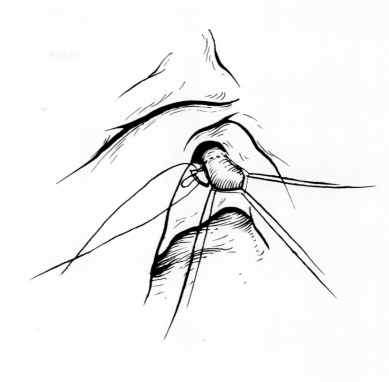

图6-4-2

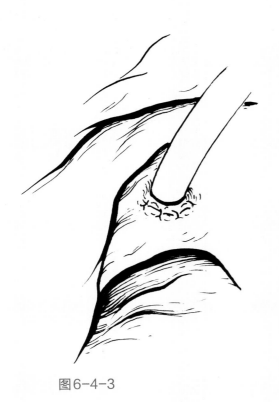

图6-4-3

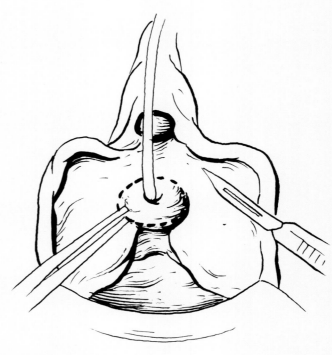

图6-4-4

第七章
男性尿道手术

扫描二维码，
观看本书所有
手术视频

第一节　　舟状窝重建术

<table>
<tr><td>适 应 证</td><td colspan="2">舟状窝和尿道外口狭窄。</td></tr>
<tr><td>禁 忌 证</td><td>❶</td><td>尿路感染。</td></tr>
<tr><td></td><td>❷</td><td>严重凝血功能障碍。</td></tr>
<tr><td></td><td>❸</td><td>严重心、肺、脑等脏器疾病，不能耐受麻醉与手术者。</td></tr>
<tr><td>术前准备</td><td>❶</td><td>局部清洗。</td></tr>
<tr><td></td><td>❷</td><td>控制尿路感染。</td></tr>
<tr><td>麻 醉</td><td colspan="2">椎管内麻醉或全麻。</td></tr>
<tr><td>体 位</td><td colspan="2">仰卧位。</td></tr>
<tr><td>手术步骤</td><td>❶</td><td>于阴茎头缝支持线，切开狭窄的尿道外口，近端至正常的尿道，做一个阴茎腹侧皮肤的横切口，形成一个包皮瓣，切口长度大约为阴茎腹侧的一半（图7-1-1）。</td></tr>
<tr><td></td><td>❷</td><td>于阴茎海绵体表面分离阴茎头至海绵体前端，于阴茎海绵体表面分离腹侧的皮肤，直到阴茎阴囊连接处，使皮瓣有足够的活动度，翻转岛状皮瓣，转移到狭窄段切开处（图7-1-2）。</td></tr>
<tr><td></td><td>❸</td><td>岛状皮瓣与切开的尿道边缘用5-0可吸收线间断缝合，相当于一个宽敞的舟状窝（图7-1-3）。</td></tr>
<tr><td></td><td>❹</td><td>4-0可吸收线间断缝合阴茎头，缝合阴茎腹侧的皮肤切口（图7-1-4）。</td></tr>
<tr><td>术后处理</td><td>❶</td><td>保持导尿管通畅，防止堵塞和脱落。</td></tr>
<tr><td></td><td>❷</td><td>抗生素预防感染。</td></tr>
<tr><td></td><td>❸</td><td>术后两周拔除尿管，可能出现再狭窄，应定期行尿道扩张。</td></tr>
</table>

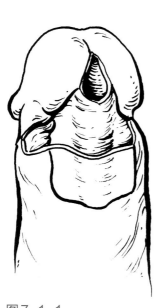

图7-1-1

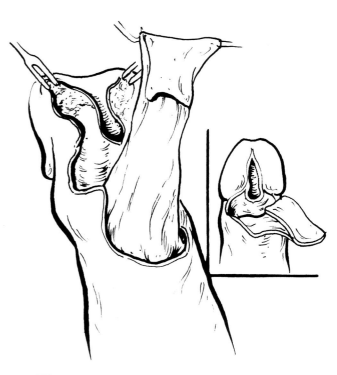

图7-1-2

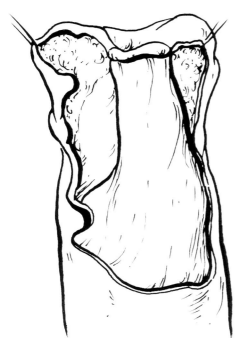

图 7-1-3

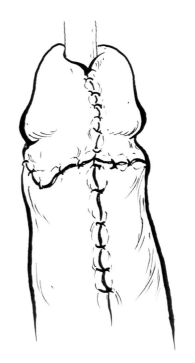

图 7-1-4

第二节　阴茎部尿道狭窄重建术

适 应 证　阴茎部尿道狭窄。

禁 忌 证　❶ 尿路感染。

❷ 严重凝血功能障碍。

❸ 严重心、肺、脑等脏器疾病，不能耐受麻醉与手术者。

❹ 阴茎皮肤紧张，不能用于皮瓣成形。

术前准备　❶ 术区备皮，局部清洗。

❷ 控制尿路感染。

麻　　醉　椎管内麻醉或全麻。

体　　位　仰卧位。

手术步骤　❶ 带蒂纵行阴茎皮瓣尿道成形术

（1）于阴茎头缝支持线牵拉阴茎，于阴茎腹侧尿道狭窄段侧方做纵行切口，平行于狭窄段尿道，深达海绵体，向对侧分离跨过尿道，在皮肤切口的对侧分离阴茎海绵体和尿道海绵体间隙，于尿道侧方纵行切开尿道狭窄段，两端达正常尿道（图7-2-1，图7-2-2）。

（2）测量尿道缺损部位的长度和宽度，标记皮瓣的范围，皮瓣为近似六边形，切口对侧的皮瓣切口较浅，不能穿透蒂部，使皮瓣能够翻转进行无张力吻合（图7-2-3，图7-2-4）。

（3）用5-0可吸收线将皮瓣边缘与狭窄段尿道边缘连续缝合，一侧缝合结束后留置16Fr尿管，将皮瓣翻转覆盖尿管，继续用5-0可吸收线将剩余的皮瓣边缘与狭窄段尿道边缘进行缝合，完成尿道重建，5-0可吸收线连续缝合皮下组织覆盖重建的尿道，间断缝合阴茎皮肤（图7-2-5，图7-2-6）。

❷ 口腔黏膜尿道重建术

（1）于阴茎头缝支持线牵拉阴茎，于冠状沟下方做阴茎皮肤环形切口，深达阴茎筋膜，将阴茎皮肤向下分离至尿道狭窄段近端，确定狭窄段远

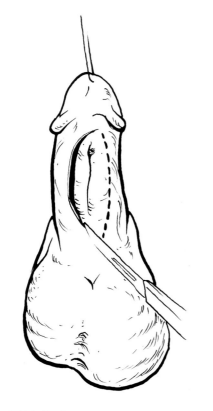

图7-2-1

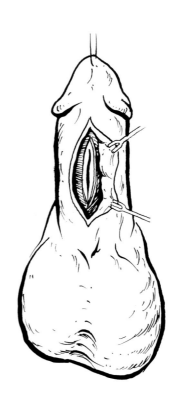

图7-2-2

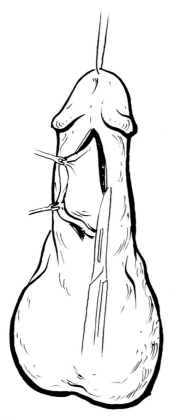

图7-2-3

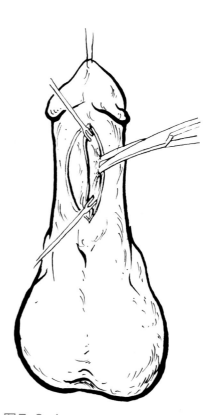

图7-2-4

端，将狭窄段尿道从阴茎海绵体分离，将其翻转（图7-2-7）。

（2）于狭窄段尿道12点处缝支持线，纵行切开狭窄段尿道至正常黏膜处，取口腔黏膜，于狭窄段两端用5-0可吸收线将口腔黏膜缝合固定于海绵体白膜，用5-0可吸收线缝合数针，将颊黏膜缝合固定于海绵体中部（图7-2-8，图7-2-9）。

（3）留置16Fr尿管，将尿道切开的边缘与黏膜边缘间断缝合，阴茎皮肤复位，缝合切口（图7-2-10）。

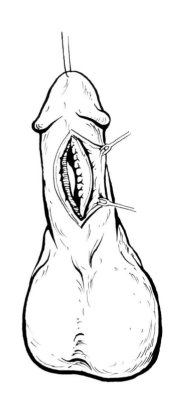

图7-2-5

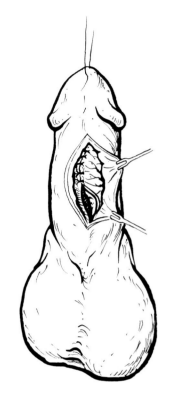

图7-2-6

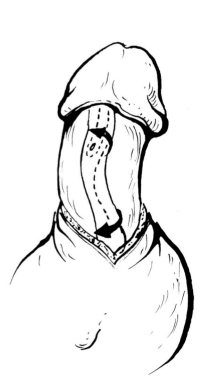

图7-2-7

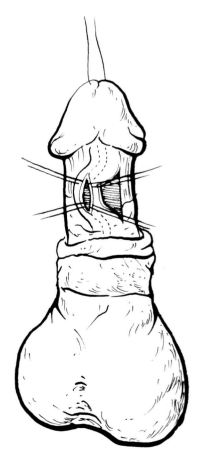

图7-2-8

225

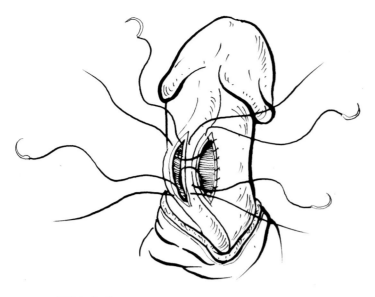

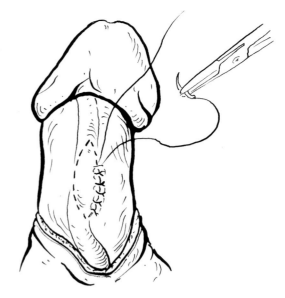

图7-2-9   图7-2-10

术中要点	❶ 彻底切除瘢痕狭窄段，以保证吻合口组织健康，血运良好。
	❷ 避免损伤皮瓣的血运，可以在皮瓣的连续缝合结束后间断缝合数针加固。
	❸ 皮瓣宽度一般为2~2.5cm，如手术结束后阴茎皮肤紧张，可以在阴茎背侧皮肤纵行切开减张。
	❹ 取颊黏膜时需要避免损伤腮腺导管开口。
	❺ 阴茎加压包扎1天，避免术后阴茎血肿。
术后处理	❶ 保持导尿管通畅，防止堵塞和脱落。
	❷ 抗生素预防感染。
	❸ 术后2周拔除尿管，如有再狭窄，应定期行尿道扩张。

第三节　球部尿道狭窄重建术

适 应 证	球部尿道狭窄。
禁 忌 证	❶ 尿路感染。
	❷ 严重凝血功能障碍。
	❸ 严重心、肺、脑等脏器疾病，不能耐受麻醉与手术者。
	❹ 阴茎皮肤紧张，不能用于皮瓣成形。
术前准备	❶ 术区备皮，局部清洗。
	❷ 控制尿路感染。
麻　　醉	椎管内麻醉或全麻。
体　　位	截石位。

手术步骤   ❶ 尿道吻合术

（1）适用于狭窄段长度在2cm以内者，取会阴部正中切口或者倒"Y"形切口，切开球海绵体肌，将其与尿道锐性分离，游离球部尿道，确定尿道狭窄段远端（图7-3-1）。

（2）于狭窄段切断尿道，尿道断端缝支持线，切开尿道狭窄段至正常处，切除尿道狭窄段，从尿道背侧开始用4-0可吸收线间断缝合尿道断端全层，吻合尿道，留置16Fr或18Fr尿管，间断缝合球海绵体肌，关闭切口（图7-3-2，图7-3-3）。

❷ 腹侧补片法尿道成形术

（1）适用于狭窄段长度在2cm以上者，取会阴部正中切口或者倒"Y"形切口，切开球海绵体肌，将其与尿道锐性分离，游离球部尿道，确定尿道狭窄段远端，于尿道腹侧正中线切开狭窄段，远端和近端至正常尿道（图7-3-4）。

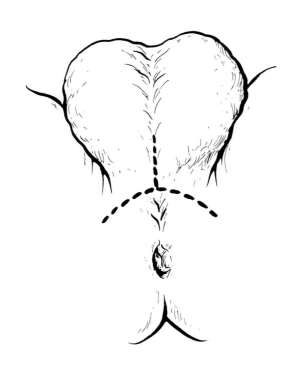

图7-3-1

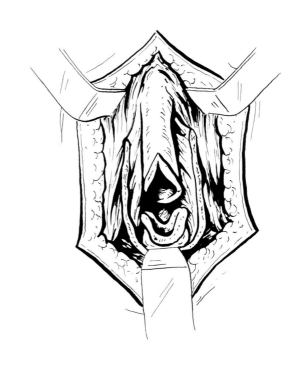

图7-3-2

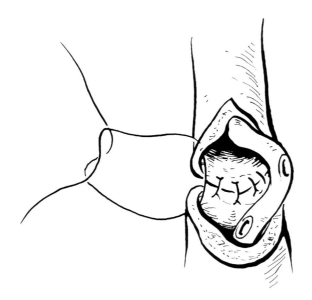

图7-3-3

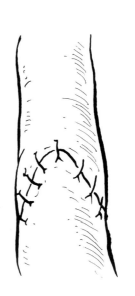

227

（2）测量尿道缺损处的长度和宽度，将黏膜补片的两端用5-0可吸收线与尿道缺损处的远端和近端缝合，然后做一侧尿道黏膜边缘与补片边缘的连续缝合，留置16Fr尿管，连续缝合另外一侧的尿道黏膜和补片边缘（图7-3-5）。

（3）4-0可吸收线近端缝合尿道海绵体覆盖补片，近端缝合球海绵体肌，关闭切口（图7-3-6）。

❸ 背侧补片法尿道成形术　参考第二节"口腔黏膜尿道重建术"。

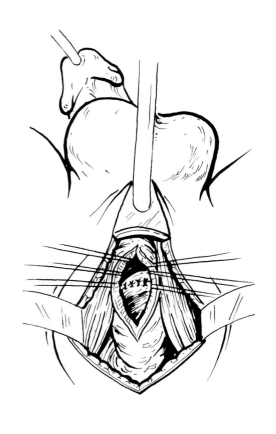

图7-3-4

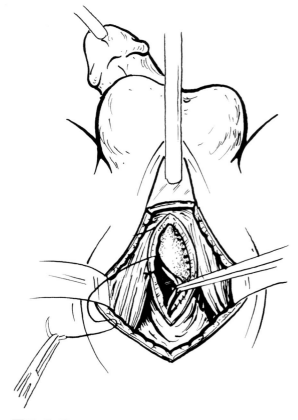

图7-3-5

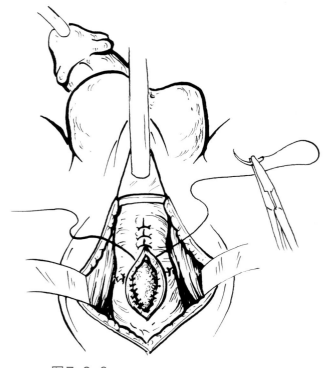

图7-3-6

术中要点	❶ 彻底切除瘢痕狭窄段，以保证吻合口组织健康，血运良好。
	❷ 游离尿道时避免海绵体白膜损伤导致出血。
	❸ 注意尿道无张力吻合。
	❹ 取颊黏膜时需要避免损伤腮腺导管开口。
术后处理	❶ 保持导尿管通畅，防止堵塞和脱落。
	❷ 抗生素预防感染。
	❸ 术后3周拔除尿管，如有再狭窄，应定期行尿道扩张。

第四节 骨盆骨折尿道分离缺损重建术

适 应 证	骨盆骨折后尿道损伤。
禁 忌 证	❶ 尿路感染。
	❷ 严重凝血功能障碍。
	❸ 严重心、肺、脑等脏器疾病，不能耐受麻醉与手术者。
术前准备	❶ 术区备皮，局部清洗。
	❷ 控制尿路感染。
麻　　醉	椎管内麻醉或全麻。
体　　位	截石位。

经会阴途径手术

【手术步骤】

（1）经会阴部纵行或者倒"Y"形切口（图7-4-1），切开球海绵体肌，暴露球部尿道，分离尿道球部与阴茎海绵体之间的间隙，在其深面将球部尿道游离并用吊带提起，充分游离球部尿道，确定尿道狭窄部位，在狭窄或闭锁部位离断（图7-4-2）。

（2）通过耻骨上膀胱造口将尿道探杆经膀胱颈置入前列腺部尿道，在探杆尖端切开瘢痕组织，完全切除瘢痕组织，如有假道，可行膀胱尿道镜检查以防误入。切除尿道远端的瘢痕组织，游离至阴茎悬韧带水平，尿道两断端应该能够顺利通过24Fr探杆，剖开远端尿道腹侧断端0.5cm（图7-4-3）。

（3）如果尿道缺损较长，可以切开阴茎海绵体中隔至耻骨表面。如果仍存在张力，可楔形切除耻骨下缘1.5~2.0cm，可进一步缩短吻合距离。若仍然无法吻合，则先在阴茎海绵体周围、软组织中建立一条通道，随后将尿道从阴茎海绵体一侧绕过，走行于阴茎海绵体下缘，通过耻骨下缘建立的楔形空间与后尿道进行无张力吻合，这三种方法能够分别缩短吻合距离1~2cm（图7-4-4~图7-4-6）。

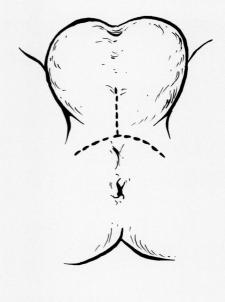

图7-4-1

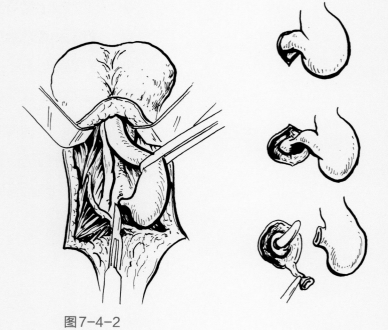

图7-4-2

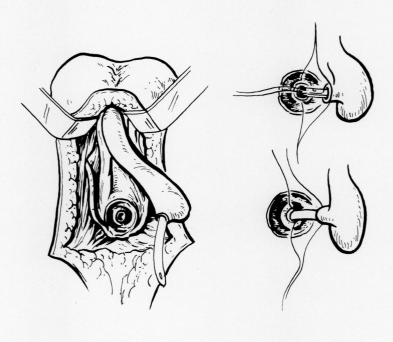

图7-4-3

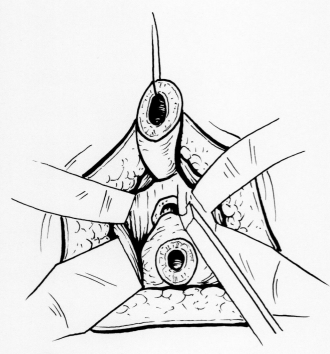

图7-4-4

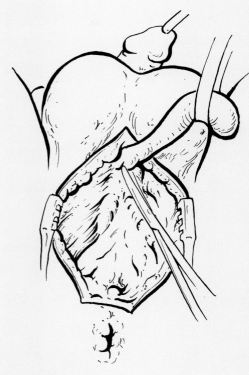

图7-4-5

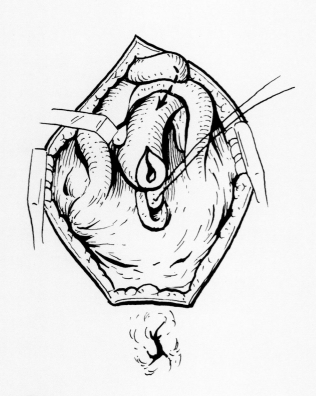

图7-4-6

（4）用3-0可吸收线间断缝合两断端6~8针，经尿道插入18Fr三腔尿管进入膀胱后缝线打结，间断缝合球海绵体肌，关闭切口，留置膀胱造瘘管。

【术中要点】　　（1）彻底切除尿道周围瘢痕组织。

（2）避免直肠前壁的损伤。

（3）进行无张力吻合，打结时避免缝线缠绕和误剪。

（4）如有骨片阻碍吻合，须将其切除。

（5）注意避免将假道误判为近端尿道。

经耻骨联合尿道成形术

主要用于后尿道狭窄段长、经会阴手术失败、需要切除尿道周围瘘道和空腔者。

【手术步骤】　　（1）下腹正中切口，并向阴茎根部两侧延伸2~3cm，会阴部切口同经会阴后尿道吻合术。

（2）经腹部切口进入膀胱前间隙，切断阴茎悬韧带，显露耻骨联合前面，分离至前列腺（图7-4-7）。

（3）沿预计切除线剥离耻骨联合骨膜，两侧分别游离4cm，用线锯锯断耻骨，断端用骨蜡封闭止血（图7-4-8）。

（4）用尿道探杆从膀胱进入前列腺部尿道，明确狭窄处尿道的近端，自尿道外口插入尿道探杆至狭窄的远端、瘢痕组织与狭窄段尿道，显露出正常的尿道两侧断端。

（5）用3-0或4-0可吸收线在无张力下行后尿道端端吻合，置入18Fr尿管（图7-4-9）。如切除的狭窄段较长，吻合时有张力，可切开阴茎海绵体中隔。

（6）留置膀胱造瘘管，放置引流条，关闭切口。

【术中要点】　　（1）避免损伤支配海绵体的神经。

（2）耻骨后间隙有大量瘢痕组织，应紧贴耻骨骨膜分离，防止耻骨后静脉丛损伤出血。

（3）成人一般切除上宽4cm、下宽3cm的耻骨，儿童耻骨联合为软骨组织，可将其切开而不必大块切除。

（4）尽量减少对尿道近端的分离，减少对括约肌的损伤。

术后处理　　❶　保持尿管和膀胱造瘘管通畅，防止堵塞和脱落。

❷　抗生素预防感染。

❸　术后3周拔除尿管。

❹　根据排尿情况拔除膀胱造瘘管。

231

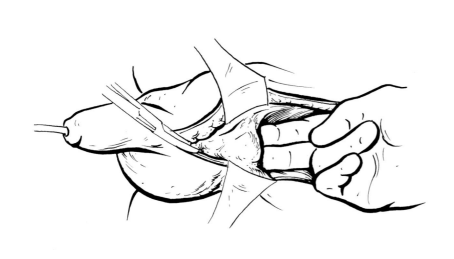

图7-4-7

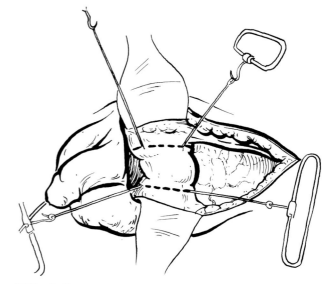

图7-4-8

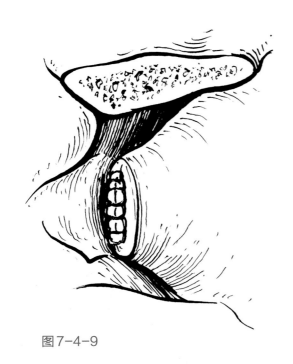

图7-4-9

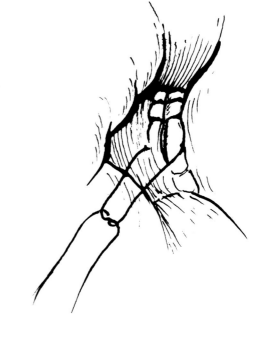

第五节　　男性尿道直肠瘘手术

适 应 证		单纯性尿道直肠瘘。
禁 忌 证	❶	尿路感染。
	❷	严重凝血功能障碍。
	❸	严重心、肺、脑等脏器疾病，不能耐受麻醉与手术者。
术前准备	❶	术区备皮，局部清洗。
	❷	控制尿路感染。
	❸	直肠残端清洁、冲洗。
麻 醉		椎管内麻醉或全麻。

体 位	截石位后改为俯卧折刀位。

手术步骤　❶ 进行膀胱镜检查，置入一导管或导丝通过瘘口。

❷ 患者俯卧折刀位，由尾骨尖端至肛门边缘做一纵行切口，锐性切开肛门括约肌（图7-5-1）。

❸ 从后面切开直肠和肛管，观察直肠前壁，找到瘘口（图7-5-2）。

❹ 直视下锐性分离和切除瘘道，直到看到术前留置的尿管。

❺ 将尿道从直肠壁分离，用3-0可吸收线缝合尿道，然后用3-0可吸收线两层间断缝合关闭直肠瘘口，用2-0可吸收线连续缝合直肠后壁切口，分层缝合关闭肛门括约肌（图7-5-3，图7-5-4）。

术中要点　❶ 肛门括约肌切开时应逐层标记各层括约肌，最后分别吻合，可有效避免肛门失禁的发生。

❷ 术中注意保护直肠后外侧神经丛、盆侧神经丛以及直肠周围间隙。

术后处理　❶ 抗生素预防感染。

❷ 留置尿管3周，在尿道造影提示无对比剂泄漏时拔除。

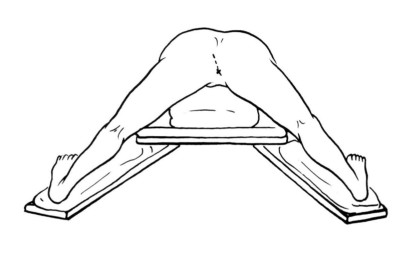

图7-5-1

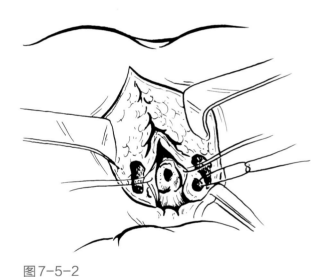

图7-5-2

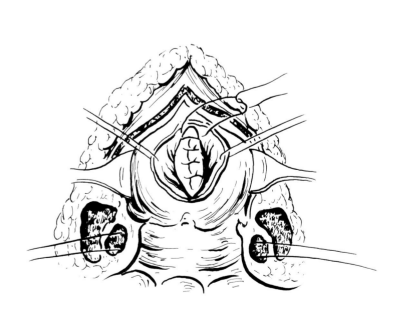

图7-5-3

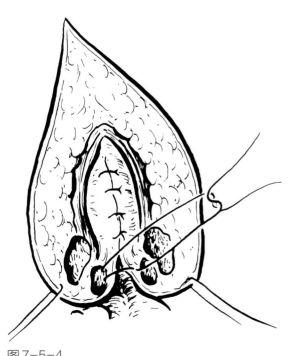

图7-5-4

233

适 应 证	较短的尿道狭窄，局部尿道瘢痕不严重者适合尿道内切开术。

禁 忌 证

❶ 尿道狭窄合并尿道感染、尿道周围脓肿或尿道瘘。

❷ 尿道闭锁、多处狭窄或伴有假道是相对禁忌证。

❸ 尿路感染。

❹ 严重凝血功能障碍。

❺ 严重心、肺、脑等脏器疾病，不能耐受麻醉与手术者。

术前准备

❶ 控制尿路感染。

❷ 尿道造影和尿道镜检查明确尿道狭窄的部位、长度和严重程度。

❸ 尿道严重狭窄、不能排尿者可先行膀胱穿刺造瘘术。

麻 醉

椎管内麻醉或全麻。

体 位

截石位。

手术步骤

❶ 采用输尿管镜或20Fr尿道内切开镜直视下观察尿道，直到狭窄部位，输尿管镜容易通过狭窄段，如不能通过狭窄段，可置入导丝或输尿管导管进入膀胱，狭窄处难以确定时可经膀胱造瘘管或膀胱穿刺针注入亚甲蓝液，尿道内蓝色液体流出部位即狭窄部（图7-6-1）。

❷ 沿导丝置入尿道扩张球囊（24Fr，15cm）通过狭窄段，球囊注入无菌生理盐水扩张尿道，然后再次用尿道镜观察尿道，如尿道扩张效果不满意，用不同形状的冷刀或者激光纤维由浅入深地逐渐切断狭窄环（图7-6-2，图7-6-3），直到尿道镜可以顺利通过狭窄处进入膀胱（图7-6-4）。

❸ 留置18Fr或20Fr的尿管。

术中要点

❶ 输尿管镜比尿道镜更容易通过狭窄段进入膀胱，方便观察狭窄段尿道。

❷ 使用扩张球囊可以降低手术难度，往往能够避免盲目切开，可减轻对尿道壁的损伤，如扩张效果不理想，可以用冷刀继续切开。

❸ 应该放射状多点切开，球膜部狭窄一般选择12点、6点或加3点和9点处切开，在6点处注意避免损伤直肠，阴茎部尿道狭窄一般不做12点处切开，避免损伤阴茎海绵体。

❹ 需要将瘢痕组织彻底切开至正常黏膜处，更深的切开容易造成尿道穿孔，引起冲洗液外渗和出血。

术后处理

❶ 抗生素预防感染。

❷ 较短的尿道狭窄术后3~5天拔除尿管，狭窄段较长者需留置尿管4~6周。

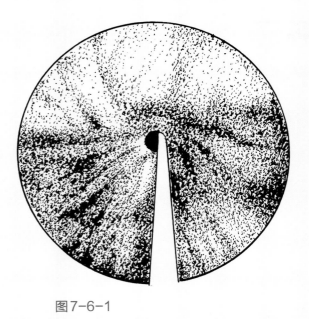

图7-6-1

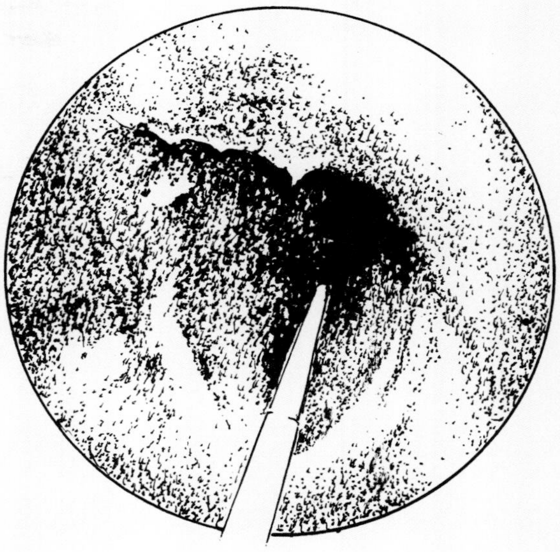

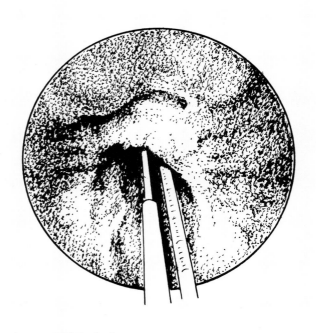

图7-6-3

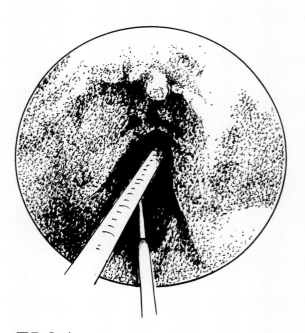

图7-6-2

图7-6-4

第八章
排尿功能障碍手术

扫描二维码，
观看本书所有
手术视频

第一节 自体耻骨阴道悬吊术

适 应 证	❶ 伴或不伴尿道过度活动的、固有括约肌功能不全造成的真性压力性尿失禁。
	❷ 尤其适用于合并尿道憩室或尿道瘘的压力性尿失禁。
	❸ 神经源性膀胱或者因尿管侵蚀造成的尿道破坏。
禁 忌 证	❶ 尿路感染。
	❷ 严重凝血功能障碍。
	❸ 严重心、肺、脑等脏器疾病，不能耐受麻醉与手术者。
术前准备	❶ 局部清洗。
	❷ 控制尿路感染。
麻　　醉	椎管内麻醉或全麻。
体　　位	半截石位。
手术步骤	❶ 于耻骨上3~4cm水平做6~8cm的横切口，于腹直肌前鞘表面分离，切取2cm×8cm的腹直肌前鞘作为吊带，其四角用0号聚丙烯缝线分别做"8"字缝合用于悬吊，置于生理盐水中备用（图8-1-1）。
	❷ 留置尿管排空膀胱，阴道黏膜下注射生理盐水，经阴道正中切口或者倒"U"形切口，显露尿道和膀胱颈部，分离尿道周围筋膜和耻骨宫颈筋膜周围的阴道黏膜，用剪刀在坐骨耻骨支内侧向外上方分离，向同侧肩部方向穿过盆内筋膜，进入耻骨联合下缘，用手指向内钝性分离膀胱颈部和近端尿道（图8-1-2，图8-1-3）。
	❸ 经耻骨上切口在中线旁两侧置入弯钳或Stamey针穿过盆内筋膜，拔除尿管，膀胱镜检查除外膀胱和尿道损伤，将吊带缝线向上拉出腹部切口，用3-0可吸收线间断缝合，将吊带缝合于尿道旁组织，吊带中点位于膀胱颈部和近端尿道水平，3-0可吸收线缝合阴道切口（图8-1-4）。
	❹ 将吊带两端缝线在腹直肌前鞘表面打结，固定于腹直肌前鞘，缝线下方应该可以通过1~2个手指，无张力悬吊尿道，关闭切口，阴道填塞纱布（图8-1-5）。
术中要点	❶ 为避免膀胱和尿道损伤，穿刺前应排空膀胱，可牵拉气囊尿管协助确定膀胱颈部和尿道位置。
	❷ 尿道悬吊的松紧度是保证疗效和防止术后排尿困难的关键，缝线下方应该可以通过1~2个手指。
	❸ 吊带应平整地置于膀胱颈部和近端尿道水平。
术后处理	❶ 抗生素预防感染。
	❷ 术后第1天取出阴道内填塞的纱布，拔除尿管，如不能排尿，应再次留置尿管，7天后拔除，如仍然不能排尿，可行间歇导尿。
	❸ 术后1个月内避免增加腹压的剧烈运动，便秘者对症处理。

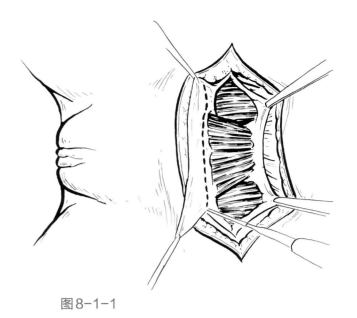

图 8-1-1

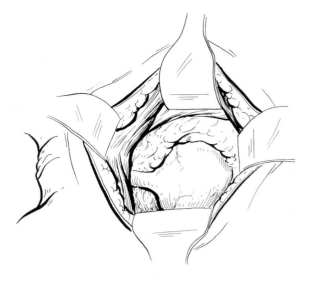

图 8-1-2

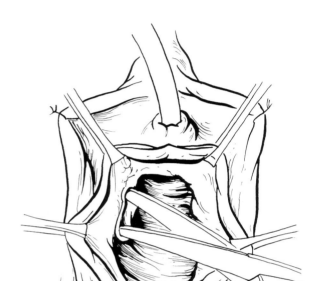

图 8-1-3

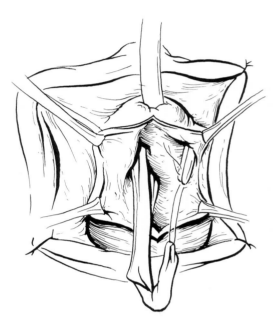

图 8-1-4

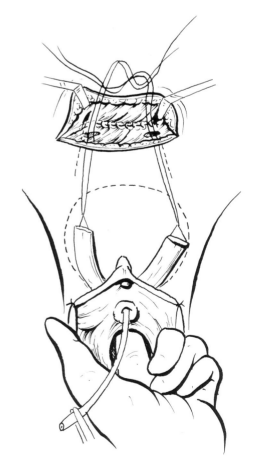

图 8-1-5

第二节　　经耻骨后尿道中段无张力悬吊术

适 应 证　　❶ 尿道过度活动造成的女性压力性尿失禁。

　　　　　　❷ 可用于固有括约肌功能不全的女性压力性尿失禁患者。

禁 忌 证　　❶ 尿路感染。

　　　　　　❷ 严重凝血功能障碍。

　　　　　　❸ 严重心、肺、脑等脏器疾病，不能耐受麻醉与手术者。

　　　　　　❹ 妊娠者、未发育完全者以及预备妊娠者。

术前准备　　❶ 局部清洗。

　　　　　　❷ 控制尿路感染。

　　　　　　❸ 会阴部皮炎和湿疹应予以处理。

麻　　醉　　椎管内麻醉或全麻。

体　　位　　截石位。

手术步骤　　❶ 留置尿管排空膀胱，在耻骨联合上缘正中线两侧约2cm处分别做2个长度为0.5cm的皮肤穿刺切口，在阴道前壁中线距尿道外口下方1cm处做长度为1.5cm的纵行切口，用剪刀在阴道黏膜下方向外分离至耻骨下缘（图8-2-1）。

　　　　　　❷ 可以经下腹部切口分别向耻骨后间隙注射50ml生理盐水分离耻骨后间隙，将带有尿管的尿道牵开器或尿道探杆经尿道插入膀胱，远端向拟穿刺侧偏向大腿内侧，推开尿道，将穿刺针置入阴道切口（图8-2-2）。

　　　　　　❸ 在手指引导下将穿刺针紧靠耻骨联合下缘经尿道旁组织穿过盆内筋膜，向腹壁一侧切口方向推进，直到穿刺针穿出腹壁切口，然后同样方法行对侧穿刺，拔出尿管或探杆，膀胱镜检查除外膀胱和尿道损伤，将穿刺针和吊带末端拉出腹壁切口（图8-2-3～图8-2-6）。

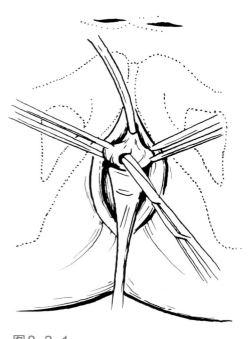

图8-2-1

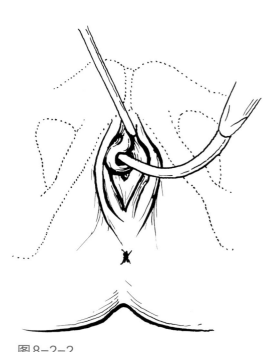

图8-2-2

❹ 在吊带与尿道之间插入一把组织剪，调整吊带张力，使吊带贴近但不压迫尿道，紧贴腹部皮肤剪断吊带，3-0可吸收线缝合阴道和腹壁切口，阴道填塞碘伏纱布（图8-2-7，图8-2-8）。

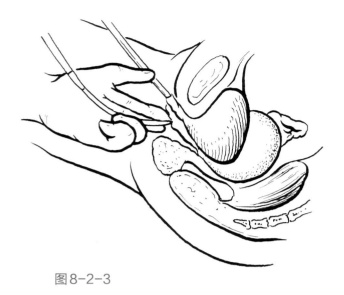

图8-2-3

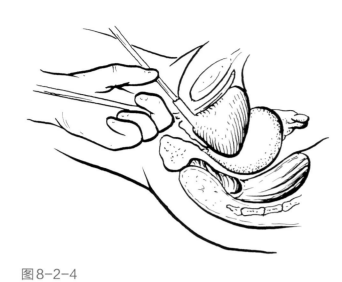

图8-2-4

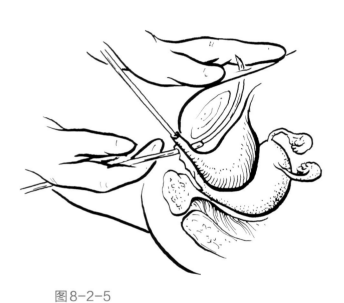

图8-2-5

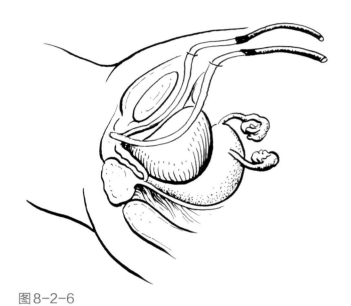

图8-2-6

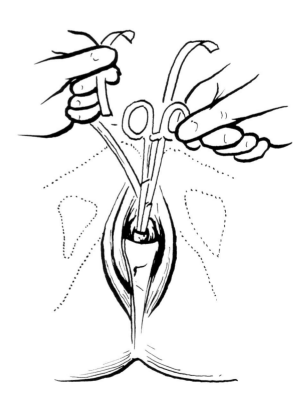

图8-2-7

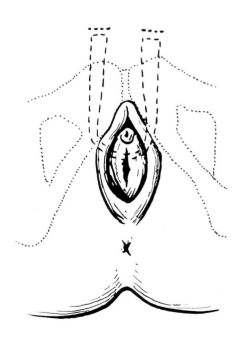

图8-2-8

241

术中要点	❶ 为避免膀胱和尿道损伤，穿刺前应排空膀胱。
	❷ 穿刺时需要用器械将尿道推向穿刺部位的对侧，以免损伤尿道和膀胱。
	❸ 膀胱镜检查时可摆动穿刺针，以观察是否存在膀胱和尿道损伤，如见到膀胱黏膜变薄，甚至隐约看见穿刺针杆，需再次穿刺，以免术后吊带侵蚀暴露于膀胱。
术后处理	❶ 抗生素预防感染。
	❷ 术后第1天取出阴道内填塞的纱布，拔除尿管，如不能排尿，应再次留置尿管，7天后拔除，如仍然不能排尿，可行间歇导尿。
	❸ 术后1个月内避免增加腹压的剧烈运动，便秘者对症处理。

第三节　经闭孔尿道中段无张力悬吊术

适 应 证	❶ 尿道过度活动造成的女性压力性尿失禁。
	❷ 可用于固有括约肌功能不全的女性压力性尿失禁患者。
	❸ 对于肥胖、下腹部疝、有耻骨后区域和膀胱手术史的患者更适合经闭孔尿道中段无张力悬吊术。
禁 忌 证	❶ 尿路感染。
	❷ 严重凝血功能障碍。
	❸ 严重心、肺、脑等脏器疾病，不能耐受麻醉与手术者。
	❹ 妊娠者、未发育完全者以及预备妊娠者。
术前准备	❶ 局部清洗。
	❷ 控制尿路感染。
	❸ 会阴部皮炎和湿疹应予以处理。
麻　　醉	椎管内麻醉或全麻。
体　　位	截石位。
手术步骤	❶ 留置尿管排空膀胱，平尿道外口画1条水平线，距第1条水平线上方2cm处标记第2条水平线，第2条线在股部与大腿皱襞外侧2cm处，为穿刺出针部位（图8-3-1）。
	❷ 在阴道前壁尿道外口下方1cm处做长约1cm的纵行切口，将阴道壁与尿道分开后，持弯剪向耻骨和耻骨降支联合处做钝性分离，分离方向略向上，为45°，到达闭孔膜（图8-3-2）。
	❸ 将导引器插入被分离的路径，不穿破闭孔膜，沿导引器凹槽插入穿刺针，穿破闭孔膜，取出导引器，将穿刺针手柄垂直，紧贴闭孔内缘穿过

闭孔膜，转动手柄，穿刺针从先前确定的皮肤穿出点穿出，拉出吊带支持线，取出穿刺针（图8-3-3，图8-3-4）。

❹ 同样方法做对侧穿刺，确保吊带平放在尿道下，在尿道和吊带中间垫一组织剪，调整吊带张力，贴近皮肤切口处剪去多余吊带，3-0可吸收线缝合阴道壁和皮肤切口，阴道内填塞碘伏纱布（图8-3-5，图8-3-6）。

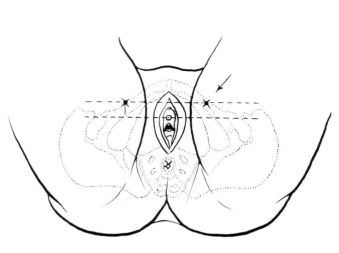

图8-3-1

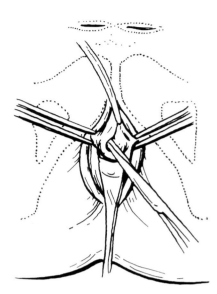

图8-3-2

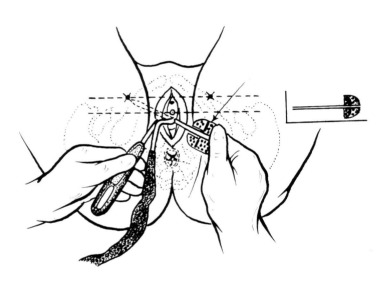

图8-3-3

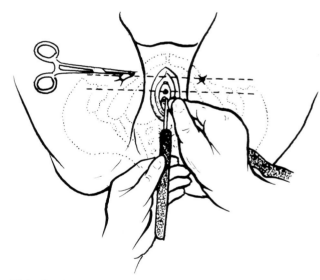

图8-3-4

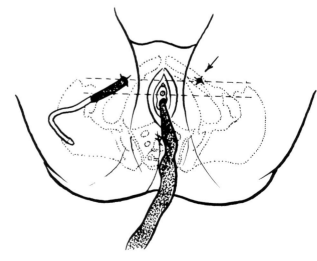

图8-3-5

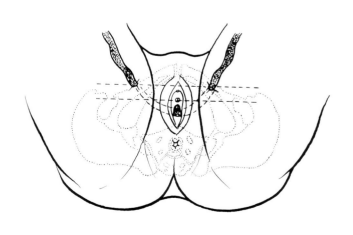

图8-3-6

术中要点	为避免吊带张力过大，在尿道和吊带中间垫一组织剪，调整吊带张力，吊带应贴近但不压迫尿道。
术后处理	❶ 抗生素预防感染。 ❷ 术后第1天取出阴道内填塞的纱布，拔除尿管，如不能排尿，应再次留置尿管，7天后拔除，如仍然不能排尿，可行间歇导尿。 ❸ 术后1个月内避免增加腹压的剧烈运动，便秘者对症处理。

第四节　男性尿道悬吊术

适 应 证	❶ 前列腺根治性切除术和前列腺电切术后的轻度或中度压力性尿失禁。 ❷ 每天使用尿垫不超过2个，尿垫重量不超过150g/d。 ❸ 尿道括约肌相对完整，收缩功能存在，能够中断尿流。
禁 忌 证	❶ 重度压力性尿失禁。 ❷ 尿路感染。 ❸ 膀胱出口梗阻。 ❹ 逼尿肌反射亢进或逼尿肌无力。 ❺ 球部尿道瘢痕严重或尿道括约肌严重受损。
术前准备	❶ 局部清洗。 ❷ 控制尿路感染。 ❸ 会阴部皮炎和湿疹应予以处理。 ❹ 尿道膀胱镜检查了解尿道和膀胱情况。 ❺ 行尿流动力学检查了解尿道和膀胱功能。
麻　　醉	椎管内麻醉或全麻。
体　　位	截石位。
手术步骤	❶ 做长度为4~5cm的会阴中部纵行切口，显露球海绵体肌，保护球部海绵体，向尿道两侧分离，显露耻骨下支（图8-4-1）。 ❷ 用InVance操作器于耻骨联合下面的双侧耻骨下支各安放3个带线螺钉，相互距离1cm，螺钉被安放到InVance操作器和耻骨形成的垂直线上，钉入螺钉，固定好缝线（图8-4-2）。 ❸ 根据尿道球部长度和双侧耻骨下支间距裁剪吊带，约4cm×3cm，将一侧耻骨下支的3条缝线穿过吊带结扎固定，吊带置于尿道腹侧压迫尿道，对侧缝线用来调节吊带相对于尿道的松紧度。 ❹ 术中增加腹压（咳嗽试验）调节吊带张力，测定逆行漏尿点压判断尿道

闭合压和吊带的紧张度，逆行漏尿点压一般调整为60cmH$_2$O，至尿液无漏出后维持合适张力，用缝线固定吊带对侧（图8-4-3）。

❺ 置入14Fr尿管，关闭切口。

术中要点　逆行漏尿点压一般调整为60cmH$_2$O，应避免压力过低或过高。

术后处理
❶ 术后第1天拔除尿管，测定残余尿量，拔除尿管能自行排尿即可出院。

❷ 如不能排尿，可留置12Fr尿管，2~3天后再次进行排尿试验，如仍然不能排尿，可行间歇导尿。

❸ 抗生素预防感染。

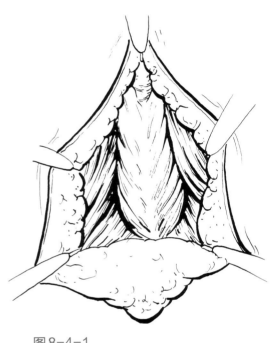

图8-4-1

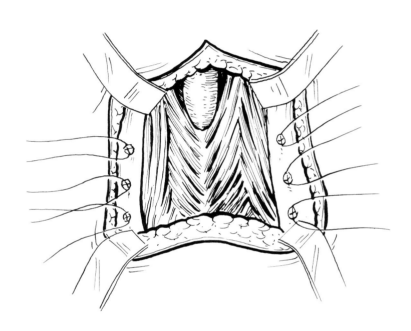

图8-4-2

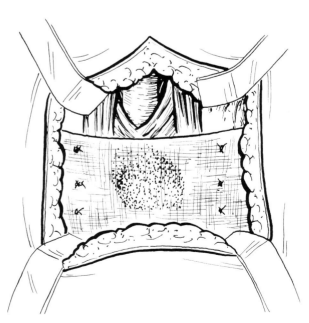

图8-4-3

245

第五节　骶神经调节

适 应 证	难治性急迫性尿失禁、膀胱过度活动症、非梗阻性尿潴留、排便功能障碍以及间质性膀胱炎。
禁 忌 证	一般不能用于神经源性下尿路功能障碍和骶骨严重畸形。
术前准备	❶ 腰骶部皮肤清洁。 ❷ 术前6小时禁食水。
麻　　醉	局麻。
体　　位	俯卧位，下腹部垫高，小腿稍垫高，使膝关节屈曲，保证足趾悬空。
手术步骤	❶ 理想的电极放置部位是第三骶骨（S_3）骶孔内上缘，沿S_3神经根走行方向，前后位透视确定和标记双侧骶孔的内侧缘，侧位透视确定目标孔和合适的进针点，第二骶骨（S_2）水平是骶髂关节融合处，形成一个阴影，在这个阴影下方的第1个突起是S_3椎间盘，进针位置约在这个水平线上1cm。
	❷ 患者俯卧位，于穿刺部位局麻，在X线辅助下尽可能紧贴S_3骶孔内上缘穿刺进入S_3骶孔，穿刺针头刚好平齐骶骨前表面时连接临时刺激器，测试患者的运动应答和感觉应答，以进一步确定穿刺部位是否正确。确定穿刺针位置后拔除针芯，插入深度指示针，将内含扩张器的电极传送鞘管沿深度指示针置入S_3骶孔，侧位透视确定鞘管深度标记点位于骶孔层面1/2厚度处，拔除传送鞘管及深度指示针，留置扩张器（图8-5-1，图8-5-2）。
	❸ 用弯头导丝将永久倒刺电极塑形，弯头朝外置入传送鞘管，测试各个触点的运动应答及感觉应答，获得低于2V的刺激阈值，保持倒刺电极不动，拔除鞘管，固定电极（图8-5-3）。
	❹ 在同侧臀部外上方拟植入永久刺激器处做3cm切口，用皮下隧道器将倒刺电极尾端引出，连接经皮延伸导线，将其经皮下隧道引至对侧臀部皮肤，测试各触点反应，关闭切口（图8-5-4）。
	❺ 经过3周的测试，如果症状改善超过50%，可进行骶神经刺激器永久植入术。患者俯卧位，经原切口，向内侧延长1cm，寻找电极及经皮延伸导线，沿切口对侧方向撤除经皮延伸导线，于肌肉表面用电刀分离出与骶神经刺激器大小适合的皮下间隙，使刺激器能平放，将电极连接至骶神经刺激器，并植入皮下间隙，测试阻抗，关闭切口。
术中要点	S_3骶孔是首选穿刺目标，起效电压不应超过2V，如位置准确，在逐步增加刺激强度过程中会出现会阴部风箱运动、会阴部感觉应答和踇趾跖屈运动。

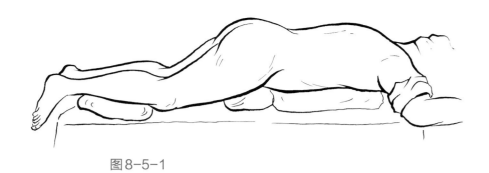

图 8-5-1

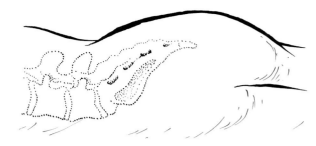

图 8-5-2

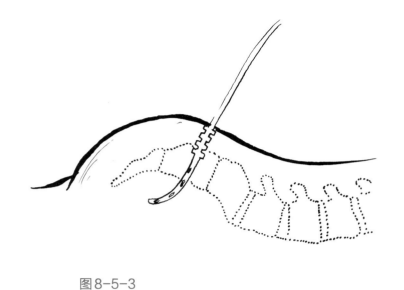

图 8-5-3

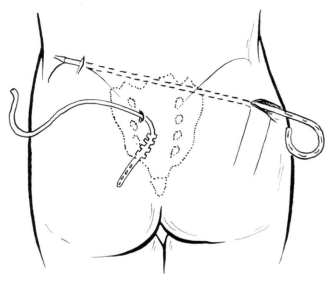

图 8-5-4

术后处理	❶ 抗生素预防感染。
	❷ 避免电极移位，术后要注意避免扭腰、伸展、提重物等可能使电极移位的动作。
	❸ 避免手术部位感染。
	❹ 定期随访，方便医生了解患者的恢复情况，及时调整参数，以达到最佳治疗效果。

第六节　　泌尿外科疾病肉毒毒素注射

适 应 证	适用于非手术治疗无效但膀胱壁尚未纤维化的严重神经源性或特发性逼尿肌过度活动和急迫性尿失禁。
禁 忌 证	❶ 合并肌萎缩侧索硬化症或重症肌无力者。
	❷ 妊娠及哺乳期妇女。
	❸ 过敏性体质者以及对内毒毒素过敏者。

④ 使用A型肉毒毒素期间禁用氨基糖苷类抗生素。

⑤ 尿路感染。

术前准备　① 控制尿路感染。

② 术前6小时禁食水。

麻　　醉　椎管内麻醉或全麻。

体　　位　截石位。

手术步骤　置入膀胱镜，充盈膀胱，用生理盐水稀释A型肉毒毒素（200~300U），浓度为10U/ml或20U/ml，膀胱镜直视下用膀胱腔内穿刺针，分20或30个点在膀胱逼尿肌内注射，一般注射在膀胱底部和两侧壁，不能在膀胱顶部注射，以免穿透腹膜和损伤肠管。另外，一般需要避开膀胱三角区，三角区注射主要用于神经源性逼尿肌过度活动的治疗，每个点0.5ml或1ml（含A型肉毒毒素10U），于黏膜下逼尿肌内注射，避免穿透膀胱壁，留置尿管（图8-6-1）。

术中要点　① 不能在膀胱顶部注射，以免穿透腹膜和损伤肠管。另外，除了用于治疗神经源性逼尿肌过度活动，一般需要避开膀胱三角区，可能造成膀胱输尿管反流。

② 于黏膜下逼尿肌内注射，避免穿透膀胱壁。

术后处理　① 抗生素预防感染。

② 术后2~3天血尿消失后拔除尿管。

③ 随访4~6周观察排尿情况和膀胱残余尿量。

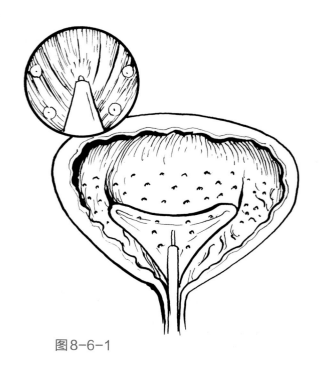
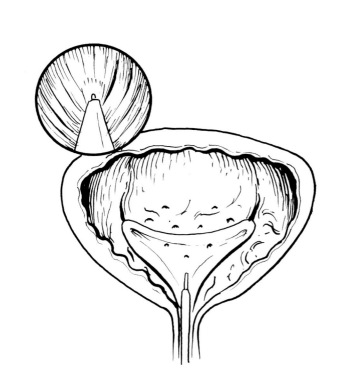

图8-6-1

第七节　人工尿道括约肌手术

适 应 证	❶ 经尿道前列腺切除术或前列腺癌根治术后的重度尿失禁。
	❷ 女性压力性尿失禁手术失败。
	❸ 其他原因导致尿道括约肌受损造成的尿失禁，如创伤和神经源性膀胱。

禁 忌 证
❶ 膀胱出口梗阻、上尿路梗阻或膀胱输尿管反流。
❷ 低顺应性膀胱或膀胱挛缩。
❸ 逼尿肌反射严重亢进。
❹ 无法自行操作控尿装置。
❺ 尿路感染。

术前准备
❶ 控制尿路感染。
❷ 严格皮肤准备，会阴部皮炎和湿疹者应予以处理。
❸ 尿道膀胱镜及下尿路尿流动力学检查。
❹ 向患者说明人工尿道括约肌装置的使用方法。

麻　　醉　椎管内麻醉或全麻。

体　　位　截石位。

手术步骤

男性尿道人工括约肌手术

❶ 尿道内留置14Fr尿管，经会阴部纵行切口，长4~6cm，切开球海绵体肌，将球海绵体肌和尿道周围组织从尿道向侧方钝性分离，显露尿道球部（图8-7-1）。

❷ 锐性分离球部尿道，用胶带牵开球部尿道，进一步分离，使游离的尿道长度适合袖套的大小，注意防止尿道损伤，如有损伤则用4-0可吸收线缝合并放弃手术。

❸ 拔除导尿管选择合适的闭合袖套，袖套应紧贴但不压迫球部尿道，将闭合袖套置入球部尿道外，网孔面向外，连接管位于将来放置控制泵的一侧（图8-7-2）。

❹ 排空膀胱，经耻骨上正中切口或控制泵同侧的经腹股沟切口，长4~6cm，逐层切开，于膀胱前间隙分离，或经会阴处切口用手指沿腹股沟外环口向外上钝性分离腹横肌与腹内斜肌潜在间隙，将调压贮液囊置入此间隙内，向贮液囊内注入23ml等渗液体（图8-7-3）。

❺ 分离阴囊皮肤与肉膜间隙，将控制泵置于该间隙内并固定，控制泵的位置应与贮液囊同侧，并使其钝性按钮朝向前方，将连接管引入耻骨上切口，恰当连接各导管，确保管路中无气体进入（图8-7-4）。

249

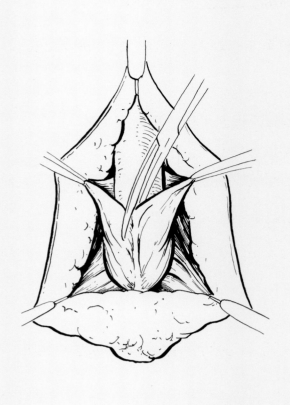

图 8-7-1

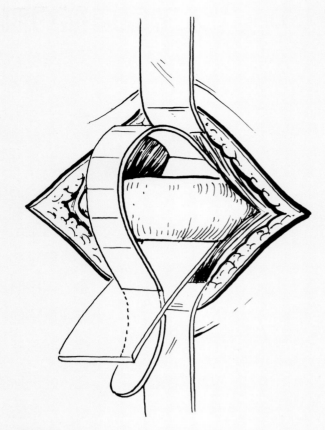

图 8-7-2

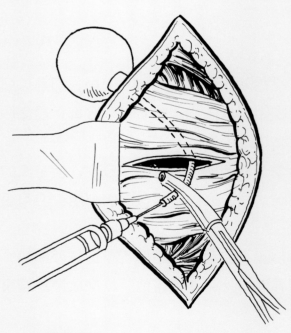

图 8-7-3

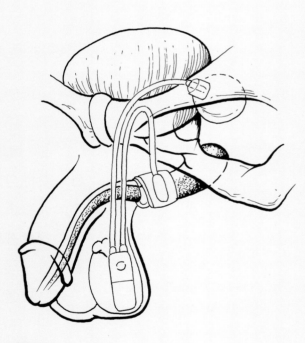

图 8-7-4

女性尿道人工括约肌手术（膀胱颈放置闭合袖套）

① 经下腹部耻骨上横切口，游离膀胱颈部，拔除尿管，测量即将放置袖套处的膀胱颈部。

② 将合适的闭合袖套放置于膀胱颈处，并将调节泵置于同侧的耻骨后膀胱前间隙，贮液囊注入20ml等渗液体。

③ 于切口下方经腹股沟管将调节泵置于大阴唇内，使钝性按钮朝前，连接各导管，逐层关闭切口部。

术中要点

① 术中需要正确测量尿道周长以选择合适大小的袖套以防效果不佳。

② 在调压贮液囊被放置在耻骨后间隙前，可预先在肌层缝线，以免在放置后缝合时损伤贮液囊。

术后处理

① 抗生素预防感染。

② 术后第2天拔除尿管，6周后指导患者激活使用人工尿道括约肌。

第九章

阴囊手术

扫描二维码,
观看本书所有
手术视频

第一节 　睾丸活检术

适 应 证	❶	无精子症患者，睾丸大小、形态、硬度正常，为明确睾丸是否具有生精能力。
	❷	无精子症患者拟行人工辅助生育，可通过睾丸活检获得精子。
禁 忌 证	❶	严重的凝血功能异常。
	❷	严重的心、肺、脑等器官疾病，不能耐受手术。
术前准备		局部皮肤准备。
麻　　醉		局麻、椎管内麻醉或全麻。
体　　位		仰卧位。

手术步骤

❶ 穿刺活检术

（1）术者左手固定睾丸、紧张阴囊皮肤，1%利多卡因1~2ml注射于皮肤及肉膜内进行局部麻醉，再于输精管周围注射3~5ml行精索神经封闭，5分钟后活检。

（2）以尖头睾丸活检钳从局麻注射处垂直穿刺，穿过各层组织至白膜，继续穿刺有明显突破感时即刺入睾丸白膜。

（3）张开活检钳，夹出少量睾丸组织送病理。

（4）压迫穿刺口5分钟，无菌纱布包扎。

❷ 显微睾丸活检术

（1）阴囊前壁中部横切口，逐层切开皮肤、肉膜、精索外筋膜、提睾肌、精索内筋膜以及鞘膜，挤出睾丸。

（2）固定睾丸，6倍手术显微镜下用眼科剪刀做10mm的横切口（图9-1-1），电灼白膜下横行血管。

（3）双极电凝切开睾丸实质，选择白色或黄色精曲小管（图9-1-2），换用25倍显微镜贴近观察，确定后用虹膜剪剪取精曲小管，40倍光镜下观察。可重复上述步骤，乃至对侧睾丸活检，直至挑选到合格精子备用。

（4）电灼确切止血，5-0缝合线缝合白膜（图9-1-3）及皮肤切口，无菌纱布包扎。

术中要点

❶ 穿刺活检术　①局麻时药物不可注射入睾丸内；②刺破白膜后，即有落空感后再钳取睾丸组织。

❷ 显微睾丸活检术应选取白黄色或充盈的精曲小管，其中含有精子可能性比棕褐色或萎缩的精曲小管大。

术后处理

❶ 避免剧烈活动，抬高阴囊并禁欲至少2周。

❷ 口服抗生素3~5天。

❸ 切口换药。

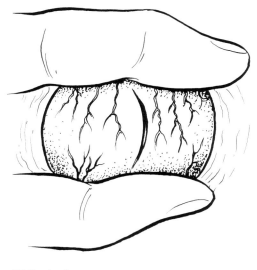

图9-1-1

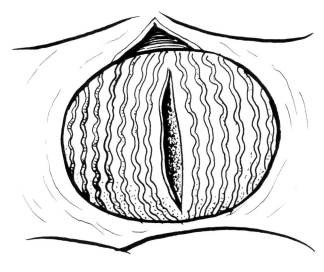

图9-1-2

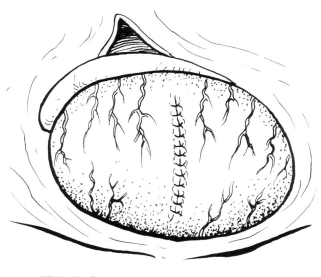

图9-1-3

第二节　精索静脉曲张结扎术

适 应 证	❶	精索静脉曲张伴不育者。
	❷	中度精索静脉曲张者。
	❸	双侧中、重度精索静脉曲张者。
	❹	轻、中度精索静脉曲张伴精液质量异常或合并疼痛、坠胀等症状，以及睾丸变小、变软者。
禁 忌 证	❶	严重的凝血功能异常。
	❷	严重的心、肺、脑等器官疾病，不能耐受手术。
术前准备	❶	精液分析检查。
	❷	生殖内分泌（抗精子抗体）检查。
	❸	术前6小时禁食水。

麻　　醉	椎管内麻醉或全麻。
体　　位	仰卧位。
手术步骤	❶ 精索内静脉高位结扎术

（1）腹股沟途径

1）经腹股沟上方斜切口（图9-2-1），逐层切开皮肤、皮下组织、腹外斜肌腱膜、提睾肌，打开腹股沟管，游离显露精索静脉丛，分离各分支，以3~4支常见（图9-2-2）。

2）充分分离精索内静脉分支后，近内环口将各静脉属支集束切断后双重结扎，各保留一长尾线（图9-2-3）。

3）将两断端的线尾结扎，再将结扎线的线尾分别穿过圆针，各自从腹内斜肌游离缘穿出后相结扎，以向上牵引精索（图9-2-4）。

4）确认无静脉属支遗漏，精索复位，逐层缝合，封闭外环口使其仅容小指尖通过，关闭切口。

（2）腹膜后途径

1）以髂前上棘与同侧耻骨结节连线的中点、腹股沟韧带上方2cm处为起点，向外侧做平行于腹股沟韧带的切口，长3~5cm；另外一种定位方法是脐与髂前上棘连线中外1/3处作为起点，斜向下做与之垂直的切口，与前述切口基本一致（图9-2-5）。

2）逐层切开皮肤、皮下组织、腹外斜肌腱膜，钝性分离腹内斜肌、腹横肌和腹横筋膜，可见腹膜外脂肪（图9-2-6）。

3）将腹膜从侧腹壁推向内侧，于腹膜后疏松组织内显露精索血管，此处精索内静脉多为1~2支，较粗，也可多达3~4支（图9-2-7）。

4）精索内静脉分离充分后，将每一分支静脉分别切断后双重结扎（图9-2-8）。

5）确认无静脉分支遗漏，确切止血，关闭切口。

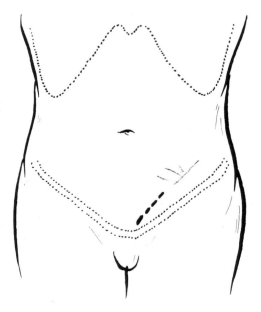

图9-2-1

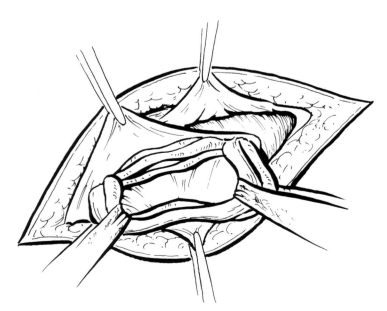

图9-2-2

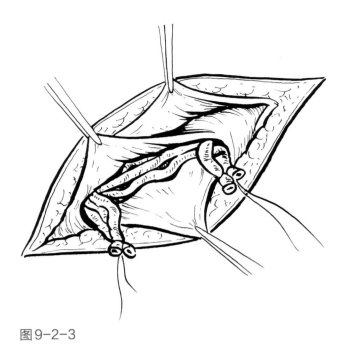

图9-2-3

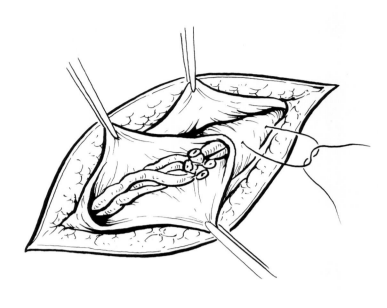

图9-2-4

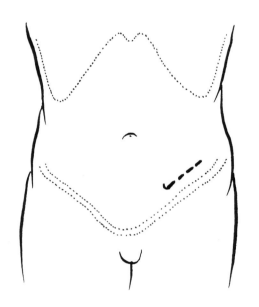

图9-2-5

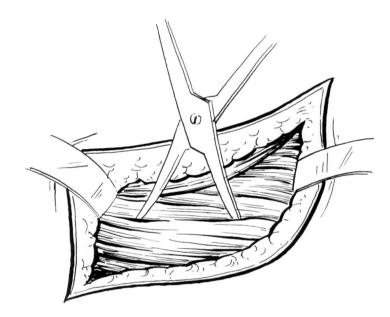

图9-2-6

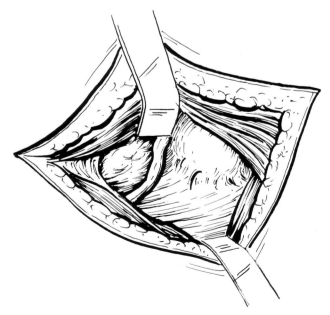

图9-2-7

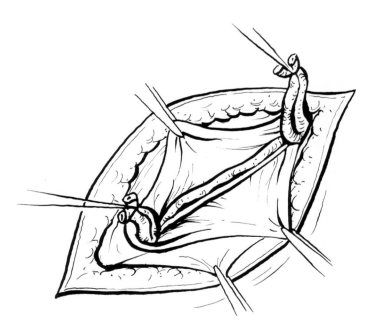

图9-2-8

257

❷ 显微镜下精索静脉结扎术

（1）取腹股沟切口或腹股沟下切口，长度依睾丸大小而定，一般3~4cm（图9-2-9）。

（2）逐层切开，显露精索，分离后以阻断带牵引将睾丸自切口引出，结扎切断引带静脉及精索外静脉穿支（图9-2-10）。

（3）在10倍显微镜下剪开精索外筋膜及内筋膜，在10~15倍镜下确认睾丸动脉，仔细游离后牵引保护好（图9-2-11），睾丸动脉纤细或牵拉后痉挛不易与静脉和淋巴管辨认，此时可用1%罂粟碱滴注确认。

（4）以3-0丝线结扎所有精索内静脉属支并切断，避免漏扎（图9-2-12），保留淋巴管。

（5）确切止血，关闭切口。

❸ 腹腔镜精索内静脉高位结扎术

（1）放置套管：于脐下缘弧形切开皮肤1cm，穿刺置入气腹针，建立气腹，CO_2气腹压力12~15mmHg，穿刺置入10mm套管，置入摄像头，观察有无肠管损伤及其他异常。在腹腔镜监视下于两侧髂前上棘内侧两指处切开皮肤，穿刺置入5mm套管。

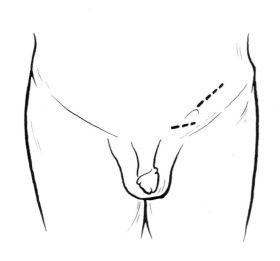

图9-2-9

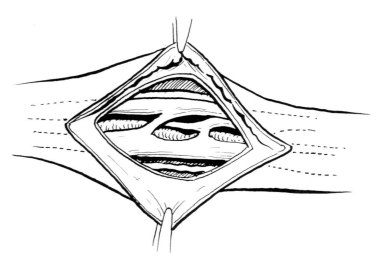

图9-2-10

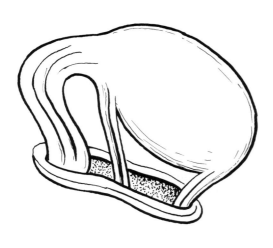

图9-2-11

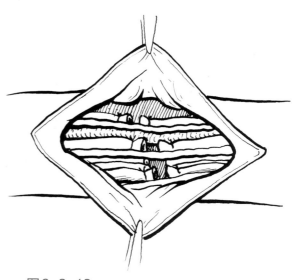

图9-2-12

（2）分离切断精索内静脉：头低足高 15°~30°，患侧可抬高，找到腹股沟管内环，可见腹膜覆盖的精索血管及输精管，精索内静脉呈蓝色。用超声刀分离乙状结肠与腹壁的粘连，向内牵拉乙状结肠，距内环口 4~5cm 在精索血管外侧切开腹膜，长度约 2cm，显露精索血管。确认睾丸动脉，睾丸动脉位于精索血管束的内侧部分。牵拉睾丸找到位于精索血管旁与睾丸连接的静脉，这些静脉的漏扎可能造成复发。分离精索内静脉与睾丸动脉，睾丸动脉可能因痉挛而导致难以识别，可以经吸引器滴入利多卡因溶液减轻动脉痉挛。分离精索内静脉，于拟切断处两侧分别放置 1~2 个 Hem-o-lok 或可吸收夹，然后用剪刀切断精索内静脉。

（3）彻底止血，无须放置引流管，拔出套管，逐层关闭切口。

术中要点	❶ 避免遗漏精索内静脉的分支，在未确认精索内静脉及其属支之前，避免过度牵拉，以免无法辨认动静脉。
	❷ 注意保护睾丸动脉，避免损伤或结扎。
	❸ 目前观点认为，显微镜下精索内静脉结扎术可不移出睾丸，并不增加复发概率，可缩小切口至 2cm。
术后处理	开放手术的切口局部可以压迫，防止继发出血。

第三节　睾丸切除术

适 应 证	❶ 严重的单侧睾丸损伤。
	❷ 睾丸扭转导致睾丸坏死。
	❸ 前列腺癌患者手术去势。
禁 忌 证	❶ 严重的凝血功能异常。
	❷ 严重的心、肺、脑等器官疾病，不能耐受手术。
术前准备	彻底清洁外阴、阴囊及下腹部，包皮应清洁包皮垢。
麻　　醉	局麻、椎管内麻醉或全麻。
体　　位	仰卧位。
手术步骤	❶ 经阴囊前壁横切口或纵行切口，大小以能将睾丸挤出为宜（图 9-3-1）。
	❷ 逐层切开各层组织，到达睾丸壁层鞘膜。
	❸ 将睾丸、附睾连同鞘膜一并挤出切口，游离显露精索，如精索较粗，可用止血钳将精索分束，分别上两把止血钳夹住并于二者之间切断，精索近端断端结扎及缝扎各 1 次，切除睾丸及附睾（图 9-3-2）。
	❹ 留置引流胶条于阴囊底部，确切止血，关闭切口（图 9-3-3）。

259

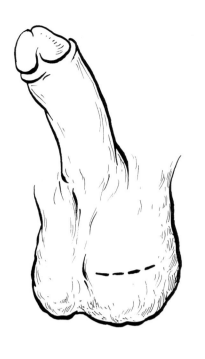

图9-3-1

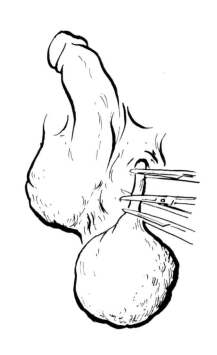

图9-3-2

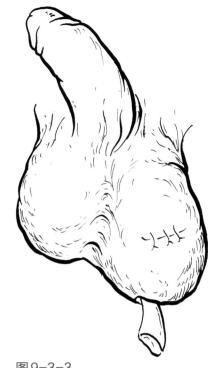

图9-3-3

术中要点	❶	无须打开鞘膜，直接游离精索。
	❷	精索近端断端的结扎确切，需加缝扎1次以避免出血。
术后处理		阴囊加压包扎，观察引流量，如无活动性出血，24小时后拔除引流条。

第四节　　输精管切除术/结扎术

适 应 证		患者有绝育要求。
禁 忌 证	❶	严重的凝血功能异常。
	❷	严重的心、肺、脑等器官疾病，不能耐受手术。
	❸	合并慢性前列腺炎、慢性附睾炎、阴囊皮肤病变者应于上述疾病治愈或稳定后手术。
术前准备	❶	病情交代清楚，患者明确要求手术。
	❷	专用器械准备　输精管分离钳、输精管固定钳、输精管提钩等。
麻　　醉		局麻、椎管内麻醉或全麻。
体　　位		仰卧位。
手术步骤	❶	以1%利多卡因阴囊局部皮肤麻醉，并于精索内浸润麻醉。
	❷	固定输精管，以输精管分离钳从局麻针眼穿刺进入，扩大并分离输精管周围间隙（图9-4-1）。

③ 以输精管固定钳扣紧输精管并外翻提至阴囊切口处，打开输精管外膜，显露输精管（图9-4-2）。

④ 以输精管提钩穿透输精管并将其引出阴囊皮肤切口（图9-4-3）。

⑤ 分离输精管长度约1.5cm，于近附睾端结扎（图9-4-4）。

⑥ 以血管钳于结扎线上方钳住并切断输精管，提起周边的精索内筋膜，待远端输精管断端回缩后将其与精索内筋膜一并结扎，剪除多余输精管（图9-4-5，图9-4-6）。

⑦ 向下牵引睾丸，缩回输精管，关闭切口，压迫止血。

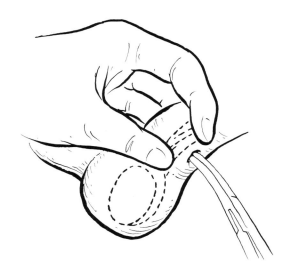

图9-4-1

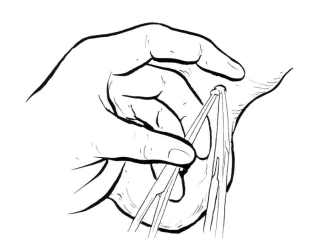

图9-4-2

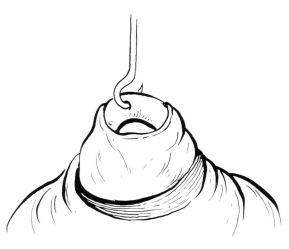

图9-4-3

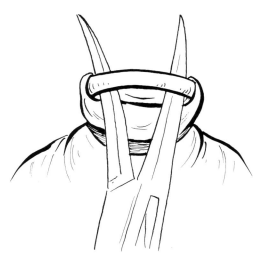

图9-4-4

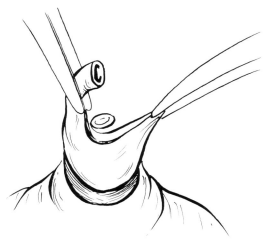

图9-4-5

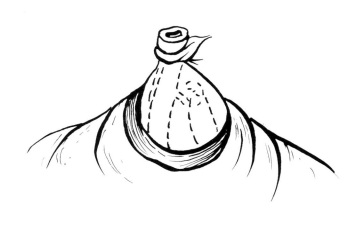

图9-4-6

术中要点	❶ 避免损伤输精管动脉。
	❷ 输精管应切断，单纯结扎若不确切可导致输精管再通。
术后处理	术后1个月内禁止性生活。

第五节　输精管吻合术及输精管附睾吻合术

适 应 证	❶ 输精管结扎术后要求再次生育者。
	❷ 输精管结扎术后并发附睾淤积，保守治疗无效。
	❸ 输精管外伤。
	❹ 附睾尾炎性狭窄、先天性发育不全或医源性附睾尾损伤者可行输精管附睾吻合术。
禁 忌 证	❶ 严重的凝血功能异常。
	❷ 严重的心、肺、脑等器官疾病，不能耐受手术。
术前准备	备皮。
麻　　醉	椎管内麻醉或全麻。
体　　位	仰卧位。
手术步骤	❶ 显微镜下输精管吻合术

（1）阴囊横切口，显露并游离输精管梗阻部位，并向两侧游离充分，横行切断输精管，切除梗阻部位，断端需显示黏膜与肌层分界清楚、血供良好。

（2）以固定器相距3mm固定双侧断端，以10-0可吸收线缝合两端输精管黏膜6针，各针之间等距（图9-5-1），移去固定器，依次将各缝合线打结，吻合输精管。再以7-0可吸收线缝合输精管鞘4针进行减张和固定（图9-5-2）。

（3）将输精管复位，关闭切口。

❷ 显微镜下输精管附睾吻合术

（1）阴囊横切口，逐层切开至睾丸鞘膜，挤出睾丸，打开睾丸鞘膜，显露睾丸及附睾。

（2）分离靠近附睾尾的部分输精管，如附睾尾伴炎性结节需切除并结扎附睾断端。

（3）以针头刺入输精管腔，向近端注入生理盐水，证实输精管无梗阻。

（4）近附睾尾处切开附睾鞘膜（图9-5-3），寻找并分离一支扩张的附睾管。以10-0可吸收线相距2mm横行穿过该段附睾管管壁并保留。以

15°显微刀于两个缝线之间横行切开管壁（图9-5-4），并取附睾液检查明确存在精子。

（5）以7-0可吸收线将输精管断端的一侧外膜与对应附睾鞘膜缝合固定（图9-5-5）。

（6）附睾管上的两个缝线两端从对应的输精管腔内穿出断端肌层，共4针并将断端4等分（图9-5-6），结扎缝线。

（7）以7-0可吸收线将输精管断端的另一侧外膜与对应的附睾鞘膜缝合固定（图9-5-7）。

（8）还纳睾丸，于阴囊最低点留置引流胶条，关闭切口。

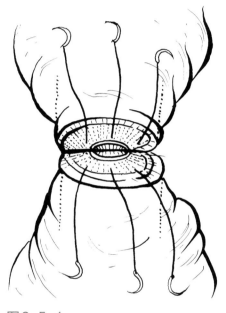

图9-5-1

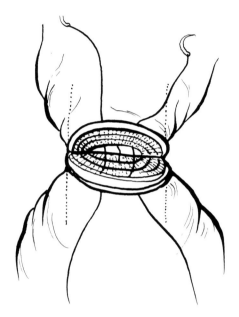

图9-5-2

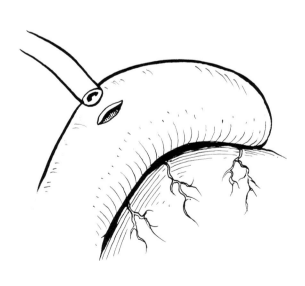

图9-5-3

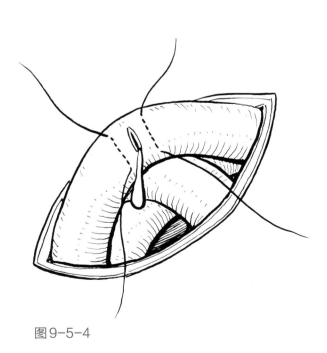

图9-5-4

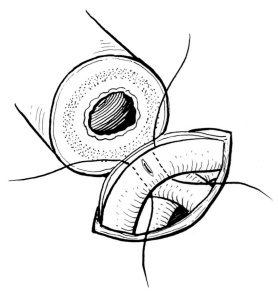

图9-5-5

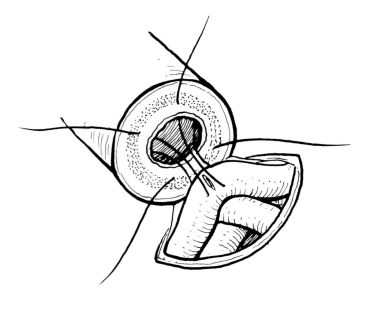

图9-5-6

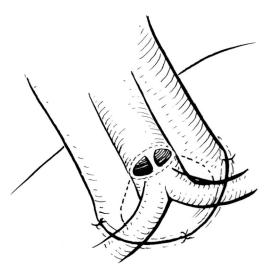

图9-5-7

术中要点	❶	显微镜下输精管吻合术　①缝合时两层缝线都不要穿过输精管肌层深部；②如梗阻部位在输精管起始段，管腔较细，此时可斜行切断输精管以扩大吻合口。
	❷	显微镜下输精管附睾吻合术　输精管长度不足时，可游离附睾尾和附睾体，仅保留头部，行输精管附睾尾端端吻合。
术后处理	❶	显微镜下输精管吻合术　①术后3周内避免重体力劳动，术后4周内避免阴茎勃起，术后6周内上托阴囊；②术后6个月复查精液常规，若无精子，或精子出现后又逐渐减少，表明输精管未通或吻合口狭窄，需再次手术。
	❷	显微镜下输精管附睾吻合术　①术后24小时内拔除引流胶条；②卧床休息1周；③术后3~6个月复查精液常规。

第六节　精液囊肿切除术

适 应 证	❶ 附睾精液囊肿进行性增大。
	❷ 伴有局部不适、疼痛等。
禁 忌 证	❶ 严重的凝血功能异常。
	❷ 严重的心、肺、脑等器官疾病，不能耐受手术。
术前准备	术区备皮。
麻 醉	椎管内麻醉或全麻。
体 位	仰卧位。
手术步骤	❶ 左手握持睾丸向阴囊壁挤压，绷紧阴囊皮肤，于阴囊前壁做纵行或横行切口，逐层切开至睾丸鞘膜壁层，沿其表面游离充分后挤出阴囊切口（图9-6-1）。
	❷ 切开鞘膜壁层，显露睾丸及附睾，可见精液囊肿呈囊性包块，界限多清楚，基底部与附睾相连（图9-6-2）。
	❸ 以蚊式钳沿囊肿基底部游离，钝性锐性结合，显露囊肿与附睾间隙，逐步分离至囊肿根部，上止血钳后切断、结扎，切除囊肿。如囊肿较大，基底较粗，可将囊肿壁打开，仅将囊肿内壁剥离。
	❹ 确切止血，必要时缝合附睾创面。将睾丸及附睾还纳入阴囊。留置引流胶条于阴囊底部，关闭切口。
术中要点	避免损伤精索血管。
术后处理	❶ 抗生素预防感染。
	❷ 24小时内拔除引流胶条。
	❸ 阴囊加压包扎。

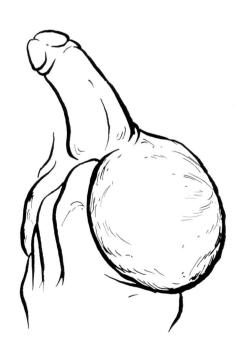

图9-6-1

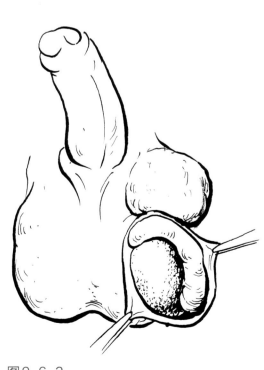

图9-6-2

附睾切除术

适 应 证	❶ 附睾结核。
	❷ 慢性附睾炎迁延不愈、反复复发，患者无生育要求。
	❸ 输精管结扎术后附睾淤积症状明显。
禁 忌 证	❶ 严重的凝血功能异常。
	❷ 严重的心、肺、脑等器官疾病，不能耐受手术。
术前准备	❶ 附睾结核者术前抗结核治疗1个月以上。
	❷ 慢性附睾炎者术前1周开始抗感染治疗。
麻 醉	椎管内麻醉或全麻。
体 位	仰卧位。
手术步骤	❶ 左手握持睾丸向阴囊壁挤压，绷紧阴囊皮肤，于阴囊前壁做纵行切口，逐层切开至睾丸鞘膜壁层，沿其表面游离充分后挤出阴囊切口。
	❷ 切开鞘膜壁层，显露睾丸及附睾（图9-7-1），自精索中游离输精管。
	❸ 以小圆刀片自附睾头开始锐性分离，将附睾头、体、尾与睾丸完全分离（图9-7-2，图9-7-3），于高位切断、结扎与之相连的输精管，切除附睾（图9-7-4），输精管残端以聚维酮碘消毒处理。
	❹ 缝合睾丸白膜切面，确切止血，于阴囊底部留置引流胶条。
	❺ 还纳睾丸，注意避免精索扭转，关闭切口。
术中要点	分离附睾时，注意保护精索血管，避免损伤。
术后处理	❶ 预防感染，可给予抗生素治疗。
	❷ 附睾结核者需继续抗结核治疗至少6个月。
	❸ 24小时后拔除引流胶条。
	❹ 切口加压包扎，上托阴囊。

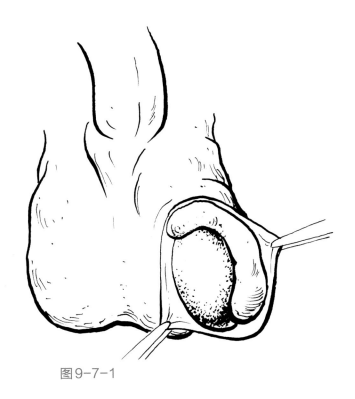

图9-7-1

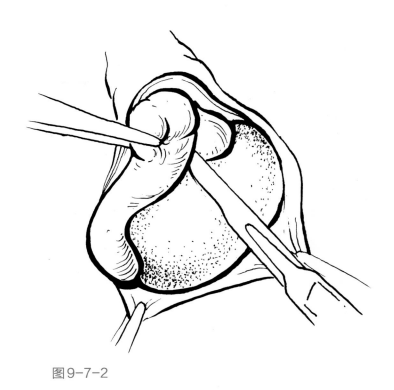

图9-7-2

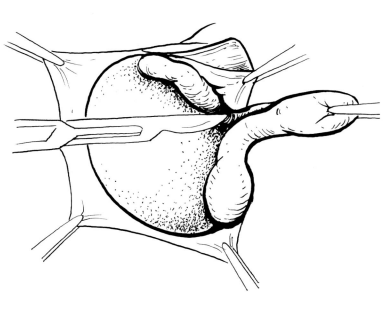

图9-7-3

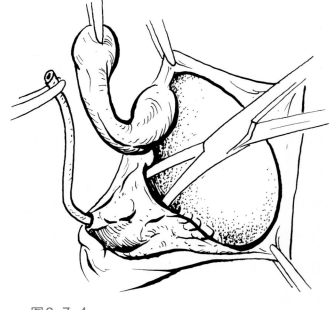

图9-7-4

第八节　隐睾固定术

适 应 证	❶ 双侧隐睾的患儿，出生后6个月时使用绒毛膜促性腺激素治疗1疗程后睾丸仍未下降。
	❷ 游走睾丸、睾丸异位、合并疝或鞘膜积液等。
	❸ 单侧隐睾患儿应尽早手术。
	❹ 成人隐睾患者，年龄相对较轻者，要求保留睾丸。
禁 忌 证	❶ 严重的凝血功能异常。
	❷ 严重的心、肺、脑等器官疾病，不能耐受手术。
术前准备	❶ 术区备皮、清洁。
	❷ 如腹股沟区未触及确切隐睾，应通过影像学检查如腹盆腔MRI进行隐睾定位。
麻 醉	椎管内麻醉或全麻。
体 位	仰卧位。
手术步骤	❶ 取腹股沟韧带上方1~2cm平行于腹股沟韧带的皮肤切口，内至耻骨结节上方，外至腹股沟内环外侧（图9-8-1），切开皮肤、皮下组织和腹外斜肌腱膜（图9-8-2）。
	❷ 隐睾往往与疝囊同时存在，需将疝囊与精索分离，于近内环处横断疝囊，并以丝线行荷包缝合并结扎（图9-8-3，图9-8-4）。
	❸ 切断睾丸引带，充分松解精索，切开精索外侧韧带，使精索血管能够获得足够的移动度（图9-8-5），游离输精管。
	❹ 以手指于切口内下角的腹壁深筋膜深面向阴囊分离，于阴囊底部做一纵行切口，于皮肤与肉膜之间分离并扩大至可容纳睾丸，切开肉膜使之能够通过精索和睾丸（图9-8-6）。
	❺ 于腹壁下血管内侧切开腹横筋膜，分离出一通道，将睾丸和精索经此通道引出阴囊切口（图9-8-7）。
	❻ 缝合肉膜切口使之仅容精索通过（图9-8-8），将睾丸置于肉膜外腔隙，缝合阴囊皮肤切口（图9-8-9）。
	❼ 以丝线将腹内斜肌、腹横肌和联合肌腱缝合于腹股沟韧带，缝合腹外斜肌腱膜，内侧保留可容纳精索的空隙，逐层关闭切口。
术中要点	❶ 隐睾位置较高时，需松解较长的精索血管，必要时可牵开腹肌，拉紧精索，用示指深入腹膜后方，钝性分离精索血管。
	❷ 将隐睾牵引进入阴囊时需避免精索扭转。
术后处理	❶ 卧床休息1周。
	❷ 使用抗生素预防感染。

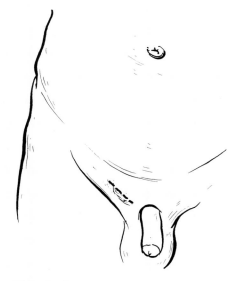

图9-8-1

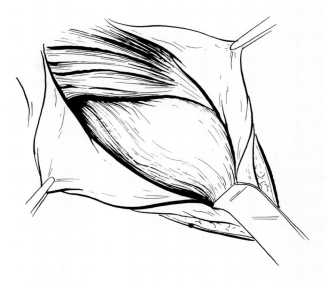

图9-8-2

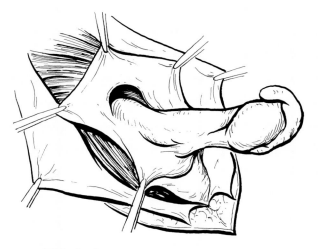

图9-8-3

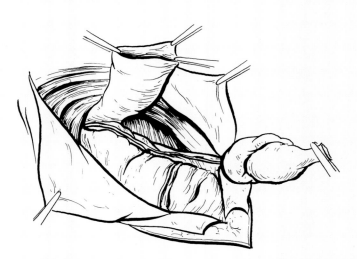

图9-8-4

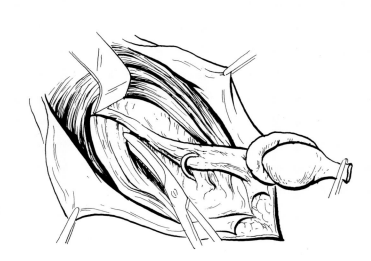

图9-8-5

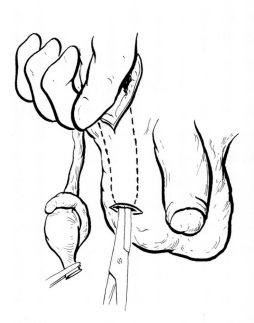

图9-8-6

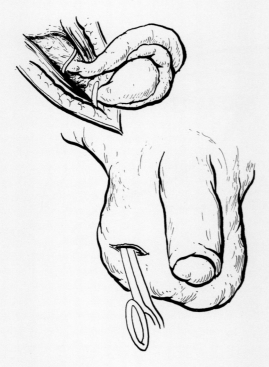

图9-8-7

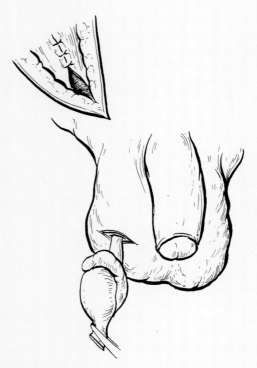

图9-8-8

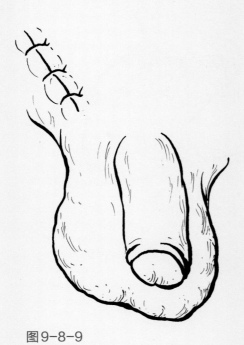

图9-8-9

第九节　睾丸扭转复位术

适 应 证	临床疑诊断为睾丸扭转者。
禁 忌 证	❶ 严重的凝血功能异常。
	❷ 严重的心、肺、脑等器官疾病，不能耐受手术。
术前准备	术区备皮。
麻　　醉	椎管内麻醉或全麻。
体　　位	仰卧位。
手术步骤	❶ 取阴囊前壁横行或纵行切口，切开皮肤、肉膜等至睾丸鞘膜，将睾丸及鞘膜挤出切口。
	❷ 打开睾丸鞘膜，可见鞘膜内精索扭转，多为360°以上，严重者可达720°，根据扭转的时间不同，睾丸可出现淤血、水肿、坏死等表现（图9-9-1）。
	❸ 将睾丸复位，以温热盐水纱布湿敷10~15分钟，如睾丸颜色恢复良好，由紫蓝色转为粉红色，则予以保留，并将睾丸与阴囊中隔进行缝合固定（图9-9-2）。
	❹ 如睾丸确认坏死，则分束结扎、切断精索，切除睾丸。
	❺ 于阴囊底部留置引流胶条，关闭切口。
	❻ 对侧睾丸需同期行睾丸固定术。
术中要点	❶ 尽早手术，力争发病6小时内完成手术。
	❷ 睾丸复位后应与中隔固定。
术后处理	❶ 抗生素治疗，预防感染。
	❷ 引流胶条24小时内拔除。

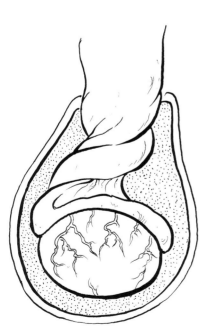

图9-9-1

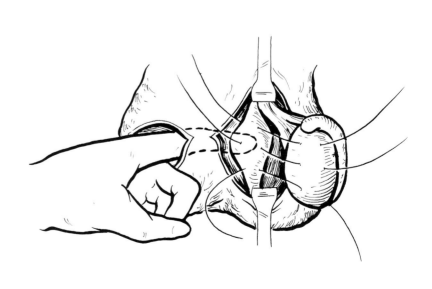

图9-9-2

271

第十节　睾丸部分切除术

适 应 证　❶ 睾丸良性肿瘤。

❷ 孤立睾丸早期恶性肿瘤，肿瘤直径<2cm，有生育或性功能要求者。

❸ 双侧睾丸肿瘤。

禁 忌 证　❶ 严重的凝血功能异常。

❷ 严重的心、肺、脑等器官疾病，不能耐受手术。

术前准备　❶ 完善胸腹部CT检查明确肿瘤分期。

❷ 完善生殖内分泌检查，评估睾丸功能，必要时冰冻保存精液标本以备辅助生殖。

❸ 血清肿瘤标志物测定，预后评估。

❹ 充分交代和沟通。

麻　　醉　椎管内麻醉或全麻。

体　　位　仰卧位。

手术步骤　❶ 手术途径可采用腹股沟或阴囊切口，详见前述章节。

❷ 切开鞘膜，显露睾丸，游离精索，以冰屑保持睾丸低温。

❸ 阻断精索血管，如肿物位于睾丸内部，沿睾丸门对侧凸缘无血管区切开白膜；如肿瘤突出睾丸表面，则沿其根部切开白膜，沿肿瘤表面进行分离（图9-10-1，图9-10-2），将肿物及其周围少许正常组织一并切除（图9-10-3），结扎出血点。

❹ 松开血管阻断，确切止血，可以化疗药物冲洗创面，间断缝合白膜（图9-10-4）。

❺ 还纳睾丸，于阴囊底部留置引流胶条，关闭切口。

术中要点　❶ 术中保持睾丸低温。

❷ 如考虑恶性肿瘤，需将睾丸按四分区或六分区随机活检送术中冰冻病理检查，如随机活检为恶性，则需扩大切除或行根治性睾丸切除术。

术后处理　❶ 24小时内拔除引流胶条。

❷ 睾丸恶性肿瘤者，根据病理结果，术后1个月开始患侧睾丸放疗或全身化疗。

❸ 术后每3个月复查1次，包括阴囊超声和血清肿瘤标志物等，如发现肿瘤复发，尽早行睾丸切除术。

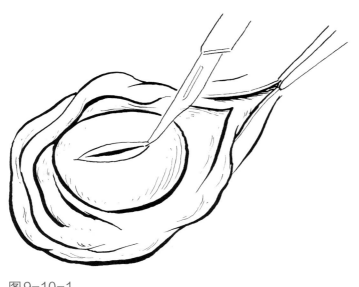

图9-10-1

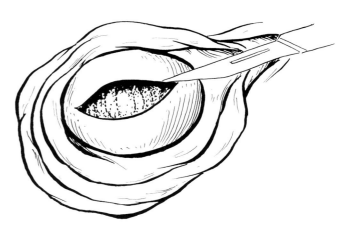

图9-10-2

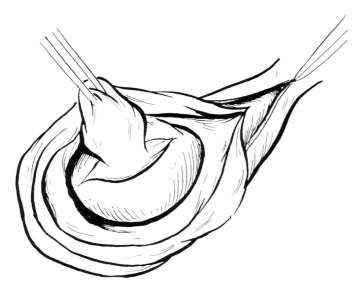

图9-10-3

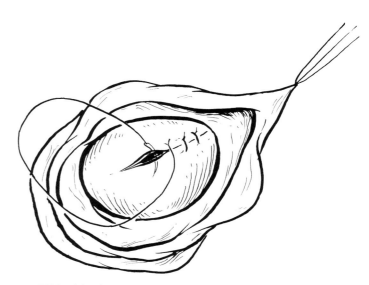

图9-10-4

第十一节　根治性睾丸切除术

适 应 证	睾丸、附睾或精索恶性肿瘤。
禁 忌 证	❶ 严重的凝血功能异常。
	❷ 严重的心、肺、脑等器官疾病，不能耐受手术。
术前准备	❶ 完善胸腹部CT等检查，明确睾丸肿瘤分期。
	❷ 血清肿瘤标志物测定，预后评估。
	❸ 局部清洁、备皮。
麻 醉	椎管内麻醉或全麻。
体 位	仰卧位。

手术步骤	❶ 取腹股沟韧带上方1~2cm平行于腹股沟韧带的切口（图9-11-1），如肿瘤体积较大，可向阴囊方向延长切口。
	❷ 逐层切开皮肤、皮下组织和腹外斜肌腱膜，向上牵拉腹内斜肌，显露并游离精索（图9-11-2）。
	❸ 于近腹股沟内环处分别上三把止血钳钳夹，于远端两把止血钳之间切断（图9-11-3），精索近侧断端以丝线结扎、缝扎各一次（图9-11-4），输精管及其动脉单独结扎，如精索较粗，可将输精管及其血管与精索血管分开成两束。
	❹ 向上牵拉远端精索及输精管，向下游离至阴囊，将睾丸、附睾等牵拉出阴囊，切断、结扎睾丸引带，切除睾丸（图9-11-5）。
	❺ 确切止血，创面以化疗药物浸泡。
	❻ 留置引流胶条于阴囊底另戳口引出，以丝线将腹内斜肌、腹横肌和联合肌腱缝合于腹股沟韧带，缝合腹外斜肌腱膜，逐层关闭切口（图9-11-6）。
术中要点	❶ 避免损伤髂腹股沟及髂腹下神经。
	❷ 如肿瘤侵及阴囊皮肤，需将受侵阴囊皮肤一并切除。
术后处理	❶ 使用抗生素预防感染。
	❷ 术后根据引流情况适时拔除引流胶条。

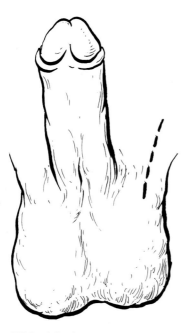

图9-11-1

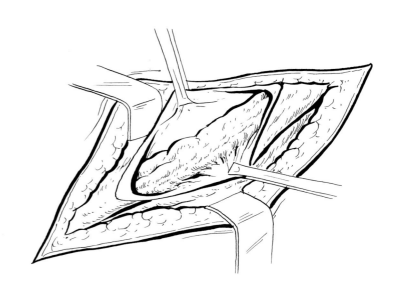

图9-11-2

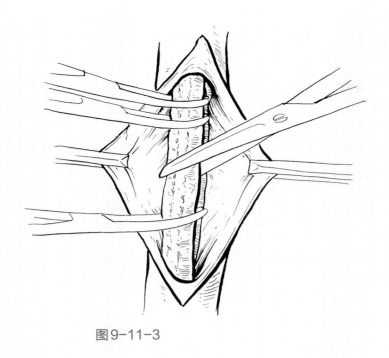

图9-11-3

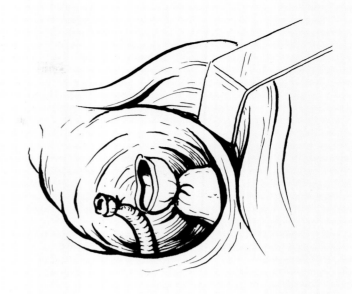

图9-11-4

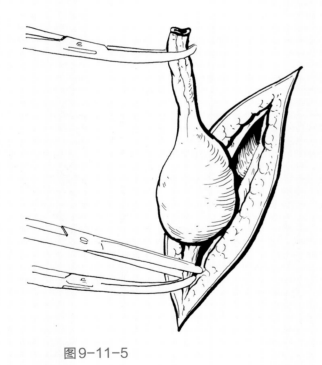

图9-11-5

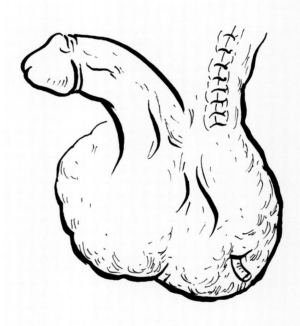

图9-11-6

第十章
男科学手术

扫描二维码，
观看本书所有
手术视频

包皮环切术 / 包皮背切术

适 应 证

❶ 包茎。

❷ 包皮过长，包皮口较小，易造成嵌顿者或嵌顿包皮经整复术后水肿消退者。

❸ 包皮过长伴反复发生包皮龟头炎或包皮阴茎头粘连。

❹ 包皮慢性炎症性增厚、包皮皲裂、有包皮嵌顿倾向。

❺ 包皮良性肿物。

禁 忌 证

❶ 并发包皮、阴茎头急性感染者。

❷ 隐匿性阴茎。

❸ 凝血功能异常。

❹ 先天性短尿道、先天性尿道下裂、尿道狭窄等尿道畸形患者。

术前准备

❶ 并发包皮、阴茎头急性感染，需感染有效控制后再手术。

❷ 糖尿病患者需监测并积极控制血糖后再手术。

❸ 完善术前检查。

❹ 手术前应先进行全身沐浴，注意会阴部位皮肤清洁。

❺ 备皮。

麻　　醉　成人常用局部麻醉，即1%利多卡因阴茎背神经阻滞及根部周围浸润。小儿加基础麻醉或全身麻醉。

体　　位　仰卧位。

手术步骤

❶ 术区常规消毒铺单。1%利多卡因阴茎背神经阻滞及根部周围浸润（图10-1-1，图10-1-2），麻醉满意后手术。

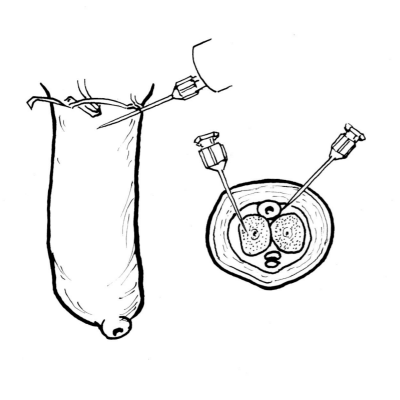

图 10-1-1

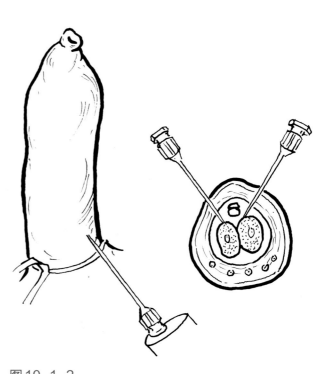

图 10-1-2

❷ 分别用两把止血钳夹住包皮背侧和腹侧处，将包皮向上牵引，沿包皮背侧纵行剪开包皮至冠状沟0.5~1.0cm处，自此向腹侧系带方向环形切除包皮，保留内板0.5~1.0cm，注意切缘整齐（图10-1-3~图10-1-6）。

❸ 向两侧分开包皮内、外板，暴露创面内出血点，予以电凝止血。包皮切缘不齐处可予以适当修剪并止血（图10-1-7）。

❹ 包皮内、外板间断对位缝合，一周需8~16针，一般12针左右。无菌敷料包扎切口，注意松紧适宜，术毕（图10-1-8，图10-1-9）。

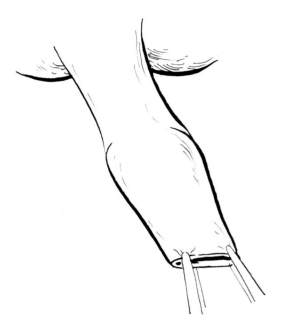

图10-1-3

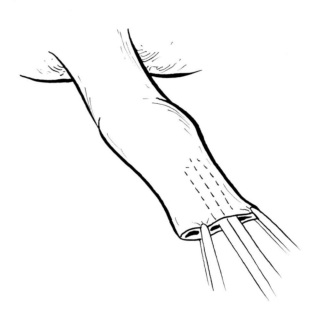

图10-1-4

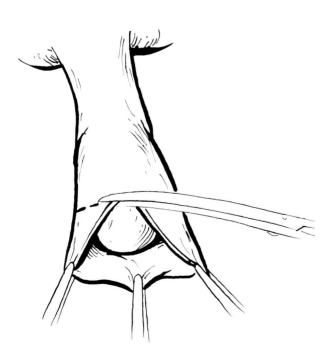

图10-1-5

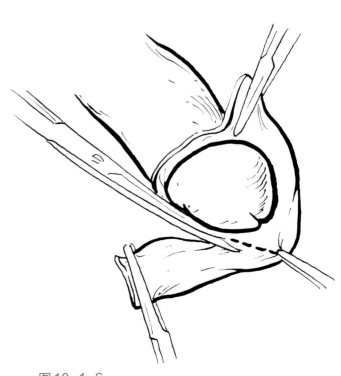

图10-1-6

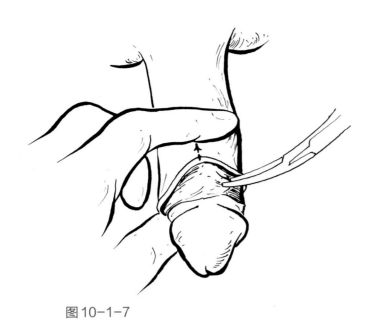

图 10-1-7

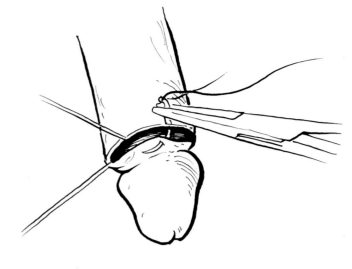

图 10-1-8

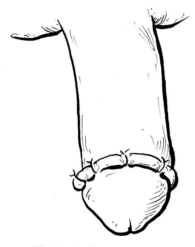

图 10-1-9

术中要点	❶ 包茎剪开包皮时注意避免损伤阴茎头和尿道。
	❷ 包茎分离阴茎头及包皮粘连处时采用钝性分离，动作要轻柔，尤其小儿患者，避免过度损伤。
	❸ 牵引包皮时注意保持包皮张力适中，避免用力过大，造成包皮剪切过多。
	❹ 内板及系带的保留要长短适宜。内板保留过短，在切口愈合过程中会因阴茎频繁勃起而引起系带处切口裂开，延迟愈合，甚至需二次手术缝合。内板保留过长，易导致包皮腹侧顽固性水肿，影响美观。包皮切除过少，龟头仍不能外露，达不到手术目的。
	❺ 包皮狭窄患者要将包皮狭窄环完全切除，避免术后发生包皮嵌顿或包皮内板顽固性水肿。
	❻ 缝合前创面要彻底止血，防止术后切口内发生血肿。
术后处理	❶ 术后3天内避免剧烈运动，控制勃起，以防引起疼痛、切口出血或影响切口愈合。
	❷ 术后保持会阴部清洁干燥，24小时后揭开敷料用聚维酮碘擦拭创缘，2~3次/d，适当应用抗生素，预防感染。
	❸ 术后缝线大部分可自行脱落，若术后2周缝线未完全脱落可复诊拆线。
	❹ 1个月内禁止性生活。

第二节　　半刚性阴茎假体植入术

可屈性阴茎起勃器是由硅胶或高分子聚乙烯等材料制成的一对棒状结构，可分别植入两侧阴茎海绵体内帮助患者完成性生活。最常用的术式有冠状沟下、阴茎阴囊以及耻骨下三种，另外阴茎背侧途径手术可能阻塞背侧淋巴管导致阴茎水肿等原因目前已不常用，而对于将来有可能接受尿失禁手术的患者，应避免会阴手术途径。目前大多数外科医生采用阴茎阴囊途径。

适 应 证
- ❶ 不可逆的重度器质性勃起功能障碍。
- ❷ 患者熟悉各种勃起功能障碍（ED）治疗方法，并且临床其他治疗效果不佳。
- ❸ 患者熟悉可屈性阴茎起勃器植入手术治疗效果及风险。
- ❹ 患者及配偶意愿强烈。

禁 忌 证
- ❶ 阴茎海绵体严重纤维化、阴茎明显短小者。
- ❷ 伴有全身严重性疾病，如心、肺、肾、肝等功能严重衰竭，恶性肿瘤晚期，严重全身出血性疾病等。
- ❸ 患有活动性感染，尤其泌尿生殖道感染者，在感染未控制前不可手术。
- ❹ 糖尿病患者血糖控制不佳。
- ❺ 重度精神心理障碍。
- ❻ 患者期望值过高。

术前准备
术前1天开始给予非肠道吸收抗生素。高危感染风险的患者，术前静脉注射抗生素12小时后，改为口服抗生素。手术前1天晚上以及手术早晨，嘱患者淋浴时用聚维酮碘或氯己定溶液擦洗外生殖器10分钟。罹患感染，如尿路感染、压疮或骨髓炎的患者，假体植入前需行病因治疗。手术室术区备皮或生殖器脱毛之后，用聚维酮碘或乙醇制剂再次涂擦10分钟。术中留置导尿管，患者恢复自主排尿后尽早拔除。应使用层流手术室。用抗生素溶液反复冲洗切口，在假体植入与扩张后使用庆大霉素溶液缓慢冲洗海绵体。

麻　　醉
通常选择全身麻醉或脊椎麻醉（腰麻）。

体　　位
均采用仰卧位，双膝关节垫起，双腿呈"O"形。

经阴茎阴囊（腹侧）途径

【手术步骤】
（1）经阴茎阴囊交界处4~5cm正中切口（图10-2-1），也可采用横切口（图10-2-2），腹股沟内环口便于植入复合式假体储液囊。阴茎远端正中切口显露阴茎肉膜与Buck筋膜，小拉钩或Weitlander牵开器牵开皮下组织。静脉拉钩、膈拉钩或者使用Brantley Scott环形牵开器，向两侧牵开筋膜。电刀及扁桃体夹自白膜开始向下逐层切开，以减少出血。暴露尿道和海绵体，选择植入点。浅表血管电凝止血，如海绵体有损伤，用4-0可吸收缝线"8"字缝合关闭切口。

（2）阴茎切口下缘0.5cm处的白膜上缝置2针缝线，用电刀在两线之间的海绵体上做一3.0cm切口（图10-2-3）。

（3）组织剪分别向阴茎脚和龟头方向游离，建立白膜下通道，注意避免穿孔（图10-2-4）。如果因为海绵体异常勃起、感染或陈旧性瘢痕导致海绵体通道无法建立，可用尿道刀或海绵体刀建立一个潜在的空间。牵开海绵体切口，插入10mm的Hegar扩张器（亦可用AMS Dilamezinsert扩张器）扩至龟头方向适宜的位置（图10-2-5）。根据假体的型号，以及海绵体曲度，使用扩张器逐级扩张通道至12mm或14mm。使用海绵体钳有助于扩张至龟头下（图10-2-6）。向近侧插入8~10mm扩张器（图10-2-7），注意不要穿透阴茎脚。当扩张器扩张至坐骨结节水平时停止。因为假体近端为锥形，所以不必使用较大的扩张器。

（4）更换无菌手套，取出假体，并测量所需假体的长度。严格按照说明书选择假体型号，特别是Duraphase假体，为满足远端阴茎体中段的曲度，近端圆柱体需要精准的尺寸。先插入近端假体（图10-2-8）。

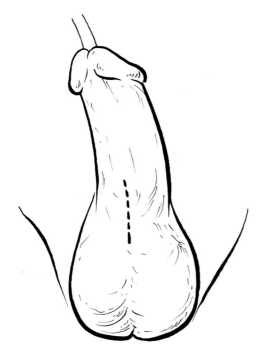

图10-2-1

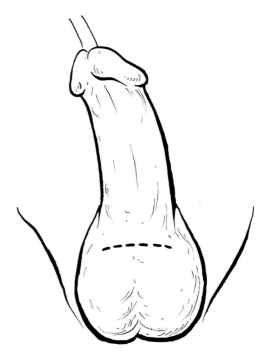

图10-2-2

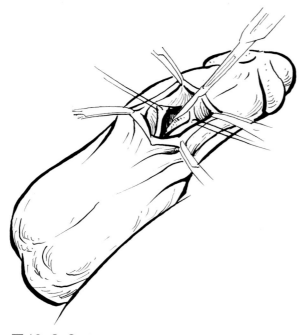

图10-2-3

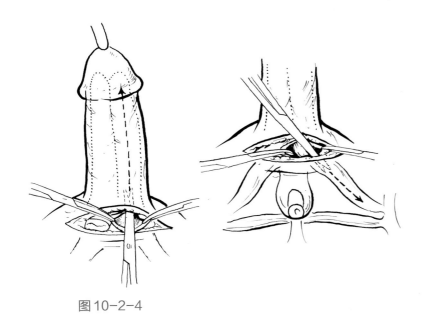

图 10-2-4

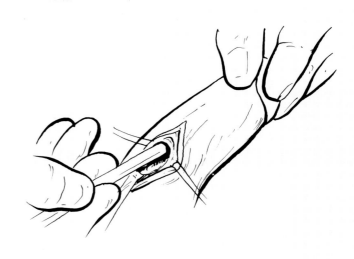

图 10-2-5

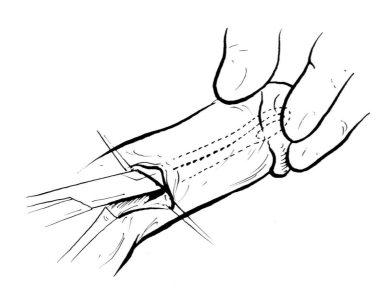

图 10-2-6

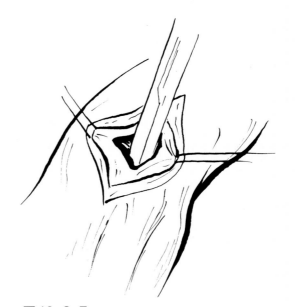

图 10-2-7

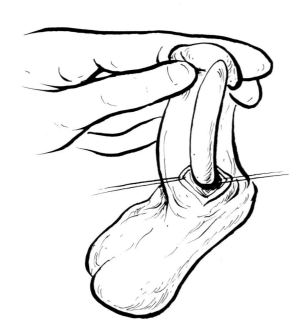

图 10-2-8

（5）假体远端弯曲成一个圈或环。在助手的协助下将假体插入海绵体内（图10-2-9）。将静脉牵引器像鞋拔子一样楔入，提起海绵体切口的远端，置入假体，测量长度。如果假体超过海绵体长度，取出后裁剪1cm或更多。如果假体太短导致龟头下垂，可在其尖部后方添加填充物。杆菌肽、新霉素冲洗切口。同法行另一侧手术。用3-0的可吸收缝线关闭白膜，检查双侧假体的位置并再次冲洗切口，4-0可吸收缝线缝合皮下组织，真皮层用4-0可吸收缝线皮内缝合（图10-2-10）。

【术中要点】

（1）外伤、阴茎异常勃起或阴茎硬结症导致扩张困难，可用长剪刀切通海绵体纤维组织后，再行扩张。如果使用尿道刀，应注意其与阴茎海绵体下象限的距离，以免损伤尿道。海绵体刀更容易操作，并避免损伤尿道。

（2）游离阴茎皮肤与海绵体白膜有损伤时，可用MARLEX（聚乙烯纤维）或涤纶网眼补片覆盖。

（3）如果尿道意外穿孔则应终止手术。留置气囊导尿管10天，6周后再次手术。

（4）如果扩张器损伤隔膜，则可在对侧龟头下触及扩张器。待扩张并先植入另一侧假体后，再转向隔膜损伤一侧反复扩张，植入假体。

（5）如阴茎脚穿孔，可继续扩张，但要注意，不要使穿孔扩大。

（6）如果阴茎脚不能支撑假体，通过折叠、缝合、修剪一个8cm×3cm可吸收合成网状补片或长度为12cm或14cm带蒂血管移植物，作为支撑末端的填充物。

（7）如果假体超过海绵体长度，取出后裁剪1cm或更多。如果假体太短导致龟头下垂，可在其尖部后方添加填充物。

（8）包皮过短不能覆盖龟头患者可出现包皮嵌顿，可能需要纵切横向缝合。

【术后处理】

术后口服抗生素7~14天。

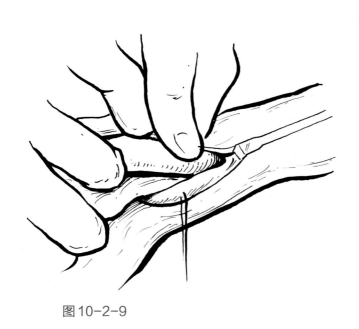

图10-2-9

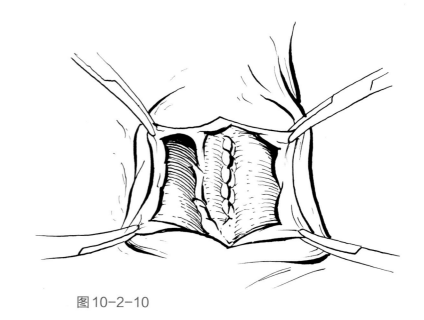

图10-2-10

经会阴途径

【禁 忌 证】　将来有可能接受尿失禁手术的患者，应避免会阴手术途径。

【麻　　醉】　全身麻醉。

【体　　位】　截石位，无菌手术塑料贴膜覆盖除肛门以外的术野。

【手术步骤】　正中或倒"U"形切口。暴露尿道球部并游离两侧组织，使两侧贯通（图10-2-11）。钝性分离坐骨海绵体肌，沿肌纤维方向分出海绵体脚。双侧海绵体脚横向固定于坐骨结节上。10号刀片在海绵体脚处做2~3cm切口，进入海绵体组织。切口两缘各缝置2-0缝线，用于牵引与固定。其余术程同阴茎阴囊途径。

冠状沟下途径

【适 应 证】　此途径适用于所有的三件套假体，但可能会引起龟头部分感觉丧失。

【麻　　醉】　局部麻醉，0.25%利多卡因10ml沿阴茎根部注入肉膜局部浸润麻醉，5ml冠状沟下浸润。将阴茎推向耻骨联合，阴茎海绵体内注射5ml。

【体　　位】　仰卧位。

【手术步骤】　近冠状沟背侧横向切口1cm，也可选择包皮环形切口，将阴茎皮肤向阴茎体中段脱套，暴露海绵体。游离背侧血管神经束，留置缝线以帮助充分暴露。两侧海绵体分别做横向1cm切口（图10-2-12）。

阴茎背侧途径

这种途径通常是不可取的，因为背侧淋巴管的阻塞可导致阴茎水肿。

【体　　位】　仰卧位。

【手术步骤】　（1）阴茎近端背侧单一切口。深达白膜，避免损伤神经血管束。牵开皮肤，两白膜预切口两侧各留置一根缝线（图10-2-13）。

（2）分别切开白膜。测量并插入假体近端（图10-2-14）。其余手术操作如前所述。

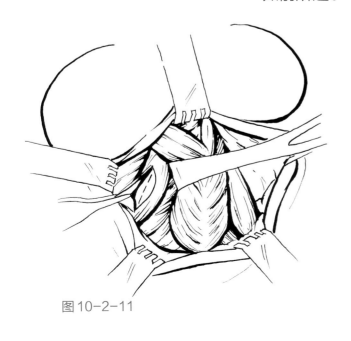

图10-2-11

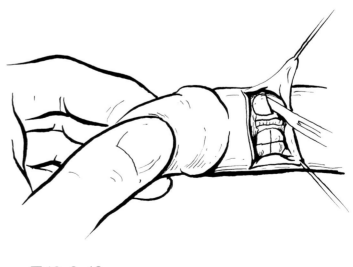

图10-2-12

285

经耻骨途径

【体　　位】　　仰卧位。

【手术步骤】　　耻骨联合下缘做一个横切口。在Buck筋膜和结缔组织下分别暴露海绵体背侧，显露光滑坚韧的白膜（图10-2-15）。避免损伤背侧神经血管束。耙形牵开器便于暴露海绵体根部，其余操作同前。

【术后处理】　　（1）扩张过度、假体过长及过早性生活均会导致坏死。嘱患者6周后方可开始性生活，植入假体过长还会导致长期疼痛或阴茎弯曲。

（2）感染是最严重的并发症，常在术后的前几周出现，可能需要取出假体。可以尝试切开引流，并给予口服抗生素和伤口冲洗，但在假体取出前不能维持时间太长。通过独立污染切口，可以取出感染组件（阴囊切口取出泵，腹股沟切口取出储液囊，手术切口取出圆柱体）。如未见明显的脓液或免疫抑制时，通过试用抗生素和细胞毒性药物及机械冲洗，多达80%的假体可以成功补救。

（3）性交或无性交时会偶发疼痛。如果持续疼痛提示假体感染。患者在寒冷的环境或寒冷天气中，感到龟头发凉，预示假体感染。

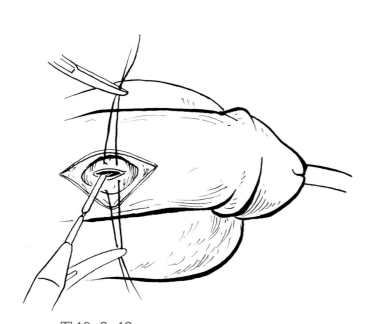

图10-2-13

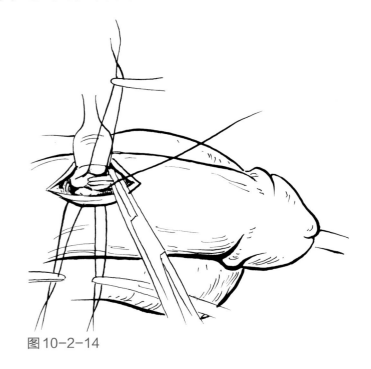

图10-2-14

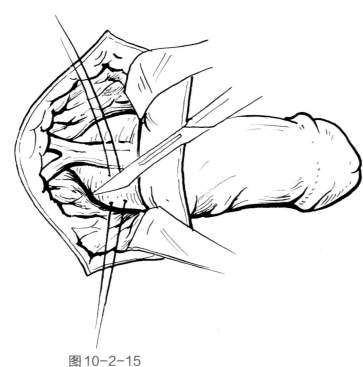

图10-2-15

充气（液）式阴茎假体植入术

充气（液）式阴茎假体又称三件套阴茎起勃器，是由硅橡胶制成的一对空心圆柱体、水囊（生理盐水100ml）、调节泵相应导管连接，利用调节泵充盈圆柱体内生理盐水诱导勃起完成性生活。由于粗细、长短、硬度均可调节，从而达到了外观最接近自然勃起，因很好的松弛度从而使隐蔽性理想，达到了较高的满意率。正是三件套阴茎起勃器的出现及随后的改进和完善使得重度ED的手术治疗发生了革命性的变化。十年内感染、糜烂、机械故障等发生率占10%左右。

适 应 证
❶ 不可逆的器质性ED。
❷ 患者熟悉各种ED治疗方法，并临床治疗效果不佳。
❸ 患者熟悉可屈性阴茎起勃器植入手术治疗效果及风险。
❹ 患者及配偶意愿强烈。

禁 忌 证
❶ 阴茎海绵体严重纤维化、阴茎明显短小者。
❷ 伴有全身严重性疾病，如心、肺、肾、肝等功能严重衰竭，恶性肿瘤晚期，严重全身出血性疾病等。
❸ 对假体严重过敏者。
❹ 患有活动性感染，尤其泌尿生殖道感染者，在感染未控制前不可手术。
❺ 重度精神心理障碍。
❻ 患者期望值过高。

术前准备
❶ 如果可能，应请患者配偶尽可能参与术前咨询，使他们充分了解各种类型假体机器优缺点。
❷ 假体植入的患者应无全身和泌尿道感染，且手术区域无皮肤破损或感染。术前1小时给予广谱抗生素。术前备皮。

麻　　醉
全麻或腰麻。

体　　位
仰卧位。

手术步骤
❶ 从耻骨联合上方1cm至阴茎根部做纵切口，或在耻骨联合中部做5cm横切口。切开皮肤、皮下组织，横行切开腹直肌前鞘，分离腹直肌，游离膀胱前间隙，用示指在腹直肌下方左侧或右侧扩大成一陷窝，以放置贮液囊（图10-3-1）。
❷ 将贮液囊置于膀胱前间隙内（图10-3-2）。在切口右侧腹直肌前鞘上戳一小孔，将贮液囊输出管从此孔或拟安放充吸泵一侧的海氏三角引出，用带钝头针的注射器注入65ml对比剂充满贮液囊，以便X线检查。仔细检查隐窝是否足够容纳贮液囊，用套硅胶管的蚊式钳夹住输出管。缝合腹直肌前鞘及皮下组织（图10-3-3）。
❸ 牵开切口下缘，在切口中线显露阴茎海绵体白膜。于右侧海绵体白膜近耻骨2cm处缝2针牵引线，在线间做一2cm长直切口（图10-3-4）。勿损伤中线的血管神经束。先用剪刀在白膜下潜行分离海绵体，接着用直

径为8~13mm的宫颈扩张器向远侧端（图10-3-5）和近侧端（图10-3-6）逐步扩张，建立隧道。

❹ 用Furlow导引器测量隧道长度。首先测量远侧端（图10-3-7），从白膜切口近端至海绵体远端的距离，在其基础上加4cm即为欲植入圆柱体的长度。增加此4cm是必要的，因假体后端至输出管出口为4cm。

❺ 其次测量切口近端至海绵体脚附着点的距离（图10-3-8），如>4cm，应选择1个假体末端延长器。因圆柱体末端至输出管出口处距离为4cm，第2步测量的距离减去4cm，即所需延长体的长度。当测量结果有半厘米的尾数时，应将其减去，假体总长要减少1个尺码。

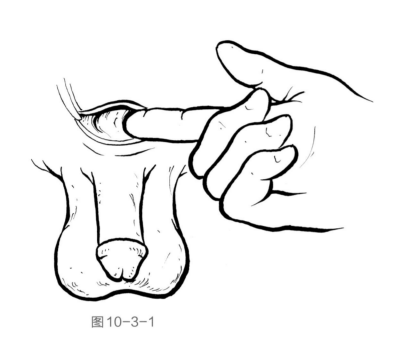

图10-3-1

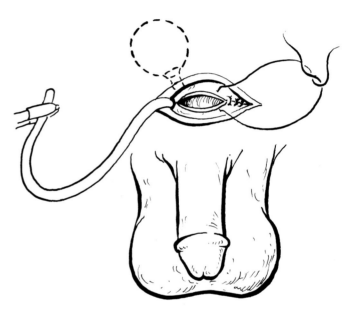

图10-3-2

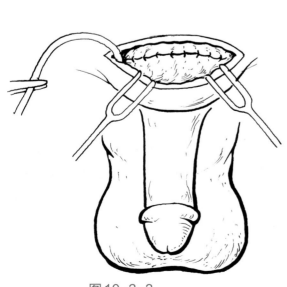

图10-3-3

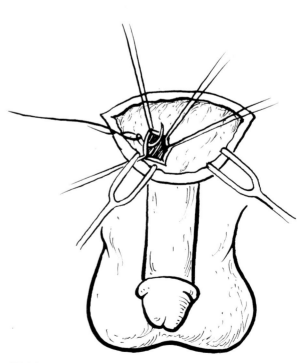

图10-3-4

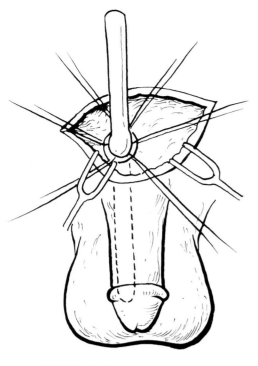

图10-3-5

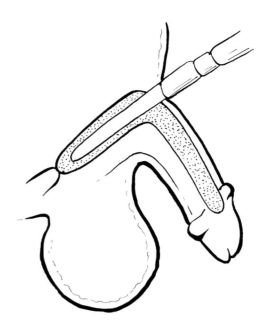

图10-3-6

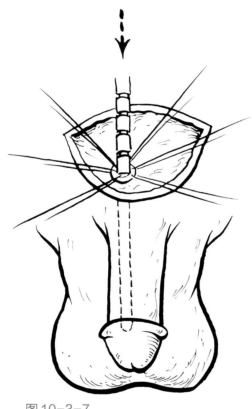

图10-3-7

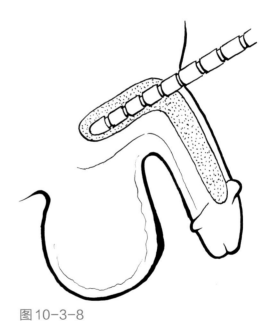

图10-3-8

❻ 在圆柱体的远端作一牵引线，牵引线挂于引导器尖端的穿刺针上（图10-3-9），在插入引导器前应将针完全缩回。在圆柱体内注入对比剂，并将空气排出，直至圆柱体变圆，勿过度膨胀。将导引器插入海绵体远端，再将针从尿道口外侧1~2cm、近侧1cm处经阴茎头穿出（图10-3-10）。拔出引导器，夹住并牵拉缝线，圆柱体即进入隧道远端（图10-3-11）。将圆柱体尾端植入阴茎脚（图10-3-12，图10-3-13）。缝合白膜（图10-3-14）。按同法植入对侧圆柱体。

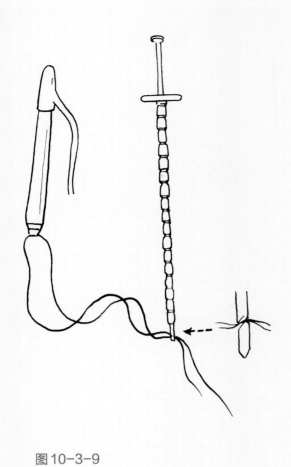

图 10-3-9

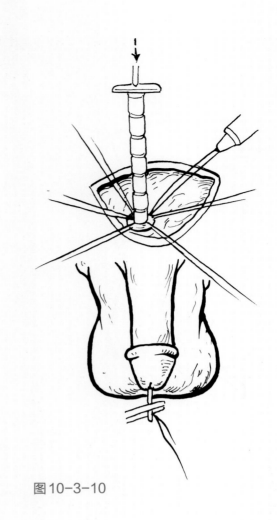

图 10-3-10

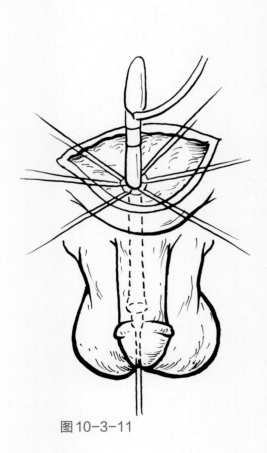

图 10-3-11

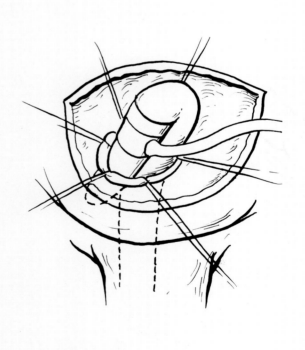

图 10-3-12

❼ 将贮液囊输出管管口放在对比剂液面以下，连续挤捏充吸泵，排出泵内空气。在睾丸和精索的外侧、阴囊肉膜层之下用手指分离出一阴囊陷窝（图10-3-15），此陷窝应足够大，以使泵位于阴囊底部，并与睾丸隔开。吸回钮应放在外侧（图10-3-16）。安放完毕，将充吸泵输入管和输出管用阑尾钳在阴囊皮下夹住，以防在连接时充吸泵被拉出。

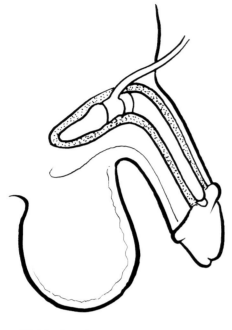

图10-3-13

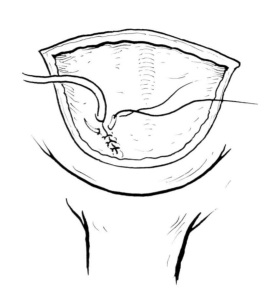

图10-3-14

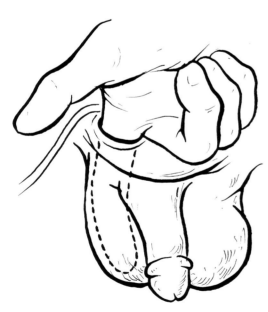

图10-3-15

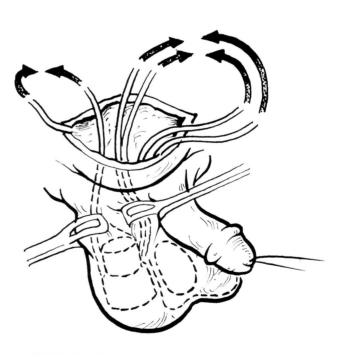

图10-3-16

⑧ 将贮液囊管与充吸泵的输入管连接，充吸泵的两根输出管分别与两圆柱体的管子连接（图10-3-17）。如采用塑料快捷接头，则先在管端套上夹环，将接头插入一侧管端，冲洗导管，然后插入另一端，最后用装配工具扣住夹环和接头。如管子过长，可适当剪短，但不宜过短。过短易将充吸泵提至腹股沟外环，造成操作困难。

⑨ 导管连接毕，可试验充吸泵数次，确信假体能匀称地膨胀，准确位于阴茎头下，并能按要求瘪缩，剪断并抽出阴茎头牵引线。

⑩ 检查白膜切口的缝线。确信充水时圆柱体无破裂，将液体放出。绕导管分两层缝合切口，皮下和阴囊底部放置引流条，24~48小时拔除。尿道内留置一根较细的气囊尿管，保留过夜。

术后处理　❶ 术后1周，大多数患者需要口服镇痛药。

❷ 术后次日早晨拔出导尿管和引流管，嘱患者用阴囊托或紧身内裤将阴茎固定于小腹。

❸ 术后4周内禁止重体力劳动，以避免贮液囊移位。

❹ 在4~6周伤口完全愈合时，指导患者进行充液与放液训练。然后患者可使用该假体进行性生活。

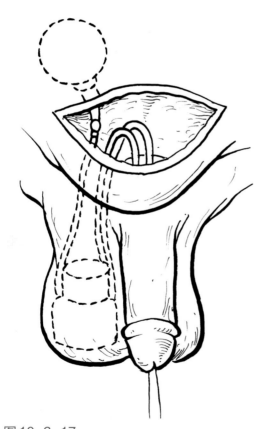

图10-3-17

第四节　阴茎动脉重建术（微血管动脉旁路手术）

适 应 证

❶ 年轻并且心理状态稳定，年龄<55岁。

❷ 无血管危险因素（糖尿病、高血压、冠心病、吸烟、高胆固醇血症）。

❸ 急性或慢性会阴或盆腔创伤病史（明显外伤史、可能的外伤史）。

❹ 没有神经性勃起功能障碍的证据（例如多发性硬化症、盆腔手术、腰骶神经根病等）。

❺ 无激素异常。

❻ 无活动性精神障碍（严重抑郁症、躁郁症、精神分裂症）证据。

❼ 没有证据表明患有佩伦涅病。

❽ 不存在早泄问题。

❾ 阴茎CDDU（阴茎彩色多普勒超声）+ICI（阴茎海绵体血管活性药物注射）检查PSV（收缩期阴茎动脉最大血流速度）<25cm/s，且未发现静脉闭塞功能障碍（静脉瘘）的证据。

❿ 阴茎CDDU和选择性阴部内动脉造影提示阴茎或海绵体动脉的局灶性闭塞性疾病。

⓫ 难以治疗的勃起功能障碍类型（硬度减弱、时间缩短、维持勃起的能力变化不定）。

⓬ 曾经保守治疗失败（对小剂量海绵体药物注射能维持持久、相对较硬的勃起），海绵体ICI无效，不希望长期依赖药物及器械，非常渴望自然、自主、持久、坚硬的勃起。

术前准备

❶ 询问病史确定病情是否稳定，是否有高血压、糖尿病及家族遗传病史，仔细查体等。

❷ 所有患者术前使用血管活性药物口服或海绵体注射，无效时方可考虑手术。

❸ 全身器官功能评估，包括三大常规检查、血生化、心电图、胸片、性激素水平、C反应蛋白、血脂、甲状腺激素水平等。

❹ 伴有糖尿病、高血压、高脂血症、甲亢（甲状腺功能亢进症）等内科疾病者，在有效控制原发疾病后才可考虑手术。

❺ 术前测量疲软和牵拉阴茎长度。

❻ 阴茎血管及勃起功能评估　包括NPTR（夜间阴茎勃起硬度和膨胀度）检测、IIEF-5评分（国际勃起功能指数评分）、阴茎CDDU+ICI检查观察动脉血流量情况[PSV、EDV（舒张末期阴茎血流速度）]和血流指数（RI）评估是否存在ED、静脉瘘。必要时行海绵体造影了解静脉瘘情况。

❼ 髂内动脉造影或选择性阴部内动脉造影明确动脉阻塞的部位、程度、范围及腹壁下动脉（供体血管）是否合适，为设计手术方案提供可靠依据。

❽ 行阴茎神经电生理检查排除神经性勃起功能障碍。

293

⑨ 吸烟者要完全戒烟。

⑩ 与患者及性伴侣共同讨论手术方案、预期的效果、并发症及应急预案等，取得知情同意，并上报医院伦理道德委员会批准。

一　腹壁下动脉－阴茎背动脉吻合术

适 应 证　动脉性ED。尤其是骨盆骨折或会阴部外伤引起的小动脉阻塞，无并发全身性动脉硬化症、内分泌性及神经性勃起功能障碍的年轻患者。

禁 忌 证　全身动脉硬化或大静脉闭塞障碍患者不适合此类手术。

术前准备　同前述。术前使用抗生素预防感染（青霉素过敏者使用头孢唑林钠或万古霉素）。

麻　　醉　采用全身麻醉或连续硬膜外麻醉。

体　　位　取仰卧位，双腿稍外展。腹部及会阴部仔细备皮、消毒、铺巾，然后置入16Fr导尿管。因手术时间较长（多超过5个小时），建议使用四肢护垫等来防止短暂神经麻痹发生。手术过程中上肢血压计袖带在两上肢间交替使用可起到保护血管神经的作用。

手术步骤　❶ 切口的选择　①下腹部中线切口，必要时可通过该切口选择从腹直肌内面分离双侧腹壁下动脉束（图10-4-1）；②阴茎根部阴囊前侧切口，此切口适用于静脉性手术及血管重建中受体血管阴茎背动脉的准备（图10-4-2）；③腹部横行半月形切口（起点约在从耻骨至脐下全长的下11/16处，再沿皮纹向旁侧延长约5cm）或者腹部正中旁切口（于一侧腹中线旁两指做腹部切口，长约18cm），便于分离腹壁下动脉丛，横切口刀口愈合后更美观（图10-4-3）。

❷ 腹壁下动脉的暴露　取腹部半月形横切口，垂直切断腹直肌筋膜，找出腹直肌和其下腹膜外脂肪的分界线，进入腹膜外间隙，腹壁下动脉和伴行静脉就在腹直肌深面的腹膜外间隙。腹壁下动脉要连同周围静脉及脂肪组织一起整块游离，游离的腹壁下动脉要足够长以减小微血管吻合处张力。在脐平面腹壁下动脉远端分叉处横断，结扎近心端（图10-4-4）。

❸ 新供血血管腹侧转移通道的建立　确认供体动脉同侧的内环在腹壁下动脉起始部的内侧。用手指沿着腹股沟管钝性分离，长细血管钳穿过阴茎固定韧带的开窗和腹股沟外环，手指引导至内环口，钳夹横断的腹壁下动脉断端，向下翻转腹壁下血管束，穿过腹股沟内环把腹壁下血管束转移至阴茎基底部（图10-4-5）。彻底止血后分两层关闭腹壁切口。

❹ 供血血管转移至阴茎根部通道的建立　通常在阴茎固定韧带和悬韧带连接处附近，即固定韧带近侧做小切口开窗经腹股沟管向对侧内环方向钝性分离，以建立一条通道使腹壁下动脉从腹部到达阴茎根部（图10-4-6）。

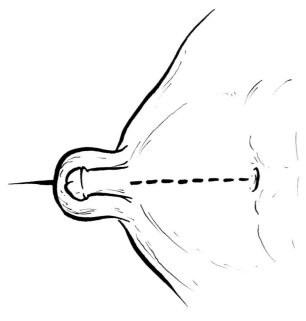

图 10-4-1

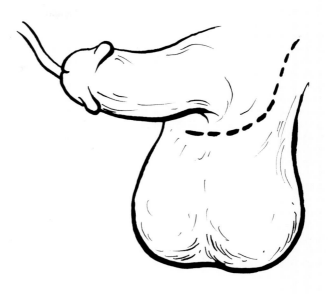

图 10-4-2

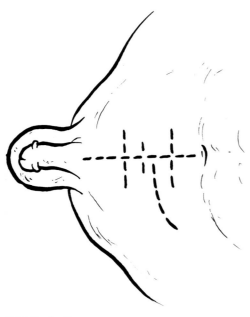

图 10-4-3

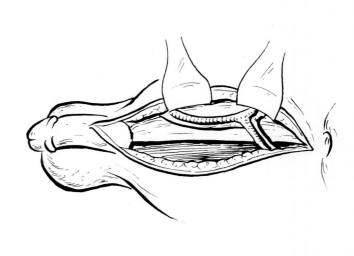

图 10-4-4

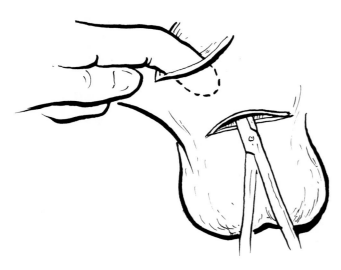

图 10-4-5

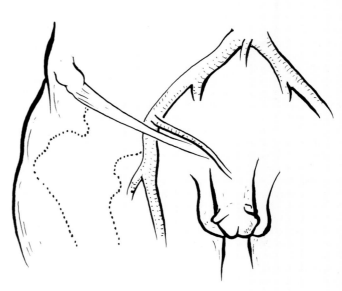

图 10-4-6

❺ 阴茎背动脉的显露　取阴茎旁腹股沟阴囊切口（此切口提供暴露阴茎体动静脉、保护阴茎固定韧带及悬韧带的满意入路）（图10-4-2）。通常情况下，该切口位于选定的腹壁下动脉的对侧，也可以同侧。电刀切过肉膜，牵拉阴茎并在精索的下方和深面，用手指沿白膜向阴茎干钝性分离，小心将阴茎头推向切口，将阴茎从此切口翻出（图10-4-7），手指钝性分离阴茎干远端确定一个Buck筋膜与Colles筋膜间的间隙并放置引流管，以免阴茎缩回。剪开Buck筋膜。

❻ 微血管吻合　将沿转移通道搏动的腹壁下动脉靠近受体阴茎背动脉，选择方便的位置进行血管吻合。吻合方式要根据动脉造影和二维多普勒结果确定。

（1）MichalⅡ腹壁下动脉–阴茎背动脉端侧吻合术（图10-4-8）：将腹壁下动脉与选择并准备好的阴茎背动脉行端侧吻合。在白膜附着点分离出一段适合吻合的阴茎背动脉，注意避免损伤与阴茎海绵窦动脉的任何交通支。阻断游离的背动脉，仔细修剪腹壁下动脉远端及背动脉游离端血管外膜以避免术后血栓形成。在10倍手术显微镜下，在预期吻合点用10-0缝线沿阴茎背动脉的纵轴缝合1针，针距1mm，拉紧缝线，用小弯剪椭圆形切开动脉壁，形成1个1.2~1.5cm的水平切口（图10-4-9），吻合前用稀释的罂粟碱、肝素进行管腔灌洗。用10-0无损伤尼龙线在无张力、无扭曲的状态下先缝合吻合口两个尖端，每边间断缝合3~5针，然后缝合对侧。

（2）Hustoni腹壁下动脉–阴茎背动脉端端吻合术：同样在10倍手术显微镜下将腹壁下动脉与阴茎背动脉行10-0无损伤尼龙线对合间断缝合（图10-4-10，图10-4-11）。

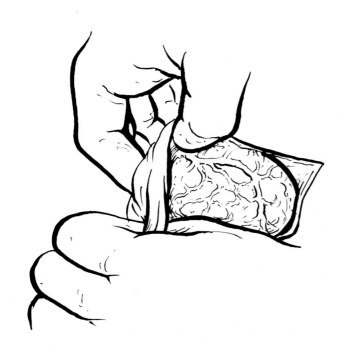

图10-4-7

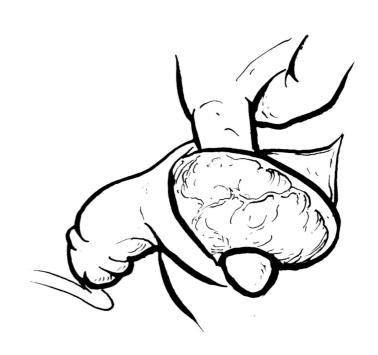

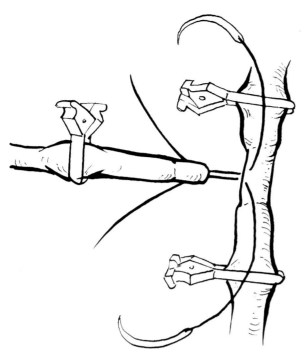

图 10-4-8

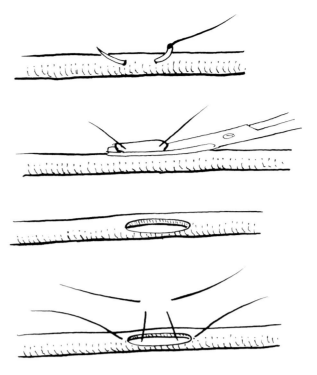

图 10-4-9

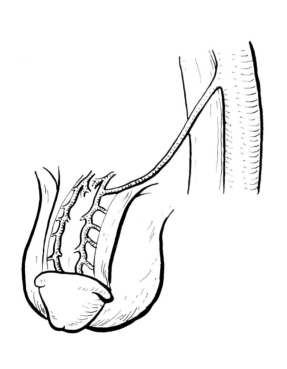

图 10-4-10

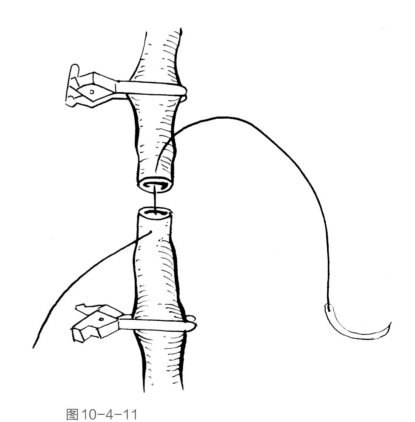

图 10-4-11

❼ 检查吻合口及吻合通畅情况 松开临时阻断阴茎背动脉的血管夹后,应看到在吻合段全长及上端的腹壁下动脉存在血管搏动,移走腹壁下动脉阻断血管夹,吻合口的动脉搏动强度会增强,此迹象证明血管吻合成功。检查吻合口,有时需要应用少量的止血材料来帮助血管壁缝针针孔的止血。

❽ 关闭切口 彻底止血、清点手术器械及纱布无误后逐层关闭,腹股沟阴囊切口包扎,无须放引流。留置导尿管。阴茎固定于轻度背伸状态。

❶ 分离腹壁下动脉的范围要求从髂外动脉起始部到平脐水平15~20cm。分离过程中应当在腹壁下动脉局部使用罂粟碱，防止血管痉挛；为防止热损伤，要使用低电流微双极电刀，电流强度只维持正常电凝止血。

❷ 新供血血管需确认血管搏动有力，并且有足够的长度；检查腹壁下动脉的起始部是否扭转，如有需及时纠正。

❸ 阴茎背动脉通常非常明显，位于阴茎背深静脉外侧及阴茎背神经内侧，阴茎背动脉近端走行于阴茎固定韧带下方，小心勿伤及该韧带。在动脉吻合手术中，要尽量少分离阴茎背动脉，以减少其缺血性、机械性和热损伤。为了防止损伤引起的血管痉挛，可用罂粟碱局部反复冲洗，这样可以在阴茎背动脉分离过程中保证血管内皮及平滑肌细胞的形态完整，此步骤非常关键。

❹ 吻合血管时所有吻合口缝线必须等距，避免吻合不均匀。

术后处理

❶ 观察阴茎头颜色及张力。

❷ 术后静脉输注抗生素7天。

❸ 低分子右旋糖酐200~500ml；5%葡萄糖注射液500ml+复方丹参注射液10ml，连续5~7天静脉滴注。

❹ 肌内注射罂粟碱30mg或妥拉唑林25mg，每天2次，共5~7天。

❺ 口服阿司匹林肠溶片0.1g/d，共6个月。

❻ 术后反复勃起，吸入亚硝基异戊酯有一定的作用。

❼ 阴茎异常勃起并超过5小时，可行海绵体抽吸放血或/和海绵体局部注入间羟胺1~3mg，一般能缓解。

❽ 术后6周内禁止性生活。

二　腹壁下动脉-阴茎背深静脉吻合术（背深静脉动脉化）

适应证

❶ 动脉性ED和部分以静脉闭合功能不全为主的混合性ED。

❷ 糖尿病性阴茎供血不足。

禁忌证

❶ 背深静脉栓塞。

❷ 阴茎海绵体纤维化。

❸ 伴发大动脉或全身动脉粥样硬化者。

术前准备　同前述。

麻醉　全麻。

体位　同前述。

手术步骤

❶ 切口的选择　同前述。

❷ 腹壁下动脉的暴露　同前述。

❸ 新供血血管腹侧转移通道的建立　同前述。

❹ 供血血管转移至阴茎根部通道的建立　同前述。

❺ 阴茎背深静脉的显露　同样取阴茎旁腹股沟阴囊切口。将阴茎从此切口顺利翻出，手指钝性分离阴茎干远端确定一个Buck筋膜与Colles筋膜间的间隙并放置引流管，以免阴茎缩回。剪开Buck筋膜，沿海绵体沟分离出背深静脉及其属支，尽可能向近心端分离达悬韧带，采用Furlow-Fisher术式（腹壁下动脉－背深静脉端侧吻合术，背深静脉近端结扎＋远端背深静脉结扎），无损伤血管夹夹闭静脉近心端结扎，同时结扎靠近阴茎头部分背深静脉分支。在背深静脉远端侧面剪一合适大小的吻合口，用肝素等渗盐水灌注远端，夹闭备用。注意保护背深静脉旁的背动脉和神经。

❻ 微血管吻合　采用Furlow-Fisher术式。将腹壁下动脉沿转移通道靠近阴茎根部已准备好的阴茎背深静脉行端侧吻合（图10-4-12）。在10倍手术显微镜下，吻合前再次用肝素进行管腔灌洗。用10-0无损伤尼龙线在无张力、无扭曲的状态下先缝合吻合口两个尖端，每边间断缝合3~5针，然后缝合对侧。所有吻合口缝线必须等距，避免吻合不均匀。

❼ 检查吻合口及吻合通畅情况　松开临时阻断阴茎背深静脉的血管夹后，应看到背深静脉有明显血管搏动，此迹象证明血管吻合成功。检查吻合口，有时需要应用少量的止血材料来帮助血管壁缝针针孔的止血。一般吻合后阴茎头的周径较前增加3cm左右。

❽ 关闭切口　彻底止血、清点手术器械及纱布无误后逐层关闭腹股沟阴囊切口并包扎，无须放引流。留置导尿管。阴茎固定于轻度背伸状态。

术后处理　同前述。

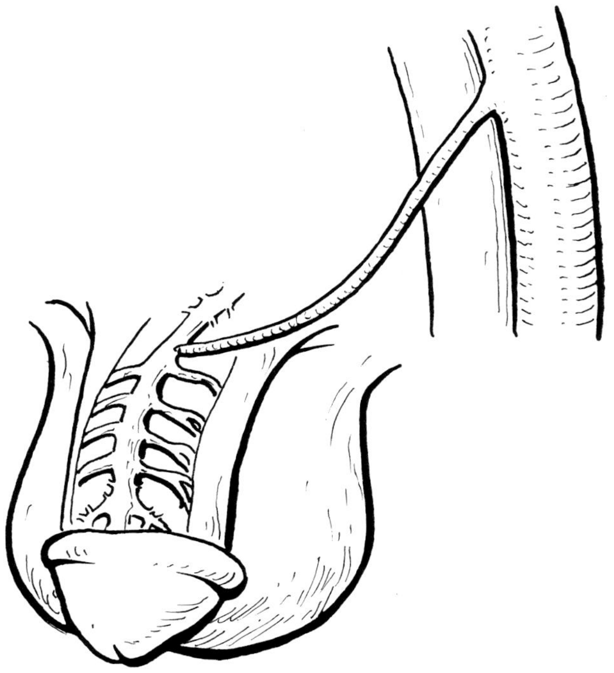

图10-4-12

是对受体血管的改进，包括Hauri术式及Lobelenz术式。Hauri法是纵行切开阴茎背动脉和阴茎背深静脉1.5~2cm，两者的邻近侧壁在10倍手术显微镜下用7-0无损伤尼龙缝线连续缝合，形成共同的血管后壁，随后将供体腹壁下动脉行端侧吻合（图10-4-13）。Lobelenz等人对其进行改良，即游离阴茎背动脉近端和远端后，与阴茎背深静脉进行端侧吻合，然后把腹壁下动脉拉下来与阴茎背深静脉行端侧吻合。

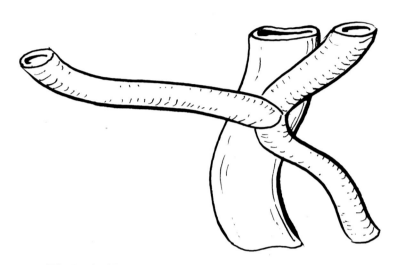

图10-4-13

四   股动脉－反转隐静脉－阴茎背动脉或阴茎背深静脉吻合术

另一种代替腹壁下动脉作为供体血管。取一段大隐静脉作为搭桥血管，反转后先与股浅动脉行端侧吻合，然后将该血管吻合到阴茎受体血管上。包括Grespo术式：股动脉－隐静脉－阴茎背动脉吻合术；LeVeen-Diaz术式：股动脉－隐静脉－阴茎背深静脉吻合术。

术后并发症的防治

❶ 阴茎头充血水肿   由于血管吻合后阴茎动脉供血量过大，特别是腹壁下动脉与阴茎背深静脉吻合后，增加了阴茎头供血量；操作中损伤淋巴管等。阴茎头肿大、呈暗红色，可出现水疱。术后24小时应用小张力弹性包扎阴茎。轻到中度的水肿一般术后2~3周消退。

❷ 阴茎异常勃起   由于血管重建后阴茎血供量过大或是血气异常导致血流动力学变化出现阴茎长时间持续勃起。可在适当时候予以间羟胺等血管收缩药对症处理，严重者结扎吻合动脉。预后较好。

❸ 术后勃起功能障碍   大多数可能是由于血栓形成、动脉痉挛、吻合失败；部分患者由于术前评估错误、手术选择不当；部分患者可由神经精神因素引起。应重新评估、选择术式。术后予以活血化瘀药物可改善。部分患者予以血管扩张剂（磷酸二酯酶Ⅴ型抑制剂）可出现勃起。效果不理想需要考虑行阴茎假体置入术。所以应合理术前评估、规范血管外科操作、合理应用抗凝剂和血管扩张药。

❹ 阴茎麻木（或感觉迟钝）和瘢痕收缩　两个重要的并发症，其发生率为20％。如果没有完全切断主要的阴茎感觉神经，阴茎的感觉通常可以在术后12~18个月恢复。保留阴茎悬韧带和固定韧带可以显著减少阴茎缩短的发生。严重的瘢痕收缩造成的阴茎缩短有时需要行瘢痕松解术。

❺ 其他并发症　吻合口破裂、切口感染、术区血肿等。予以止血、抗感染、重新吻合、正确引流等处理。术者要有良好的显微吻合技术，患者术后早期适当抑制勃起、6周内禁止性生活、预防性应用抗生素、术中彻底止血。

第五节　阴茎海绵体硬结症的手术治疗

一　阴茎白膜折叠术

适应证

❶ 病情稳定，发病至少12~18个月，6个月稳定的弯曲畸形者。

❷ 30°＜阴茎弯曲角度＜60°，斑块长轴长度＜2cm者。

❸ 先天性阴茎弯曲和旋转者。

❹ 无静脉瘘及海绵体挛缩畸形者。

❺ 勃起功能正常或勃起功能不全者（口服磷酸二酯酶Ⅴ型抑制剂治疗效果满意者）。

❻ 预测阴茎长度损失＜20％者。

❼ 有明显痛性勃起，阴茎弯曲导致性交困难者。

禁忌证

❶ 阴茎弯曲凸面海绵体严重挛缩或狭窄者。

❷ 小阴茎者（与弯曲角度无关）。

❸ 弯曲角度＞60°，斑块长轴长度＞2cm者。

❹ 阴茎持续疼痛者。

❺ 自信心差，非常关注阴茎大小及有心理障碍者。

❻ 有精神疾病者。

术前准备

❶ 询问病史确定病情是否稳定，是否有高血压、糖尿病及家族遗传病史，仔细查体等。

❷ 进行男性性健康问卷（SHIM）及Peyronie疾病问卷（PDQ）调查评估。

❸ 全身器官功能评估，包括常规检查、血生化、心电图、胸片、性激素水平、C反应蛋白等。

❹ 术前测量牵拉阴茎长度或勃起时阴茎长度并明确弯曲的部位、方向与程度。

❺ 阴茎血管及勃起功能评估　包括NPTR检测、IIEF-5评分、阴茎CDDU+ICI检查观察血管情况和血流指数评估是否存在ED、静脉瘘及测量斑块位置、大小。

❻ 与患者及性伴侣共同讨论手术方案、预期的效果、并发症及应急预案等，取得知情同意，并上报医院伦理道德委员会批准。

❼ 术前应向患者及性伴侣告知手术目的是纠正阴茎弯曲，但会使阴茎长度适当缩短，并有影响阴茎勃起功能及性交活动的可能。

麻　　醉　　采用硬膜外阻滞麻醉或脊椎麻醉（腰麻）。

体　　位　　平卧位。

Nesbit术

手术步骤及
术中要点

采用椭圆形或梭形切除阴茎弯曲对侧凸面白膜，横行缝合矫直阴茎弯曲。

（1）包皮环切切口：距冠状沟0.5cm处环形切开皮肤及Colles筋膜，沿Buck筋膜平面钝性分离，将阴茎皮肤及筋膜完全游离拖套至阴茎根部，止血，拖套包皮温盐水覆盖，保护阴茎皮肤免受损伤（图10-5-1）。

（2）在阴茎根部置橡皮止血带，一侧海绵体灌注生理盐水（40~80ml），使阴茎充分勃起，确定白膜斑块位置与大小，确定阴茎弯曲程度和弯曲最突出的位置（图10-5-2）。

（3）阴茎向背侧及腹侧弯曲的暴露

1）阴茎向背侧弯曲者：需先留置16Fr Foley导尿管，再将尿道及尿道海绵体从白膜表面分离，牵开并保护（图10-5-3）。充分暴露两侧阴茎海绵体腹侧最明显的凸面，根据弯曲曲率每10°约1mm计算切除适当大小的椭圆形或梭形白膜各1块（图10-5-4），然后用4-0聚丙烯线分别横行缝合（图10-5-5）。再行阴茎人工勃起，了解矫直效果，如不满意，可如上述再行多处白膜切除缝合，直到阴茎完全矫直为止。

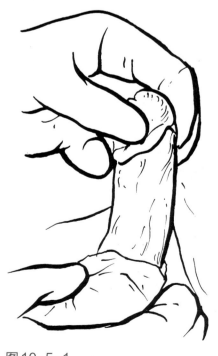

图10-5-1

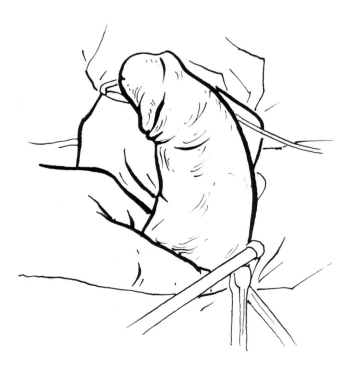

图10-5-2

2）阴茎向腹侧弯曲者：于阴茎海绵体与尿道海绵体交界处纵行切开Buck筋膜，沿Buck筋膜与白膜之间向背侧分离，将背侧神经血管束牵开并保护（图10-5-6）。在背侧显露弯曲最明显处的凸面白膜，根据弯曲曲率每10°约1mm计算切除适当大小的椭圆形或梭形白膜各1块，用4-0聚丙烯线分别横行间断缝合白膜切口（图10-5-7）。再行阴茎人工勃起，了解矫直效果，如不满意，可如上述再行多处白膜切除缝合，直到阴茎完全矫直为止（图10-5-8）。

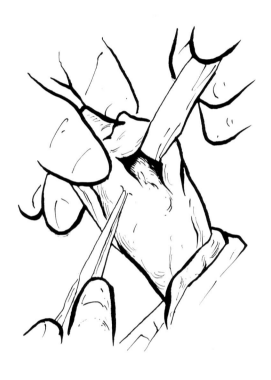

图10-5-3

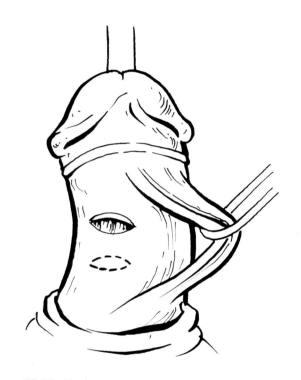

图10-5-4

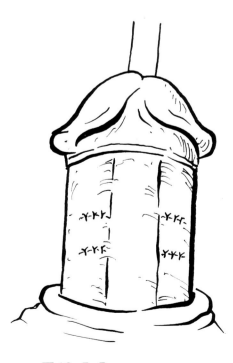

图10-5-5

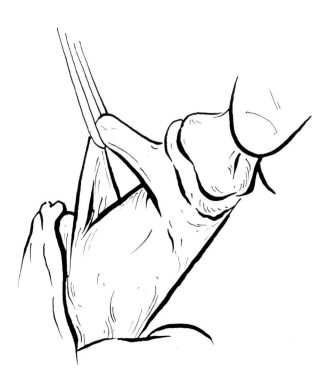

图10-5-6

303

3）回复拖套包皮，包皮过长者同时行包皮环切术，彻底止血，可吸收细针细线缝合Buck筋膜、Colles筋膜及皮肤（图10-5-9），留置导尿管，阴茎适当加压包扎。

术后处理　❶ 术后24小时冷敷阴茎，术后1周口服镇静剂和雌激素防止阴茎勃起。

❷ 留置导尿管1周左右。

❸ 抗生素预防感染3天。

❹ 禁止性生活6~8周。

❺ 术后2周开始嘱患者行按摩伸展治疗。

术后并发症　阴茎缩短、切口感染、阴茎血肿、阴茎缩窄或凹陷、勃起功能障碍、阴茎感觉及触觉减退、缝线肉芽肿、尿道损伤及阴茎神经血管束损伤等。

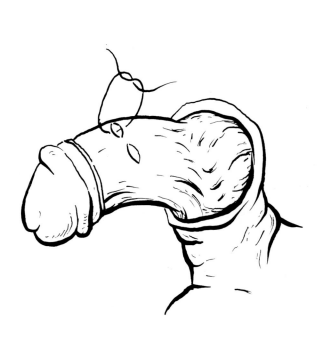

图10-5-7

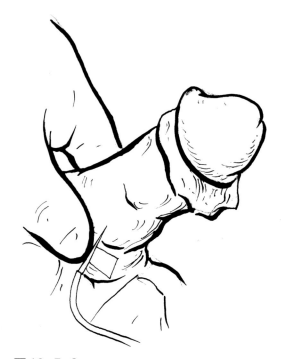

图10-5-8

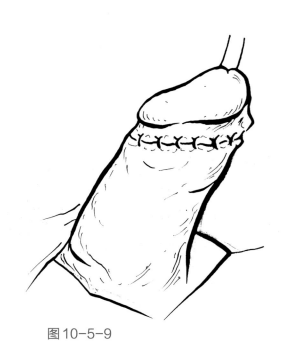

图10-5-9

二　阴茎白膜延长术

适 应 证

❶ 病情稳定，发病至少12~18个月，6个月稳定的弯曲畸形者。

❷ 阴茎弯曲角度>60°，斑块长轴长度>2cm，导致性交困难者。

❸ 阴茎严重缩短变形或严重挛缩变形者。

❹ 有静脉瘘者。

❺ 勃起功能正常或勃起功能不全者（口服磷酸二酯酶Ⅴ型抑制剂治疗效果满意者）。

❻ 保守/微创治疗失败；广泛的钙化斑块；患者最迅速、最可靠畸形矫直的期望。

禁 忌 证

❶ 与弯曲无关的ED患者。

❷ 阴茎背动脉与海绵体动脉有大的交通支者。

❸ 阴茎感觉迟钝者。

❹ 患者及家属期望值过高者。

术前准备　同阴茎白膜折叠术。

麻　　醉　采用硬膜外阻滞麻醉或全麻。

体　　位　平卧位。

手术步骤

❶ 切口的选择与斑块的暴露　手术步骤见Nesbit术1及3。

❷ 背侧斑块的切开或切除　预防性背深静脉及分支结扎，在Buck筋膜背侧正中线切开（图10-5-10），暴露背深静脉（图10-5-11），可见卷曲的背动脉及旋静脉。挑起并紧贴背深静脉分离，将导静脉分离结扎，在冠状静脉和背静脉近端缝扎（图10-5-12）。

❸ 提起斑块部位Buck筋膜，在其下解剖近、远端及横断面（如图10-5-13虚线所示），解剖面应足够大，使斑块切除或切开不受干扰及损伤背神经。

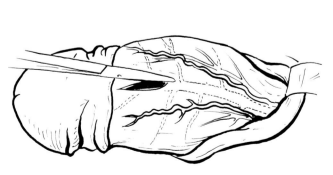

图 10-5-10

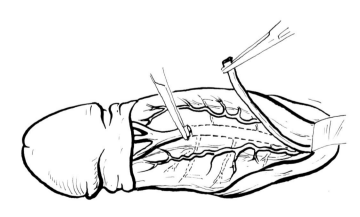

图 10-5-11

❹ 人工阴茎勃起，确定斑块位置及大小，在近、远端及两侧做标志线，用记号笔标记预行的切口。

❺ 根据斑块大小行滑行H形、改良的滑行H形或水平双Y形切口。

❻ 采用滑行H形切口，H形切口定位在最大曲度处（图10-5-14）。在斑块中间横断切开呈H瓣，深达白膜全层至海绵体表面，将下方勃起相关组织掀起，分离近、远端纵隔纤维束，向后分离至正常白膜（图10-5-15），使阴茎得以充分伸直。提起组织瓣，取矢状切口修剪，使周围缺损保留一定的伸展度（图10-5-16）。

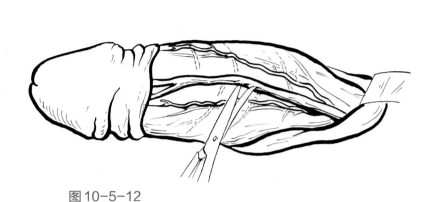

图10-5-12

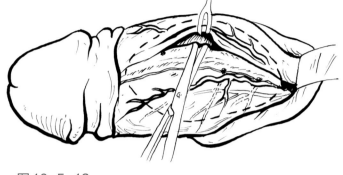

图10-5-13

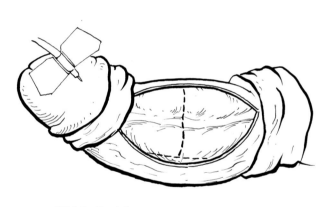

图10-5-14

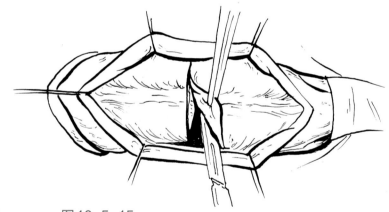

图10-5-15

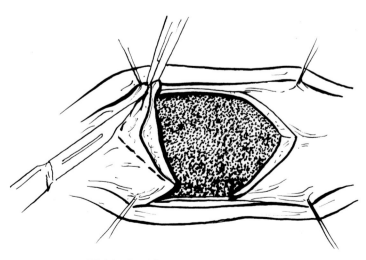

图10-5-16

❼ 改良的滑行H形切口（图10-5-17），切开后同样分离近、远端纵隔纤维束，向后分离至正常白膜（图10-5-18），切除中间横跨纤维索条（图10-5-19）。

❽ 水平双Y形切口。在曲率最大处做一I形纵行切口，向两边切出呈"＞—＜"形（图10-5-20），同H形切口游离近、远端纵隔纤维束，至正常白膜，修剪组织瓣（图10-5-21）。用移植物填充与白膜缝合。

❾ 牵拉阴茎处于伸直状态，缝合组织瓣边缘，形成一方形海绵体白膜切口缺损（符合几何原理）并测量缺损大小。

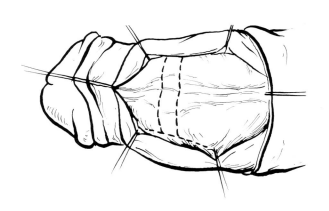

图10-5-17

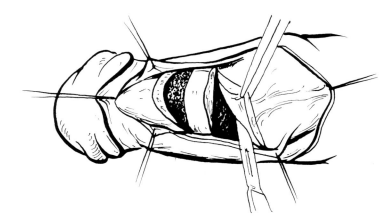

图10-5-18

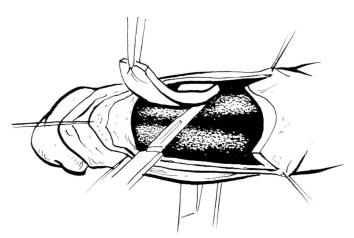

图10-5-19

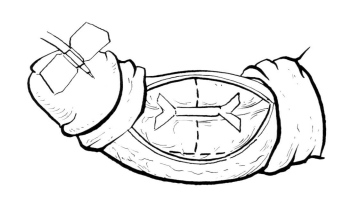

图10-5-20

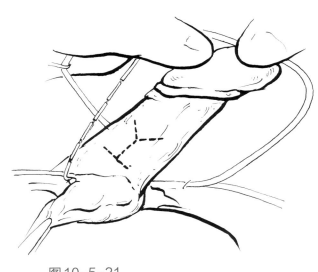

图10-5-21

⑩ 补片的选择与修补　补片常用大隐静脉、睾丸鞘膜、真皮（人）、人或牛心包膜、SIS（小肠黏膜下层）、颊黏膜等填充。以大隐静脉为例，选择大腿部切口，切取一段大隐静脉，纵行剖开血管管腔，呈瓦片样。血管内膜覆盖暴露的白膜缺损，4-0聚丙烯线连续缝合管壁与白膜。如缺损较大，需切取多段静脉，剖开后用4-0聚丙烯线连续缝合成较大的补片。将成形的静脉补片用4-0聚丙烯线连续缝合在白膜缺损处（图10-5-22，图10-5-23）。

⑪ 进行重复人工勃起，以评估矫正程度。在对侧需要的相应地方，折叠缝合白膜，使阴茎完全矫直（图10-5-24）。

⑫ 拖套包皮回复缝合。留置导尿管，阴茎适当加压包扎。

术中要点

❶ 应充分切除斑块。

❷ 避免损伤阴茎神经。

❸ 缝合确切，缝合后行人工勃起进行评价。

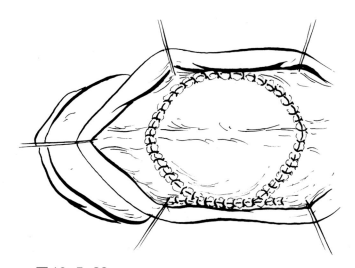

图10-5-22

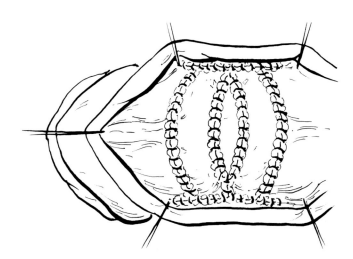

图10-5-23

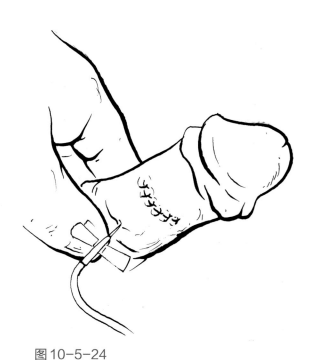

图10-5-24

术后处理	❶ 术后24小时冷敷阴茎，术后1周口服镇静剂和雌激素防止阴茎勃起。
	❷ 留置导尿管1周左右。
	❸ 抗生素预防感染3天。
	❹ 禁止性生活6~8周。
	❺ 术后2周开始嘱患者行按摩伸展治疗。

第六节　　阴茎异常勃起的手术治疗

适 应 证	保守治疗无效的阴茎异常勃起。
禁 忌 证	❶ 不能接受术后可能ED的患者。
	❷ 患者及家属期望值过高者。
术前准备	❶ 完善神经系统、血液系统检查，明确病因。
	❷ 术区备皮。
麻　　醉	椎管内麻醉或全麻。
体　　位	仰卧位。
手术步骤	❶ 海绵体穿刺放血及冲洗　采用18号穿刺针或克氏针，从阴茎头背侧刺入一侧阴茎海绵体，深4~5cm。挤压阴茎，抽吸出黏稠血液，一通路用肝素生理盐水或单纯生理盐水反复冲洗，另一通路持续引流，直至新鲜血液流出，阴茎松软为止，后拔出针头，针眼压迫5分钟，用细丝线缝合阴茎头穿刺孔。敷料加压包扎，必要时可重复该操作。抽吸后可注入α肾上腺素能受体激动剂，在此过程中应严格监测心血管系统情况（图10-6-1）。

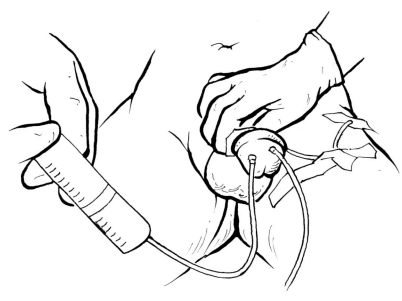

图10-6-1

❷ 阴茎头–阴茎海绵体刀戳分流术（Winter shunt 分流术） 于阴茎头背侧对准一侧阴茎海绵体，垂直刺入一手术尖刀，戳切坚韧的白膜，戳切的深度为 4~5cm（图10-6-2，图10-6-3），待阻力突减流出暗红色血液后，再将刀刃旋转 90°，再一次切割白膜呈"十"字形（图10-6-4），以达到充分引流目的，挤压阴茎，排出淤血。此外可在阴茎根部向阴茎海绵体刺入一 18 号粗针头，注入肝素等渗盐水进行灌注冲洗，待戳口流出新鲜血液后，用细丝线缝合阴茎头戳切口。

❸ Al-Ghorat shunt 分流法 于阴茎头背侧距冠状沟 1cm 处做一长约 2cm 的横切口，切开阴茎头组织直达阴茎海绵体末端，将左右阴茎海绵体末端分别剜去直径 0.5cm 大小白膜 1 块，挤出阴茎海绵体内暗红色黏稠血液，并用肝素等渗盐水反复冲洗，直到有新鲜血液流出，缝合阴茎头切口（图10-6-5，图10-6-6）。

❹ 经会阴阴茎海绵体–尿道球部尿道海绵体分流手术 经会阴纵行或 U 形切口（图10-6-7），切开皮肤、皮下肉膜层，分离显露尿道海绵体和阴茎海绵体，自尿道一侧分离阴茎海绵体至中线汇合处，切除阴茎海绵体白膜 1~1.5cm（图10-6-8），排出淤血，肝素生理盐水（肝素 12 500 单位＋生理盐水 500ml）冲洗阴茎海绵体至疲软，于对应尿道海绵体处切除相应大小白膜，侧侧吻合尿道海绵体和阴茎海绵体，逐层关闭切口（图10-6-9，图10-6-10）。

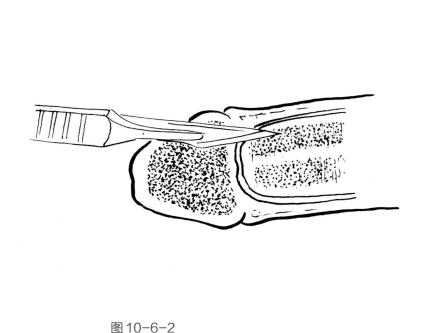

图 10-6-2

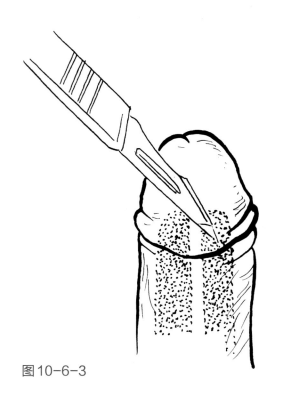

图 10-6-3

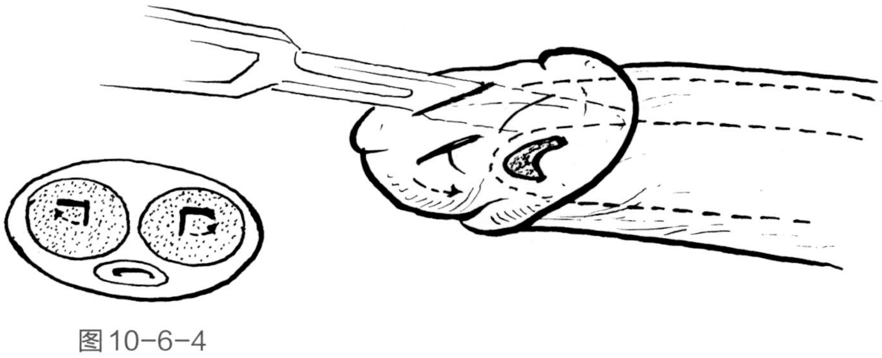

图 10-6-4

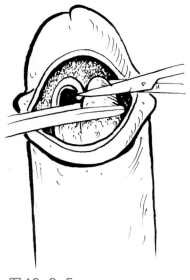

图 10-6-5

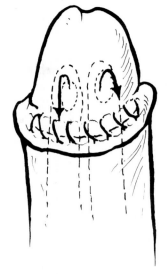

图 10-6-6

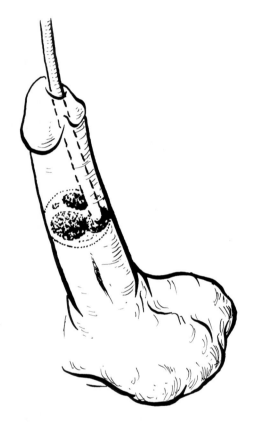

图 10-6-7

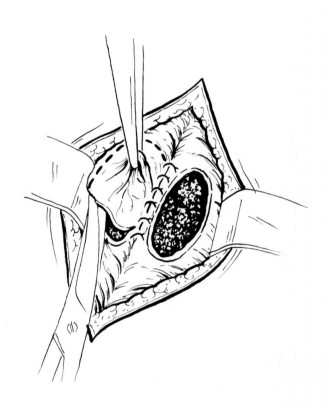

图 10-6-8

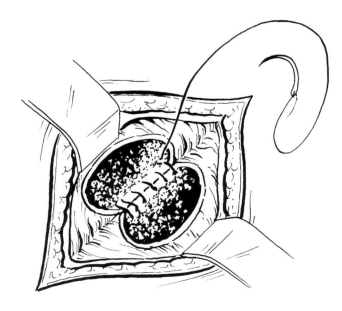

图 10-6-9

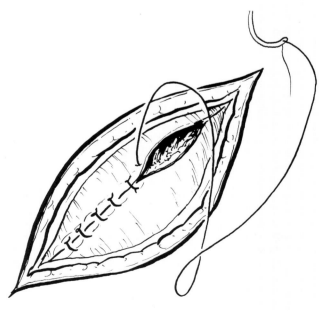

图 10-6-10

❺ 大隐静脉-阴茎海绵体分流术

（1）卵圆窝向内下做斜切口，长约5cm，显露大隐静脉并于距股静脉 10cm处切断，远端结扎。

（2）于同侧阴茎根部纵行切口长约3cm，并与卵圆窝切口之间建立隧 道，将近端大隐静脉通过隧道牵入阴茎根部切口（图10-6-11）。

（3）于阴茎根部切除卵圆形阴茎海绵体白膜约1cm（图10-6-12），排出 淤血，并用肝素生理盐水冲洗至流出新鲜血液，阴茎疲软。

（4）将大隐静脉断端剪成斜面，以6-0可吸收线将其与阴茎海绵体切口 进行吻合（图10-6-13，图10-6-14）。

（5）确切止血，缝合切口。

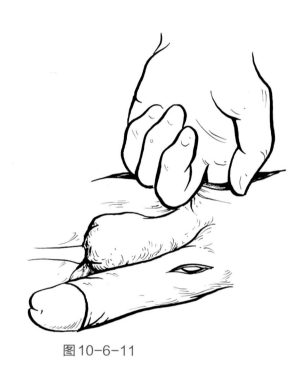

图 10-6-11

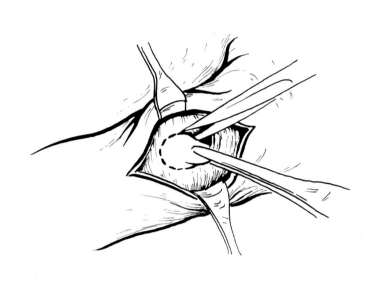

图 10-6-12

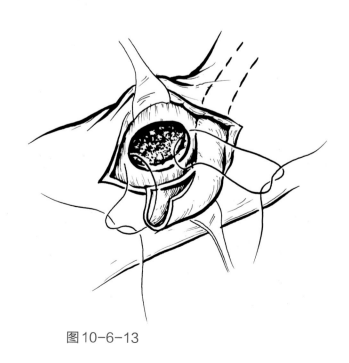

图 10-6-13

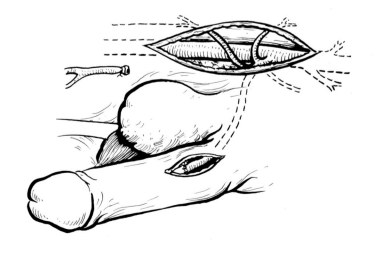

图 10-6-14

术后处理	❶ 支持疗法，应用己烯雌酚预防勃起。
	❷ 抗感染治疗。
	❸ 积极治疗原发病。
	❹ 局部治疗　①去氧肾上腺素（1：10稀释）注射。②去氧肾上腺素+肝素溶液阴茎海绵体持续灌注。③密切监测血压。
	❺ 3个月后如勃起功能丧失，可行海绵体造影，如瘘道未闭，可行手术关闭；如海绵体纤维化，可行阴茎假体植入术；如有海绵体皮肤瘘，可行瘘管切除。
	❻ ED预防　绝大部分患者在分流术后，吻合口会随着时间慢慢闭合，如吻合口长期不闭合则可能导致ED。原因主要有：海绵体分流量过大，致使静脉血液回流过多；海绵体纤维化。预防ED方法：分流术时，海绵体白膜切口不宜超过1.5cm；阴茎异常勃起保守治疗不能超过24~48小时，以减轻海绵体组织损伤，避免发生纤维化。
	❼ 如尿道有损伤，宜行膀胱造口。

第七节　阴茎部分切除术

适 应 证	❶ 阴茎肿瘤局限于包皮和阴茎头。
	❷ 术后能够保留足够长度的阴茎及尿道进行站立排尿。
禁 忌 证	❶ 严重的凝血功能异常。
	❷ 严重的心、肺、脑等器官疾病，不能耐受手术。
术前准备	❶ 术前用抗生素治疗1周。
	❷ 每天用聚维酮碘或1：5 000高锰酸钾溶液浸泡阴茎病变部位1~2次，共1周。
	❸ 术区备皮。
麻　　醉	椎管内麻醉或全麻。
体　　位	仰卧位。
手术步骤	❶ 于阴茎根部上阻断带，将阴茎头及病变套入无菌手套或阴茎套并结扎，避免污染术野。
	❷ 距肿物边缘2cm环状切开皮肤、皮下组织达海绵体白膜，将阴茎浅、深静脉，阴茎背动脉及神经分别游离后切断、结扎（图10-7-1）。
	❸ 切断两侧阴茎海绵体白膜、海绵体组织，到达尿道海绵体背侧（图10-7-2）。
	❹ 向远端游离尿道海绵体1~1.5cm，切除表面的阴茎海绵体组织，保留与尿

道相邻的阴茎白膜以加强尿道海绵体，避免术后尿道外口狭窄（图10-7-3）。以化疗药物及蒸馏水冲洗阴茎创面。

❺ 横行间断缝合阴茎断端的两侧阴茎海绵体白膜，需穿过海绵体中隔，结扎确切（图10-7-4）。

❻ 松开阻断带，确切止血，间断缝合尿道上方的皮下组织及阴茎皮肤。

❼ 经3点和9点处纵行剖开尿道断端0.5cm，将尿道边缘外翻缝合于阴茎皮肤，形成稍向外凸出的尿道外口（图10-7-5），留置导尿管。

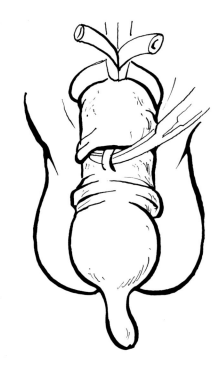

图10-7-1

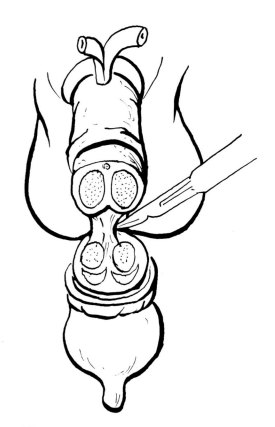

图10-7-2

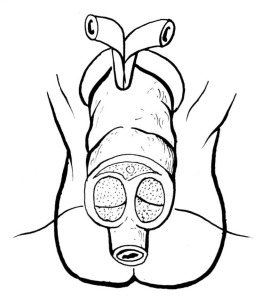

图10-7-3

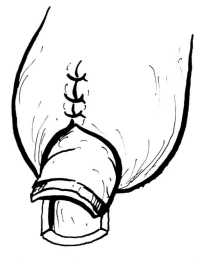

图10-7-4

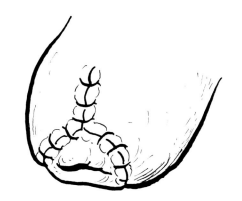

图10-7-5

术中要点	❶	阴茎断端可行术中冰冻病理检查确保切缘阴性。
	❷	保留尿道背侧的阴茎白膜并将尿道外翻缝合，有利于防止尿道外口狭窄。
术后处理	❶	留置导尿管1周后拔除。
	❷	抗生素治疗预防感染。
	❸	可以使用雌激素防止阴茎勃起。

第八节　　阴茎全切术

适 应 证	❶	$T_{1\sim2}N_0M_0$阴茎癌，肿瘤较大，不适合阴茎部分切除术者。
	❷	$T_{1\sim2}N_0M_0$阴茎癌行阴茎部分切除术后复发。
	❸	$T_3N_0M_0$阴茎癌。
	❹	阴茎体部癌，因恶性程度高，即使肿瘤较小也需要阴茎全切术。
禁 忌 证	❶	严重的凝血功能异常。
	❷	严重的心、肺、脑等器官疾病，不能耐受手术。
术前准备	❶	术前应用抗生素治疗1周。
	❷	每天用聚维酮碘或1∶5 000高锰酸钾溶液浸泡阴茎病变部位1~2次，共1周。
	❸	术区备皮。
麻　　醉		椎管内麻醉或全麻。
体　　位		截石位。

<table>
<tr><td>手术步骤</td><td>❶ 将阴茎头及病变套入无菌手套并结扎，避免污染术野（图10-8-1）。</td></tr>
</table>

手术步骤　❶ 将阴茎头及病变套入无菌手套并结扎，避免污染术野（图10-8-1）。

❷ 环绕阴茎根部切开皮肤，并向背侧、腹侧分别延长2cm（图10-8-2），切开皮下组织，于阴茎根部背侧中线处分离、切断阴茎悬韧带（图10-8-3）。

❸ 将阴茎浅、深静脉，阴茎背动脉及神经分别游离后切断、结扎。

❹ 清除阴茎根部周围和耻骨前区皮下淋巴脂肪组织（图10-8-4）。

❺ 于阴茎腹侧游离显露尿道海绵体，与阴茎白膜分离，距肿瘤2~3cm以上切断尿道并保证有足够长度的尿道可用于会阴造口（图10-8-5），分离尿道至尿道球部。

❻ 沿阴茎海绵体表面向下游离至耻骨支，以止血钳等分离两侧阴茎脚，并紧邻耻骨支钳夹后切断，断端以丝线间断缝扎（图10-8-6）。

❼ 于阴囊下方取会阴部纵切口，逐层切开，将尿道经此切口引出，在无张力情况下尿道应外露1cm，于尿道3点和9点处横行剖开0.5cm，以3-0可吸收线间断缝合，将尿道海绵体外层固定于皮下组织，将尿道边缘外翻缝合于会阴部皮肤（图10-8-7）。

❽ 确切止血，留置引流胶条，关闭切口。

❾ 留置导尿管。

术中要点　❶ 注意无菌操作，预防术后感染。

❷ 如阴囊松弛，影响术后排尿，可切除部分阴囊皮肤使阴囊缩小。

术后处理　❶ 切口加压包扎，充分引流。

❷ 术后2~3天拔除引流胶条，术后7~10天拔除尿管。

❸ 抗生素治疗预防感染。

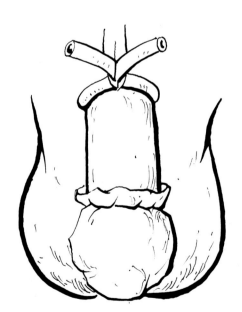

图10-8-1

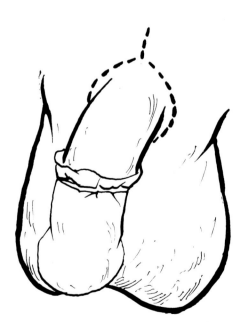

图10-8-2

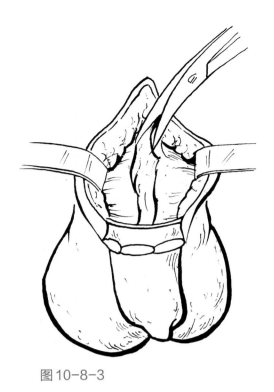

图 10-8-3

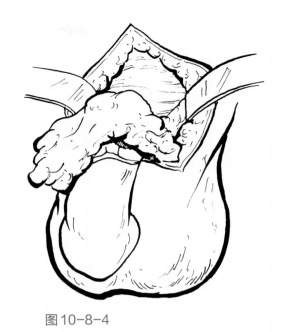

图 10-8-4

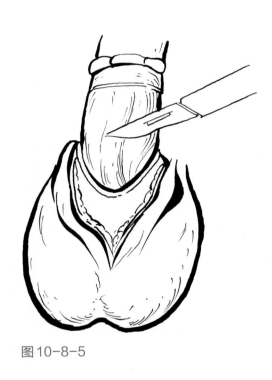

图 10-8-5

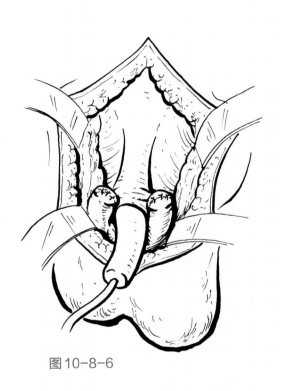

图 10-8-6

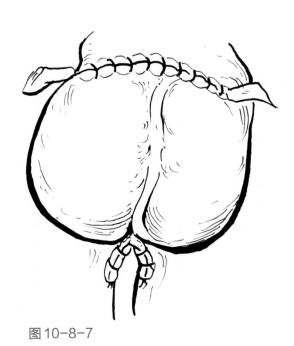

图 10-8-7

第十一章
淋巴结清扫术

扫描二维码，
观看本书所有
手术视频

第一节　腹膜后淋巴结清扫术

适应证　❶ Ⅰ期非精原细胞瘤，血清肿瘤标志物水平和胸腹部影像学检查正常。

❷ Ⅱa/Ⅱb期非精原细胞瘤，血清肿瘤标志物水平和胸腹部影像学检查正常。

禁忌证　❶ 凝血功能检查异常。

❷ 严重心肺功能异常。

❸ 血清肿瘤标志物水平持续升高。

术前准备　❶ 检查血清肿瘤标志物水平和胸腹部增强CT。

❷ 化疗患者应严格术前准备，减少化疗药物博来霉素所致非心源性肺水肿，术前晚静脉输液速度应限制小于50ml/L，并持续至术中和术后早期。

❸ 低渣半流食2天，流食1天。

❹ 备血。

❺ 术前留置胃管。

麻　醉　全麻。

体　位　仰卧位。

手术步骤　❶ 取腹部正中绕脐切口，自剑突至下腹中部，逐层切开进入腹腔（图11-1-1）。

❷ 沿右侧结肠旁沟切开后腹膜并于盲肠下方转向内上方至Treitz韧带。

❸ 将升结肠自后腹壁游离，连同空回肠及其系膜一起向前上方翻起，显露右侧腹膜后组织。将降结肠及其深面淋巴组织分离至输尿管外侧处，显露左侧腹膜后组织（图11-1-2）。

❹ 清扫范围　腔静脉旁、腹主动脉-腔静脉之间、腹主动脉前及其左侧、髂总动脉分叉之间，以及两侧输尿管内侧的淋巴和脂肪组织（图11-1-3）。

❺ 纵行切开腹主动脉表面的疏松组织，打开血管鞘使腹主动脉骨骼化，远端达肿瘤侧的内环，对侧达髂总动脉中段（图11-1-4）。于内环处找到睾丸切除时离断的精索血管，自下而上清扫淋巴组织，至左肾动脉下缘结扎切断淋巴组织。

❻ 由上而下切除腹主动脉与腔静脉之间的淋巴组织。于下腔静脉前方切开疏松组织及血管鞘，将腔静脉及肾静脉骨骼化，结扎切断右侧精索内静脉。将3~4对腰静脉分别结扎、切断（图11-1-5，图11-1-6）。完成腔静脉外侧及腹主动脉与腔静脉间的分离后，将上述范围内的淋巴与脂肪组织整块或分块取出（图11-1-7）。

❼ 清除髂血管周围淋巴组织。

❽ 使用化疗药物或无菌注射用水浸泡创面及腹腔。

❾ 肠管复位，间断缝合后腹膜及肠系膜。

❿ 腹膜后无须留置引流管，逐层关闭切口。

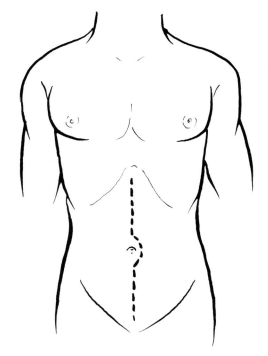

图 11-1-1

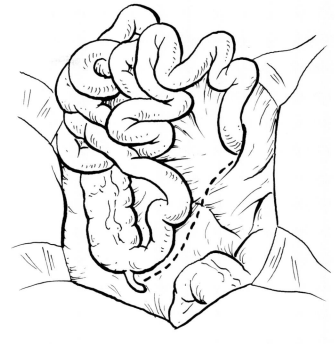

图 11-1-2

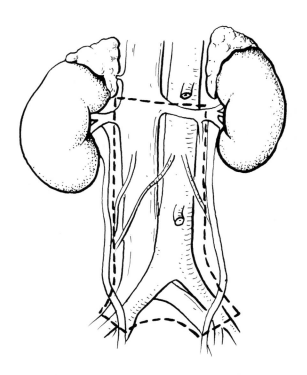

图 11-1-3

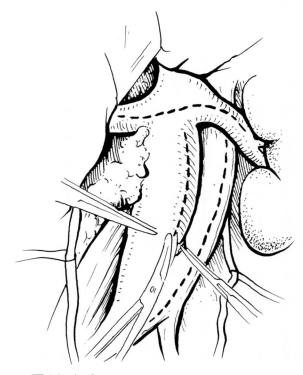

图 11-1-4

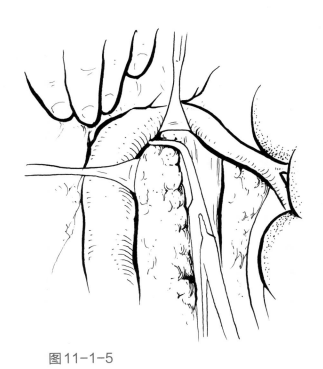

图 11-1-5

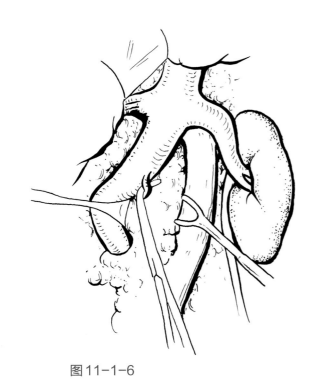

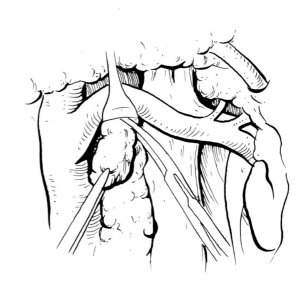

图 11-1-6 图 11-1-7

术中要点	❶	离断淋巴管时，远端应结扎，避免术后淋巴漏。
	❷	腰动脉、腰静脉及睾丸动脉应结扎、切断。
	❸	于右肾静脉后方分离时，需注意有较多淋巴干汇入乳糜池，应将其结扎、切断，于脊椎前韧带前方向远端分离。
	❹	清扫过程中应密切观察肠管颜色，注意血液循环，避免过度牵拉肠系膜上动脉及胰腺。
	❺	术中注意补液并适当使用呋塞米。
术后处理	❶	禁食水、持续胃肠减压，静脉补充水、电解质及营养液，其间需密切观察心脏功能。
	❷	应用抗生素预防感染。
	❸	可离床活动后拔除尿管。
	❹	康复后可施行化疗。

第二节 腹腔镜腹膜后淋巴结清扫术

适应证	同开放手术。
禁忌证	同开放手术。
术前准备	❶ 低渣半流食 2 天，流食 1 天。
	❷ 备血。
	❸ 术前留置胃管。

麻　醉	全麻。
体　位	侧卧位。
手术步骤	❶ 淋巴清扫范围（图11-2-1，图11-2-2）。

❷ 手术路径与套管位置　多选择经腹路径，脐上缘1cm切口置入10mm套管作为镜头通道，直视下于脐与剑突中点置入10mm套管，于脐与耻骨联合中点置入10mm套管，作为操作通道。必要时可于同侧腋前线髂前上棘与肋弓中点置入5mm套管。气腹压力12~15mmHg。

❸ 于升结肠旁沟沿Todlt线剪开侧腹膜，下至髂总血管，上至结肠肝曲沿肝下缘至中线。游离升结肠，再于肠系膜根部右侧游离空肠和回肠，将升结肠及空回肠向左侧牵拉，显露下腔静脉和腹主动脉及其周围淋巴组织。

❹ 于腹股沟内环口处找到精索血管断端，向上游离至汇入下腔静脉处及睾丸动脉起始处的腹主动脉，结扎睾丸动、静脉并切断、移除精索血管及其周围组织（图11-2-3，图11-2-4）。

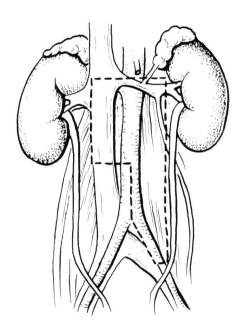

图11-2-1

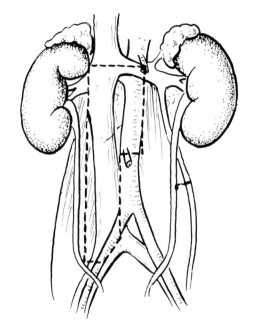

图11-2-2

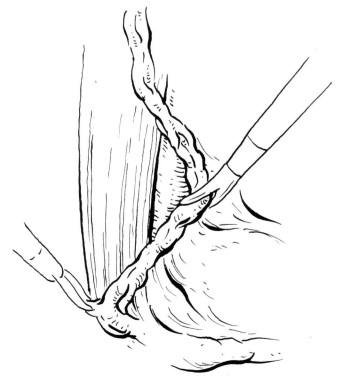

图11-2-3

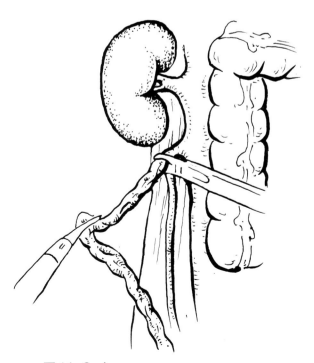

图11-2-4

⑤ 切开下腔静脉鞘，于鞘内剥离、清除肾静脉水平以下、髂静脉分叉以上的下腔静脉旁沟及其前方淋巴结，腹主动脉－下腔静脉间至肠系膜下动脉起始部的区域淋巴结。将此部分淋巴组织由内向外继续分离至右输尿管内侧（图11-2-5），将整块淋巴组织装入标本带内取出。

⑥ 确切止血，肠管回位，留置引流管，拔除套管后关闭各个切口。

⑦ 同法处理左侧淋巴组织（图11-2-6）。

术中要点

❶ 分离髂血管及腹主动脉区域淋巴结时注意避免损伤肾血管上方的乳糜池。

❷ 分离淋巴组织时注意保留交感神经和可能存在的肾脏迷走血管等。

❸ 必要时可切断影响淋巴清除的腰血管，保证彻底清除下腔静脉和腹主动脉后淋巴组织。

❹ 分离腹膜后大血管及其分支时需注意层次清楚，确切分离及结扎，可应用Hem-o-lok等，超声刀或双极电凝有利于止血。

术后处理

❶ 术后注意麻痹性肠梗阻的发生。

❷ 注意保持引流通畅，避免淋巴囊肿，必要时可经皮穿刺抽液。

❸ 抗生素治疗，预防感染。

❹ 早期活动，可离床后拔除尿管。

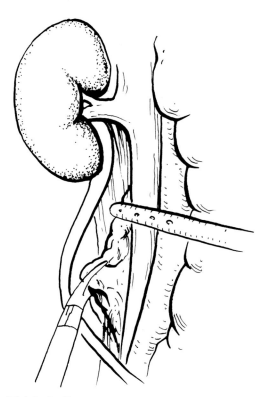

图11-2-5

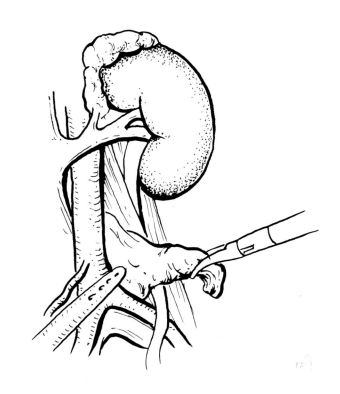

图11-2-6

腹股沟淋巴结清扫术

适 应 证	❶ 阴茎癌、外阴癌术后,腹股沟淋巴结增大经抗生素治疗2~4周不缩小者。
	❷ 前哨淋巴结或腹股沟淋巴结活检证实转移者。
	❸ 肿瘤侵犯较广,股管内淋巴结有转移者。
禁 忌 证	❶ 凝血功能检查异常。
	❷ 严重心肺功能异常。
术前准备	❶ 抗生素治疗。
	❷ 术区清洁、备皮、消毒。
麻 醉	腰麻/硬膜外麻醉/全麻。
体 位	仰卧位,臀下垫枕。
手术步骤	❶ 手术切口　可取跨腹股沟韧带上、下方的S形切口,腹股沟韧带下方且与之平行的斜切口或弧形切口联合下腹正中腹膜外切口,可清除浅组、深组腹股沟淋巴结以及盆腔淋巴结(图11-3-1);双侧双切口(腹股沟韧带上、下各一)可同时进行上述3处淋巴结清扫(图11-3-2)。
	❷ 清扫范围　上缘自髂前上棘至腹股沟外环内上方,从髂前上棘和外环垂直向下至股三角下缘水平(图11-3-3)。
	❸ 切开皮下脂肪组织与浅筋膜,将浅筋膜浅层与腹外斜肌腱膜及底层肌肉筋膜之间的脂肪组织整块切除。
	❹ 结扎、切断大隐静脉各属支,于股静脉入口处双重结扎、切断大隐静脉,清除大隐静脉周围淋巴结及脂肪组织(图11-3-4)。

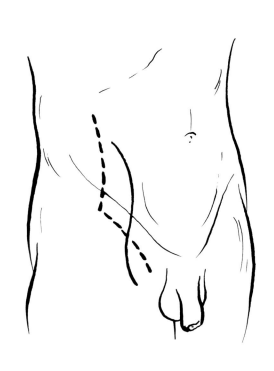

图 11-3-1

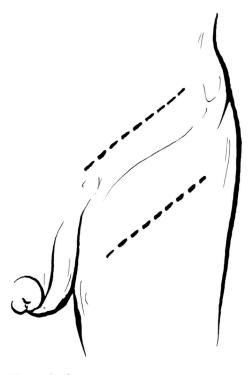

图 11-3-2

325

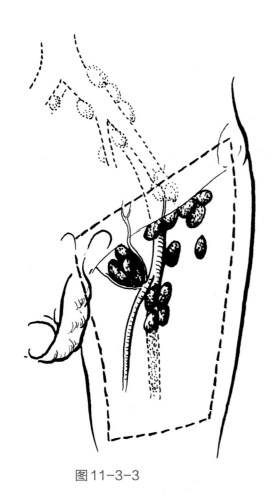

图11-3-3

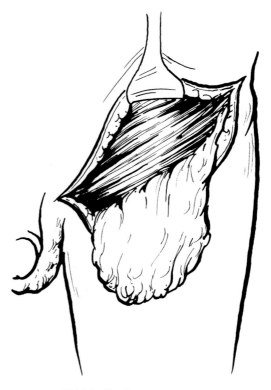

图11-3-4

❺ 于股三角内下方纵行切开股动、静脉鞘，清除股管淋巴结。如腹股沟深组淋巴结阳性，则需行髂淋巴结清扫（图11-3-5）。

❻ 髂前上棘内侧2cm处切开腹外斜肌腱膜、腹内斜肌及腹横肌，切断（图11-3-6），于腹膜后向髂窝分离，将腹膜推向内侧，显露至髂血管分叉（图11-3-7）。

❼ 打开髂血管鞘，将髂血管周围、闭孔神经周围淋巴结和脂肪组织清除（图11-3-8）。

❽ 7号丝线间断缝合腹内斜肌、腹外斜肌腱膜于腹股沟韧带。游离缝匠肌，保留其血管神经，切断肌肉起点，将远端断端缝合于腹股沟韧带，覆盖股血管及神经（图11-3-9）。

❾ 双侧创腔各留置负压引流管1枚另戳口引出，逐层关闭切口（图11-3-10）。

术中要点　　沿正确平面依次分离，注意淋巴结可能与血管粘连，避免暴力分离撕裂血管。

术后处理　　❶ 切口加压包扎。

❷ 引流管固定良好，保持通畅，防止脱出。

❸ 卧床休息2周，抬高下肢。

❹ 抗生素治疗，预防感染。

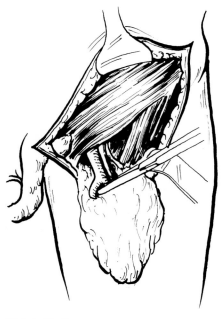

图 11-3-5

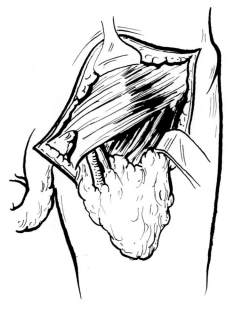

图 11-3-6

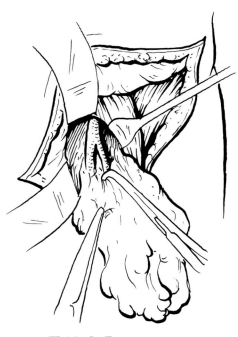

图 11-3-7

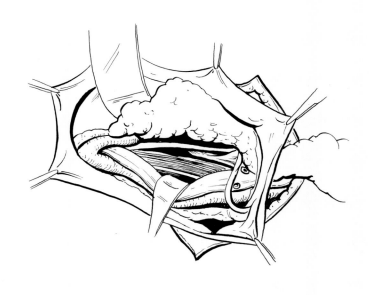

图 11-3-8

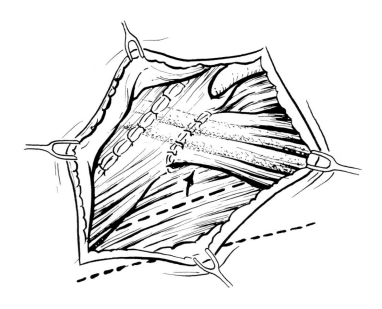

图 11-3-9

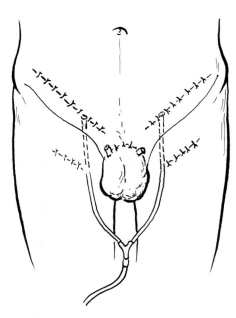

图 11-3-10

第四节　盆腔淋巴结清扫术

一　男性开放式盆腔淋巴结清扫术

适应证　❶ 前列腺癌行根治性切除术，同时行盆腔淋巴结清扫。

❷ 膀胱癌行根治性切除术，同时行盆腔淋巴结清扫。

❸ 阴茎癌及尿道癌经活检、CT、MRI及淋巴造影证实有淋巴结转移者。

禁忌证　❶ 严重的心、肺、脑等器官疾病，不能耐受手术。

❷ 血红蛋白<10g/dl。

❸ 严重凝血功能障碍。

术前准备　❶ 术前准备与原发疾病相同。

❷ 术前肠道准备，灌肠。

❸ 穿弹力袜预防下肢深静脉血栓。

麻　醉　全身麻醉或椎管内麻醉。

体　位　仰卧位，髋关节轻度屈曲。

手术步骤　❶ 左侧绕脐由脐上10cm至耻骨联合正中切口，探查腹腔内脏器是否有转移。如行局限性盆腔淋巴结清扫（清扫上界位于髂动脉分叉水平）则采用脐下至耻骨联合正中切口，亦可经腹膜外途径清扫。骨盆侧壁解剖见图11-4-1。

❷ 结扎切断脐尿管，沿双侧脐内侧韧带侧方向下切开腹膜至双侧输精管和精索交汇处。向下牵拉脐韧带，沿Toldt线分离盲肠，向上游离小肠系膜根部至十二指肠第3段以下，继续沿Toldt线游离降结肠及乙状结肠，使其与左侧盆壁分离。于乙状结肠系膜根部与骶岬之间游离出间隙，由肠系膜下动脉水平切开右侧腹膜至骨盆。

❸ 于右侧髂总动脉表面辨别游离右侧输尿管，向下游离输尿管至盆腔。于输尿管内侧向上游离输尿管，同法游离左侧输尿管。

❹ 向右侧牵拉乙状结肠及系膜，于髂总动脉分叉处由下至上切开左侧髂总动脉外侧，外至生殖股神经，向内下清除肠系膜下动脉水平以下主动脉及左侧髂总动脉前表面淋巴结缔组织。

❺ 于肠系膜下动脉水平清除腹主动脉及下腔静脉表面淋巴组织，外侧界为生殖股神经。向下清除右侧髂总动脉表面淋巴组织至右侧髂总动脉分叉处。

❻ 由右侧髂总动脉向内侧游离显露左侧髂总静脉，向下分离左侧髂总静脉淋巴组织及右侧髂总动脉内侧淋巴组织至骶骨水平，结扎切断1~2根汇入左侧髂总静脉的骶正中静脉，清除骶岬表面淋巴组织。

❼ 从髂总动脉分叉处沿右侧髂外血管纵行切开血管鞘（图11-4-2），游离

至旋髂动脉。于动脉外膜与淋巴组织间锐性分离，完全显露髂外动、静脉，于髂外动、静脉远侧分别结扎切断旋髂动、静脉（图11-4-3）。此过程中可结扎切断右侧输精管。

⑧ 向下牵拉表浅的脂肪组织和淋巴组织，显露并游离出腹下动脉，予以结扎切断（图11-4-4）。

⑨ 钝性分离髂血管旁淋巴组织，全部清除髂血管外组淋巴结（图11-4-5）。注意避免损伤与髂血管并行的生殖股神经。

⑩ 游离并剥离髂总动脉分叉及髂内动脉周围淋巴组织（图11-4-6），自上而下分离淋巴组织至闭孔窝，游离出闭孔神经及闭孔动脉，注意避免损伤闭孔神经，结扎切断闭孔动脉，分离出闭孔组淋巴结（图11-4-7，图11-4-8）。

⑪ 相同方法处理左侧。

⑫ 双侧盆腔各留置引流管1枚，逐层关闭切口。

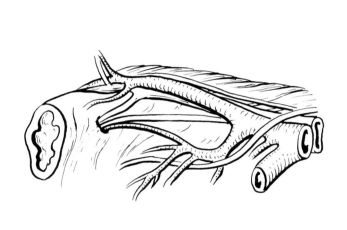

图11-4-1

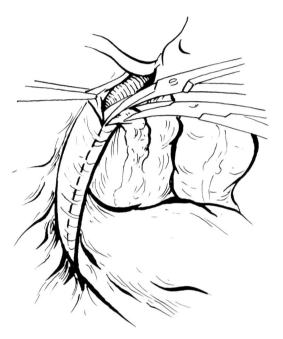

图11-4-2

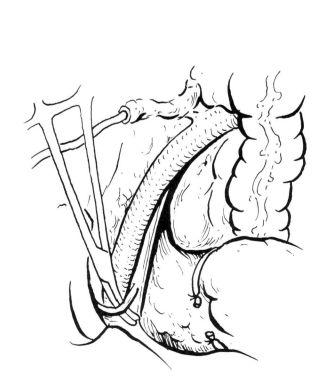

图11-4-3

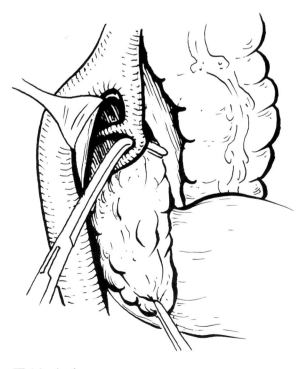

图11-4-4

329

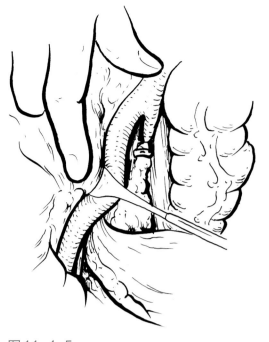

图 11-4-5

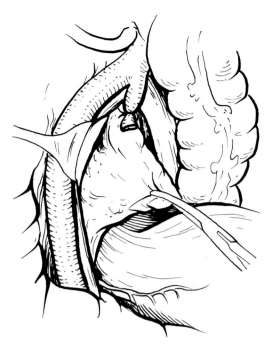

图 11-4-6

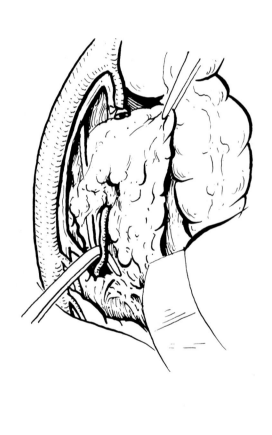

图 11-4-7

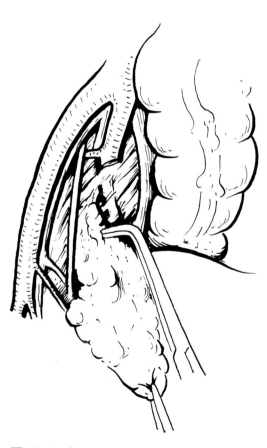

图 11-4-8

术中要点	❶	术中注意避免损伤闭孔神经。
	❷	注意防止损伤血管。
术后处理	❶	术后保持引流管通畅，每24小时引流少于10ml后可以分次退出及拔出引流管。
	❷	静脉应用抗生素预防感染。
	❸	可应用抗凝药物避免静脉血栓形成。

二　男性腹腔镜盆腔淋巴结清扫术

适 应 证	同开放手术。
禁 忌 证	❶ 严重心血管疾病，不能耐受手术。
	❷ 血红蛋白<10g/dl。
	❸ 凝血功能检查严重异常。
	❹ 腹腔广泛粘连者。
术前准备	同开放手术。
麻　　醉	全身麻醉。
体　　位	仰卧位。
手术步骤	❶ 经腹腔途径手术

（1）套管放置：多采用五孔操作（图11-4-9）。于正中线脐缘切口，穿刺置入Veress针，建立CO$_2$气腹，压力12~15mmHg，然后于正中线脐上做一个切口，穿刺置入10mm套管。或者直接于正中线脐上切口，采用Hasson技术逐层切开腹壁后置入10mm套管。经套管插入30°腹腔镜，直视下分别于脐下两横指水平的腹直肌两侧切口，穿刺置入12mm套管，然后于两侧的髂前上棘内侧切口，穿刺置入5mm套管。

（2）检查腹腔脏器是否损伤：沿髂外动脉表面切开后腹膜及血管鞘，远端至股环内口处，切断输精管（图11-4-10）。向上游离右髂外动脉上方的输尿管至右侧髂总动脉分叉处。于髂外动脉和淋巴组织间锐性分离，清除髂外动脉前面及上外后方淋巴组织（图11-4-11），避免损伤与髂外动脉并行的生殖股神经。于髂外动脉内下方游离髂外静脉，清除髂外动静脉之间的淋巴组织（图11-4-12）。向骨盆深处游离至骨盆内侧壁，沿骨盆内侧壁向内侧及中线方向分离出髂外静脉内侧淋巴组织直至耻骨支，切断闭孔动、静脉，注意避免损伤闭孔神经（图11-4-13）。向上游

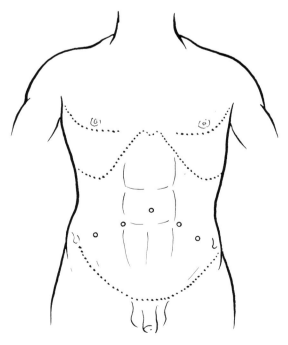

图11-4-9

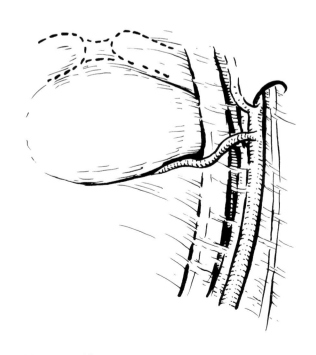

图11-4-10

离淋巴组织至髂总动脉分叉处，切除淋巴组织（图11-4-14）。

（3）沿右侧髂总动脉向上游离至主动脉分叉处，清除右侧髂总动脉周围及分叉下方的淋巴组织。

（4）同法行左侧淋巴结清扫术。如左侧乙状结肠与盆壁粘连，可先行游离松解粘连。

（5）将切除的淋巴组织取出，彻底止血，两侧盆腔各留置引流管1枚。

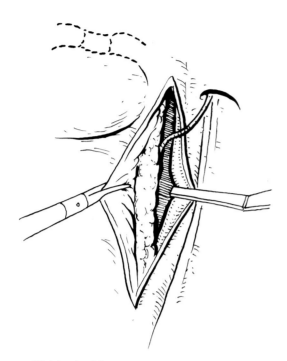

图11-4-11

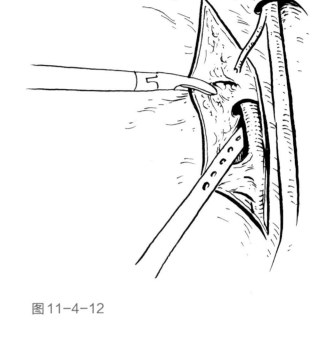

图11-4-12

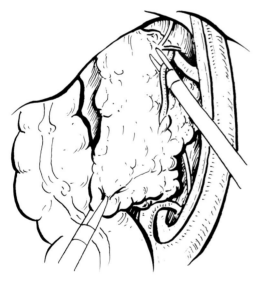

图11-4-13

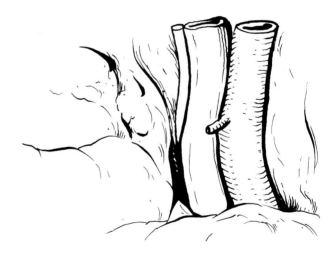

图11-4-14

❷ 经腹腔外途径手术（改良盆腔淋巴结清扫术）

（1）套管放置：多采用四孔或五孔操作。脐下缘半环形切口至腹直肌前鞘，横行切开腹直肌前鞘，钝性分离腹直肌，在腹直肌后鞘前钝性游离后置入球囊扩张器于腹膜外间隙，充气300~500ml，保留3~5分钟，建立腹膜外操作空间（图11-4-15）。于此切口置入10mm穿刺套管，置入30°腹腔镜，充气维持气腹压在15mmHg，在腹腔镜直视下分别于两侧腹直肌旁脐下两横指水平置入12mm套管，在右髂前上棘水平靠中线两指处穿刺置入5mm穿刺套管。

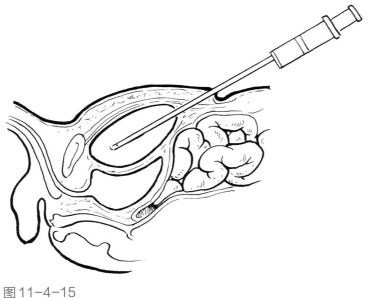

图 11-4-15

（2）在耻骨后间隙找到右侧髂外动脉，于其内下方切开脂肪淋巴组织，显露右侧髂外静脉，在髂外静脉内下缘沿耻骨支内侧壁向深部游离显露闭孔神经。向上游离切除髂外静脉与闭孔神经间的淋巴组织。

（3）同法行左侧盆腔淋巴结清扫术。

（4）将切除的淋巴组织取出，彻底止血，两侧盆腔各留置引流管1枚。

术中要点	❶ 术中注意避免损伤闭孔神经。
	❷ 游离膀胱外侧脂肪淋巴组织时可沿内侧脐韧带外缘游离，避免损伤膀胱。
	❸ 注意防止损伤血管。
术后处理	❶ 术后保持引流管通畅，每24小时引流少于10ml，可以分次退出及拔出引流管。
	❷ 静脉应用抗生素预防感染。
	❸ 可应用抗凝药物避免静脉血栓形成。

三　女性开放式盆腔淋巴结清扫术

适 应 证	❶ 膀胱癌行根治性切除，同时行盆腔淋巴结清扫。
	❷ 早期宫颈癌行广泛性全子宫切除，同时行盆腔淋巴结清扫。
禁 忌 证	❶ 严重心血管疾病，不能耐受手术。
	❷ 血红蛋白<10g/dl。
	❸ 严重凝血功能障碍。
术前准备	❶ 术前准备与原发疾病相同。
	❷ 术前肠道准备，灌肠。
	❸ 穿弹力袜预防下肢深静脉血栓。
麻　　醉	全身麻醉或椎管内麻醉。
体　　位	仰卧位。

手术步骤	❶ 脐下正中切口，必要时延长切口至脐上，可先行或后行盆腔淋巴结清扫。
	❷ 提起圆韧带和骨盆漏斗韧带将其拉开，显露髂外动、静脉。提起腰大肌表面筋膜沿髂外动脉走行切开筋膜，避免损伤生殖股神经，延伸切口至腹股沟韧带下方。于腹股沟韧带下方沿血管走行游离髂外淋巴结，沿髂外动脉走行将髂总动脉分叉以下至腹股沟韧带上方动脉表面的淋巴组织剥离。
	❸ 由髂外淋巴组织上端向下沿髂内动脉分离，避免损伤闭孔神经及输尿管，清扫髂外静脉下方淋巴组织及闭孔窝内淋巴组织。
	❹ 相同方法处理左侧。
	❺ 双侧盆腔各留置引流管1枚，逐层关闭切口。
术中要点	❶ 术中注意避免损伤闭孔神经。
	❷ 注意防止损伤血管。
术后处理	❶ 术后保持引流管通畅，每24小时引流少于10ml后可以分次退出及拔出引流管。
	❷ 静脉应用抗生素预防感染。
	❸ 可应用抗凝药物避免静脉血栓形成。

四　女性腹腔镜盆腔淋巴结清扫术

适 应 证	同开放手术。
禁 忌 证	❶ 严重心血管疾病，不能耐受手术。
	❷ 血红蛋白<10g/dl。
	❸ 凝血功能检查严重异常。
	❹ 腹腔广泛粘连者。
术前准备	同开放手术。
麻　　醉	全身麻醉。
体　　位	仰卧位。
手术步骤	❶ 套管放置　多采用五孔操作。于正中线脐缘切口，穿刺置入Veress针，建立CO_2气腹，压力12~15mmHg，然后于正中线脐上做一个切口，穿刺置入10mm套管。或者直接于正中线脐上切口，采用Hasson技术逐层切开腹壁后置入10mm套管。经套管插入30°腹腔镜，直视下分别于脐下两横指水平的腹直肌两侧切口，穿刺置入12mm套管，然后于两侧的髂前上棘内侧切口，穿刺置入5mm套管。检查腹腔脏器是否损伤。
	❷ 暴露右侧髂血管区域及腰大肌前方脂肪淋巴组织，仔细游离保护生殖股神经。由上至下切除腰大肌外侧2cm范围脂肪淋巴组织，同时清除腹股沟韧带下方全部脂肪淋巴组织，暴露右侧腹股沟深淋巴结。将淋巴结从髂外血管内侧分离，靠近腹股沟管切除右侧腹股沟深淋巴结。暴露右侧

旋髂深静脉及腹壁下动脉。于右侧髂总血管向下分离右侧髂血管与腰大肌之间间隙，下至闭孔窝底部。

❸ 推开右侧输尿管及肠管，显露右侧髂总淋巴结，分离髂总静脉前组织，注意避免损伤髂总静脉上的小血管。在髂总静脉表面分离出髂总淋巴结后，于右侧髂总动脉上方3cm处切断淋巴脂肪组织，向下清除髂总静脉前组织，完整切除右侧髂总淋巴结。

❹ 由右侧髂总淋巴结起始，沿右侧髂外动脉表面切开后腹膜及血管鞘，远端至右侧腹股沟韧带。由上至下，由内至外切除右髂外动脉周围脂肪和淋巴组织。牵开右侧髂外动脉，沿右侧髂外静脉周围清除右侧髂外淋巴组织。

❺ 清除右侧髂外淋巴结群后，分离并切断右侧髂内动脉交叉处的组织及髂内动脉前组织，提起右侧脐侧韧带，沿右侧髂内动脉清除右侧髂内淋巴群。

❻ 提起右侧闭孔窝底部盆壁淋巴结，分离、切断闭孔窝底靠右侧盆壁组织。分离右侧髂外静脉下方组织，显露盆底脂肪组织，提起切断右侧闭孔窝底部淋巴组织，显露右侧闭孔神经，沿闭孔神经清除其周围脂肪和淋巴组织至右侧髂总血管分叉。清除腰大肌下方、闭孔神经前组织。完整清除闭孔窝内淋巴结。部分患者可见髂外静脉属支旋髂内静脉，其上方可见淋巴结，应一并切除。

❼ 同法行左侧盆腔淋巴结清扫术。

❽ 将切除的淋巴组织取出，彻底止血，两侧盆腔各留置引流管1枚。

术中要点　❶ 术中注意避免损伤闭孔神经。

❷ 避免大血管损伤。

术后处理　　同开放手术。

参考文献

1. 梅骅，陈凌武，高新.泌尿外科手术学[M].3版.北京：人民卫生出版社，2010.
2. 张旭.泌尿外科腹腔镜与机器人手术学[M].2版.北京：人民卫生出版社，2015.
3. 徐国成，李振华，李青.泌尿外科手术要点图解[M].北京：中国医药科技出版社，2013.
4. 金锡御，俞天麟.泌尿外科手术学[M].2版.北京：人民军医出版社，2004.
5. 格雷厄姆.格林泌尿外科手术学[M].王共先，傅斌，周晓晨，译.西安：世界图书出版西安有限公司，2013.
6. 张旭.泌尿外科腹腔镜手术学[M].北京：人民卫生出版社，2008.
7. 金杰，魏强.泌尿外科学[M].3版.北京：人民卫生出版社，2015.

正文中融合的手术视频

ER 1-2-1	后腹腔镜左肾上腺切除术	
ER 1-2-2	后腹腔镜右肾上腺及肿瘤切除术	
ER 2-2-1	后腹腔镜左肾部分切除术	
ER 2-2-2	后腹腔镜左肾肿瘤剜除术	
ER 2-2-3	后腹腔镜右肾部分切除术	
ER 2-2-4	后腹腔镜肾实质内肿瘤切除术	
ER 2-4-1	经腹腔左肾根治性切除术	
ER 2-4-2	后腹腔镜右肾根治性切除术	
ER 2-5-1	后腹腔镜肾癌根治+Mayo I级下腔静脉癌栓取出术	
ER 3-5-1	经尿道输尿管软镜激光碎石取石术	

ER 4-1-1	经尿道膀胱肿瘤激光切除术	
ER 4-1-2	经尿道膀胱肿瘤电切术	
ER 4-5-1	腹腔镜根治性膀胱切除术	
ER 5-1-1	经尿道等离子前列腺剜除术	
ER 5-7-1	腹腔镜前列腺切除术	

登录中华临床影像库步骤

公众号登录　　扫描二维码
　　　　　　　　　关注"临床影像库"公众号

　　　　　　　　　点击"影像库"菜单
　　　　　　　　　进入中华临床影像库首页

 临床影像及病理库　　　发消息

人民卫生出版社有限公司

内容涵盖200多家大型三甲医院临床影像诊断和病理诊断中曾诊断的所有病种。每个病例在介绍病…

168篇原创内容

IP属地：北京

84个朋友关注

影像库　　　　　　　　　　　>

服务支持

内容支持　　技术支持　　我要投稿

网站登录　　　输入网址 medbooks.ipmph.com/yx
　　　　　　　　进入中华临床影像库首页

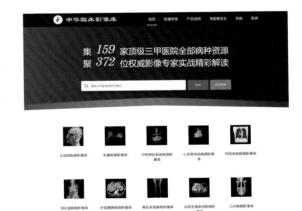

进入中华临床　　PC 端点击首页"兑换"按钮
影像库首页　　移动端在首页菜单中选择"兑换"按钮
注册或登录

　　　　　　　　输入兑换码，点击"激活"按钮
　　　　　　　　开通中华临床影像库的使用权限

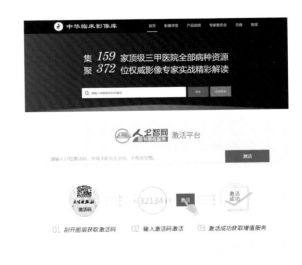

图书在版编目（CIP）数据

泌尿外科手绘手术图谱：精准手绘 + 操作视频 + 要点
注释 / 徐国成，李振华，韩秋生主编 . 一北京：人民
卫生出版社，2023.5
ISBN 978-7-117-33651-2

Ⅰ.①泌… Ⅱ.①徐… ②李… ③韩… Ⅲ.①泌尿系
统外科手术 – 图谱 Ⅳ.①R699-64

中国版本图书馆 CIP 数据核字（2022）第 183264 号

泌尿外科手绘手术图谱——精准手绘 + 操作视频 + 要点注释
Miniaowaike Shouhui Shoushu Tupu —— Jingzhun Shouhui + Caozuo Shipin + Yaodian Zhushi

主　　编　　徐国成　李振华　韩秋生
出版发行　　**人民卫生出版社**（中继线 010-59780011）
地　　址　　北京市朝阳区潘家园南里 19 号
邮　　编　　100021
E – mail　　pmph @ pmph.com
购书热线　　010-59787592　010-59787584　010-65264830
印　　刷　　北京盛通印刷股份有限公司
经　　销　　新华书店
开　　本　　787×1092　1/8　印张：45.5
字　　数　　695 千字
版　　次　　2023 年 5 月第 1 版
印　　次　　2023 年 5 月第 1 次印刷
标准书号　　ISBN 978-7-117-33651-2
定　　价　　278.00 元

打击盗版举报电话　010-59787491　　E-mail　WQ @ pmph.com
质量问题联系电话　010-59787234　　E-mail　zhiliang @ pmph.com
数字融合服务电话　4001118166　　E-mail　zengzhi @ pmph.com